ENT[耳鼻咽喉科]臨床フロンティア
Next

Clinical Series of
the Ear, Nose
and Throat

Frontier

耳鼻咽喉科
イノベーション
―最新の治療・診断・疾患概念

編集　小林俊光　仙塩利府病院
　　　髙橋晴雄　長崎大学
　　　浦野正美　浦野耳鼻咽喉科医院

中山書店

[編集]

小林俊光（仙塩利府病院）

髙橋晴雄（長崎大学）

浦野正美（浦野耳鼻咽喉科医院）

[編集協力]（五十音順）

市村恵一（石橋総合病院）

猪原秀典（大阪大学）

川内秀之（島根大学）

岸本誠司（亀田総合病院）

黒野祐一（鹿児島大学）

内藤　泰（神戸市立医療センター中央市民病院）

丹生健一（神戸大学）

春名眞一（獨協医科大学）

久　育男（京都学園大学）

藤枝重治（福井大学）

松浦一登（宮城県立がんセンター）

山岨達也（東京大学）

【読者の方々へ】

本書に記載されている診断法・治療法については，出版時の最新の情報に基づいて正確を期するよう最善の努力が払われていますが，医学・医療の進歩からみて，その内容がすべて正確かつ完全であることを保証するものではありません．したがって読者ご自身の診療にそれらを応用される場合には，医薬品添付文書や機器の説明書など，常に最新の情報に当たり，十分な注意を払われることを要望いたします．

中山書店

シリーズ刊行にあたって

　この《ENT 臨床フロンティア》は，耳鼻咽喉科の日常診療に直結するテーマに絞った全 10 巻のユニークなシリーズです．従来の体系化された教科書よりも実践的で，多忙な臨床医でも読みやすく，日常診療の中で本当に必要と考えられる項目のみを，わかりやすく解説するという方針で編集しました．

　各巻の内容を選択するにあたっては，実地医家の先生方からの意見や要望を参考にさせていただき，現場のニーズを反映し，それにきめ細かく応える内容を目指しました．その結果，もっとも関心が高かった「検査」，「処置・小手術」，「急性難聴」，「めまい」，「薬物療法」，「口腔・咽頭・歯牙疾患」，「風邪」，「のどの異常」，「子どもと高齢者」，「がんを見逃さない」の 10 テーマを選びました．

　内容は臨床に直ぐに役立つような実践的なものとし，大病院のようなフル装備の診断機器を使わなくてもできる診断法，高価な機器を必要としない処置，小手術などに重点をおきました．また最新の診療技術や最近の疾患研究などの話題もコラムやトピックスの形で盛り込みました．記載にあたっては視覚的に理解しやすいように，写真，図表，フローチャートを多用するとともに，病診連携も視野に入れ，適宜，インフォームドコンセントや患者説明の際に役立つツールを加えました．

　各巻の編成にあたっては，テーマごとにそれぞれのスペシャリストの先生方に専門的な編集をお願いし，企画案の検討を重ね，ようやくここに《ENT 臨床フロンティア》として刊行開始の運びとなりました．また，ご執筆をお願いした先生方も，なるべく「実戦重視」の方針を叶えていただくべく，第一線でご活躍の方々を中心に選定させていただきました．

　このシリーズは，耳鼻咽喉科診療の第一線で直ぐに役立つことを最大のポイントとするものですが，実地医家や勤務医のみならず，耳鼻咽喉科専門医を目指す研修医の先生方にも広く活用していただけるものと大いに期待しております．

2012 年 5 月吉日

小林俊光，髙橋晴雄，浦野正美

スリーズ刊行によせて

序

　耳鼻咽喉科・頭頸部外科診療に求められるプラクティカルな知と技を提供するという理念のもと，《ENT 臨床フロンティア》シリーズの1冊目が刊行されてから4年が経過した．全10冊がすでに刊行され，広くご愛読していただいているが，このたびシリーズ特別巻 "Next" として『耳鼻咽喉科イノベーション』が刊行されることとなった．

　医学は日進月歩で，その歴史はイノベーションに満ちている．長い歴史をもつ耳鼻咽喉科には伝統的診療手法も多く，その陰に隠れてイノベーションが目立ちにくい．しかしながら，新しい疾患概念の提唱，検査機器の改良，診断法の進化，新治療法開発などは，他分野に優るとも劣らず活発に行われている．そこで，このようなイノベーションの数々を抽出し，焦点を絞って分かりやすく解説し，日常診療で多忙な第一線の先生方にも，耳鼻咽喉科・頭頸部外科の最先端の潮流を知っていただき，未来に向けたアカデミックな夢を描いていただこう，というのが刊行の目的である．

　本企画は3名の編者の力だけでは不可能と思われたため，あらかじめ各領域を代表する12名の先生方にも編集協力というかたちで加わっていただき，イノベーションにふさわしい項目と執筆者のご推薦をいただくことにした．素晴らしいアイデアをお寄せくださった先生方に心から御礼を申し上げる．

　このようにして，本書には編集委員の予想を遥かに超えるさまざまな "耳鼻咽喉科イノベーション" が収載された．それぞれの熟成度はさまざまであり，すでに実用化されたもののほか，夢に近い段階のものも少数ではあるが存在する．最新医学情報を常にチェックしている読者でも，未知のイノベーションを本書に複数見つけ，心を躍らせていただけるものと密かに考えている．

　本書に掲載されたイノベーションが刺激となって，読者が新たなイノベーションを創出し，連鎖反応的に，わが国の耳鼻咽喉科・頭頸部外科に数々のイノベーションが生まれることを期待したい．

2016年5月

小林俊光，髙橋晴雄，浦野正美

ENT 臨床フロンティア Next

耳鼻咽喉科イノベーション—最新の治療・診断・疾患概念
目次

第1章　耳

1. 水中内視鏡下耳科手術（UWEES）の手技と展望 ……………… 山内大輔　2
2. 経外耳道的内視鏡下耳科手術（TEES）の tips ……………… 欠畑誠治　6
3. 好酸球性中耳炎の診療 update ……………………………… 高畑淳子，松原　篤　10
4. ANCA 関連血管炎性中耳炎（OMAAV）…………………… 吉田尚弘　13
5. 滲出性中耳炎の診療ガイドライン ………………………… 伊藤真人　16
6. ムコ多糖症と耳鼻咽喉科疾患 ……………………………… 守本倫子　20
7. 真珠腫の 5-FU 軟膏®治療 …………………………………… 髙橋晴雄　22
8. 鼓膜穿孔閉鎖術の新技術 …………………………………… 佐々木亮　25
9. 人工中耳と骨導インプラント ……………………………… 岩崎　聡　28
10. 軟骨伝導補聴器 ……………………………………………… 西村忠己，細井裕司　30
11. 他覚的耳鳴の治療法としての耳小骨筋切断術 …… 土井勝美，斎藤和也　34
12. 耳鳴に対する音響療法の実際 ……………………………… 新田清一　36
13. 耳管開放症に対する保存療法 ……………………………… 守田雅弘　39
14. 耳管開放症に対する漢方治療—補中益気湯の有効性
    ……………………………………………… 竹越哲男，小暮敏明，齋藤　晶　43
15. 耳管開放症の診断・治療アルゴリズム …………… 小林俊光，池田怜吉　45
16. superior canal dehiscence syndrome
    （上半規管裂隙症候群）……………………………………… 鈴木光也　48
17. 迷路気腫 ……………………………………………………… 日高浩史　51
18. 外リンパ特異的蛋白（CTP）による外リンパ瘻診断 …… 池園哲郎　55
19. auditory neuropathy ………………………………………… 川瀬哲明　58
20. 新規に発見された遺伝性難聴 ……………………………… 工　穣　61
21. 先天性サイトメガロウイルス感染症とガンシクロビル
    ……………………………………………………… 森内昌子，森内浩幸　64

22. 突発性難聴に対するステロイド鼓室内投与療法
　　　　　　　　　　　　　　　　　　　　　　　　鈴木秀明, 大久保淳一, 北村拓朗　67
23. 聴神経腫瘍の治療法 update　　　　　　　　　　　　　　　　　　　石川和夫　70
24. 人工内耳の機種選択における考え方　　　　　　　　　　　　　　　東野哲也　74
25. 残存聴力活用型人工内耳（EAS）　　　　　　　　　　　　　　　宇佐美真一　77
26. 両側人工内耳　　　　　　　　　　　　　　　　　　　　神田幸彦, 吉田晴郎　82
27. 残存聴力がない例の人工内耳でも正円窓アプローチによる
　　保存的手術に意味があるか　　　　　　　　　　　　　　　　　　　内藤　泰　86
28. 蝸牛神経欠損・低形成症例における人工内耳手術の有効性
　　　　　　　　　　　　　　　　　　　　　　　　　　　　　　　樫尾明憲　89
29. 一側聾と人工内耳または BAHA　　　　　　　　　　　　　　　　　岩崎　聡　92
30. めまい患者の体平衡ストラテジー　　　　　　　　　　　堀井　新, 奥村朋子　95
31. 画像からみたメニエール病―内リンパ水腫はメニエール病
　　の原因か結果か？　　　　　　　　　　　　　　　　　中島　務, 吉田忠雄　98
32. video head impulse test（vHIT）　　　　　　　　　　　　　　　杉崎一樹　101
33. 上前庭神経炎，下前庭神経炎　　　　　　　　　　　　　　　　　水田啓介　104
34. 耳石器障害によるめまいと前庭誘発筋電位（VEMP）　　　　　　岩﨑真一　107
35. 人工前庭の原理と開発の現況　　　　　　　　　　　　　　　　　岩﨑真一　110
36. 加齢性平衡障害とリハビリテーション　　　　　　　　　　　　　新井基洋　113
37. 前庭性片頭痛　　　　　　　　　　　　　　　　　　　　　　　　室伏利久　115
38. 顔面神経麻痺に対するネットワーク型神経再建術
　　　　　　　　　　　　　　　　　　　　　　　　　　　山田啓之, 羽藤直人　117
39. ウイルス性顔面神経麻痺の後遺症を予防する
　　　　　　　　　　　　　　　　　　　　　　　　　　　稲垣　彰, 村上信五　119

第❷章　鼻・副鼻腔

1. オスラー病の鼻出血に対するエストリオール軟膏
　　　　　　　　　　　　　　　　　　　　　　井之口豪, 髙原慎一, 福田有里子　124

2. one airway, one disease の概念とは？ ……………………… 川内秀之 127
   3. local allergic rhinitis の概念 ……………………………… 松根彰志 129
   4. ハウスダストアレルギーの機序 ………………… 中西わか子，中江　進 133
   5. アレルギー性鼻炎に対する舌下免疫療法 ………………… 大久保公裕 137
   6. ダニアレルギーにおけるアレルゲン免疫療法 …………… 岡本美孝 141
   7. リンパ節注入によるアレルゲン免疫療法 ………………… 米倉修二 144
   8. 光線療法はアレルギー性鼻炎に対して有効か …………… 朝子幹也 147
   9. アレルギー疾患に対する分子標的治療
       ……………………………………… 近藤律男，瀬尾友佳子，野中　学 151
  10. 好酸球性副鼻腔炎 …………………………………………… 藤枝重治 154
  11. 鼻アレルギー・慢性副鼻腔炎と一酸化窒素（NO）……… 竹野幸夫 157
  12. 慢性副鼻腔炎における IgE の役割 ………………………… 馬場信太郎 160
  13. 三次元的内視鏡下鼻内副鼻腔手術（ESS）……… 吉田拓人，春名眞一 163
  14. 鼻副鼻腔腫瘍における内視鏡下鼻内副鼻腔手術の適応 … 池田勝久 166
  15. 呼吸上皮腺腫様過誤腫（REAH）について …… 松脇由典，小松﨑貴美 168
  16. 嗅覚障害治療の展望 ………………………………………… 太田　康 170
  17. 嗅覚障害に対する漢方治療 ……………………… 白井明子，小川恵子 173
  18. 嗅覚刺激療法 ………………………………………………… 三輪高喜 179

第3章 口腔・咽頭・喉頭

   1. 口腔アレルギー症候群 …………………… 藤枝重治，大澤陽子，森川太洋 184
   2. 食物アレルギーへの対応 …………………………………… 德田玲子 188
   3. 耳鼻咽喉科疾患と口腔ケア ………………………………… 柴　裕子 194
   4. IgG4 関連疾患の包括診断基準と治療方針 ……… 高野賢一，氷見徹夫 197
   5. 唾液腺の内視鏡下手術 ……………………………………… 吉原俊雄 201
   6. 小児扁桃肥大に伴う閉塞性睡眠時無呼吸の新たなエビデンス
       ……………………………………………………… 鈴木正志，渡辺哲生 203

7. 慢性扁桃炎とIgA腎症 ……………………………… 松谷幸子 206
8. メトトレキサート（MTX）関連リンパ増殖性疾患 …… 角 卓郎 209
9. NBIとmodified Killian's methodを用いた内視鏡診断
　　…………………………………………………… 酒井昭博 211
10. 喉頭乳頭腫の診断と治療 ……………… 室野重之，吉崎智一 214
11. 声門後部癒着症と輪状披裂関節強直症 ………… 梅野博仁 217
12. 遺伝性血管性浮腫 …………… 鈴木大士，三浦智広，大森孝一 220

第4章 頭頸部・腫瘍

1. 頭頸部癌化学療法の選択に関する考え方 ……… 本間明宏 224
2. 頭頸部癌に対する分子標的治療 ………………… 近松一朗 226
3. セツキシマブ投与時の皮膚管理 ……………… 竹之内辰也 229
4. 悪性黒色腫の新治療 …………………… 青井典明，川内秀之 232
5. 頭頸部癌に対する癌免疫療法 …………………… 田原 信 236
6. 頭頸部癌に対する粒子線治療 …………………… 秋元哲夫 239
7. 頭頸部癌に対する中性子捕捉療法（BNCT）…… 森田倫正 243
8. 頭頸部腫瘍に対するロボット支援手術
　　…………………………… 北野博也，藤原和典，三宅成智 248
9. 乳頭腫関連中咽頭癌 ……………………………… 猪原秀典 250
10. 咽喉頭表在癌の取り扱い ………………………… 渡邉昭仁 253
11. 経鼻内視鏡下頭蓋底手術 ………………………… 児玉 悟 257
12. 経口的咽喉頭部分切除術（TOVS）……………… 塩谷彰浩 261
13. 喉頭全摘後の発声方法（食道発声，シャント発声など）
　　……………………………………………… 佐藤雄一郎 265
14. 頭頸部癌の緩和ケアの現状と展望 ……………… 篠﨑 剛 269

索引 …………………………………………………………………… 271

テーマ別目次―何が変わったのか

最新の疾患概念

第1章 [耳]	4. ANCA関連血管炎性中耳炎（OMAAV）	吉田尚弘	13
	6. ムコ多糖症と耳鼻咽喉科疾患	守本倫子	20
	16. superior canal dehiscence syndrome（上半規管裂隙症候群）	鈴木光也	48
	17. 迷路気腫	日高浩史	51
	19. auditory neuropathy	川瀬哲明	58
	20. 新規に発見された遺伝性難聴	工 穣	61
	33. 上前庭神経炎，下前庭神経炎	水田啓介	104
第2章 [鼻・副鼻腔]	2. one airway, one diseaseの概念とは？	川内秀之	127
	3. local allergic rhinitisの概念	松根彰志	129
	4. ハウスダストアレルギーの機序	中西わか子, 中江 進	133
	12. 慢性副鼻腔炎におけるIgEの役割	馬場信太郎	160
	15. 呼吸上皮腺腫様過誤腫（REAH）について	松脇由典, 小松﨑貴美	168
第3章 [口腔・咽頭・喉頭]	1. 口腔アレルギー症候群	藤枝重治, 大澤陽子, 森川太洋	184
	4. IgG4関連疾患の包括診断基準と治療方針	高野賢一, 氷見徹夫	197
	6. 小児扁桃肥大に伴う閉塞性睡眠時無呼吸の新たなエビデンス	鈴木正志, 渡辺哲生	203
	7. 慢性扁桃炎とIgA腎症	松谷幸子	206
	8. メトトレキサート（MTX）関連リンパ増殖性疾患	角 卓郎	209
	10. 喉頭乳頭腫の診断と治療	室野重之, 吉崎智一	214
	11. 声門後部癒着症と輪状披裂関節強直症	梅野博仁	217
	12. 遺伝性血管性浮腫	鈴木大士, 三浦智広, 大森孝一	220
第4章 [頭頸部・腫瘍]	9. 乳頭腫関連中咽頭癌	猪原秀典	250
	10. 咽喉頭表在癌の取り扱い	渡邉昭仁	253

最新の診断基準

| 第1章 [耳] | 3. 好酸球性中耳炎の診療update | 高畑淳子, 松原 篤 | 10 |
| | 5. 滲出性中耳炎の診療ガイドライン | 伊藤真人 | 16 |

		15. 耳管開放症の診断・治療アルゴリズム	小林俊光，池田怜吉	45
		37. 前庭性片頭痛	室伏利久	115
第2章	[鼻・副鼻腔]	10. 好酸球性副鼻腔炎	藤枝重治	154

最新の診断・検査

第1章	[耳]	18. 外リンパ特異的蛋白（CTP）による外リンパ瘻診断	池園哲郎	55
		31. 画像からみたメニエール病―内リンパ水腫はメニエール病の原因か結果か？	中島 務，吉田忠雄	98
		32. video head impulse test (vHIT)	杉崎一樹	101
		34. 耳石器障害によるめまいと前庭誘発筋電位（VEMP）	岩﨑真一	107
第2章	[鼻・副鼻腔]	11. 鼻アレルギー・慢性副鼻腔炎と一酸化窒素（NO）	竹野幸夫	157
第3章	[口腔・咽頭・喉頭]	9. NBI と modified Killian's method を用いた内視鏡診断	酒井昭博	211

最新の対処法・ケア

第1章	[耳]	39. ウイルス性顔面神経麻痺の後遺症を予防する	稲垣 彰，村上信五	119
第3章	[口腔・咽頭・喉頭]	2. 食物アレルギーへの対応	徳田玲子	188
		3. 耳鼻咽喉科疾患と口腔ケア	柴 裕子	194
第4章	[頭頸部・腫瘍]	3. セツキシマブ投与時の皮膚管理	竹之内辰也	229
		13. 喉頭全摘後の発声方法（食道発声、シャント発声など）	佐藤雄一郎	265
		14. 頭頸部癌の緩和ケアの現状と展望	篠﨑 剛	269

最新の治療法

●治療法

第1章	[耳]	23. 聴神経腫瘍の治療法 update	石川和夫	70
第2章	[鼻・副鼻腔]	16. 嗅覚障害治療の展望	太田 康	170

●薬物治療

第1章	[耳]	7. 真珠腫の 5-FU 軟膏® 治療	髙橋晴雄	22

	14. 耳管開放症に対する漢方治療—補中益気湯の有効性		
		竹越哲男, 小暮敏明, 齋藤 晶	43
	21. 先天性サイトメガロウイルス感染症とガンシクロビル		
		森内昌子, 森内浩幸	64
	22. 突発性難聴に対するステロイド鼓室内投与療法		
		鈴木秀明, 大久保淳一, 北村拓朗	67
第2章［鼻・副鼻腔］	1. オスラー病の鼻出血に対するエストリオール軟膏		
		井之口豪, 髙原慎一, 福田有里子	124
	5. アレルギー性鼻炎に対する舌下免疫療法	大久保公裕	137
	9. アレルギー疾患に対する分子標的治療		
		近藤律男, 瀬尾友佳子, 野中 学	151
	17. 嗅覚障害に対する漢方治療	白井明子, 小川恵子	173
第4章［頭頸部・腫瘍］	1. 頭頸部癌化学療法の選択に関する考え方	本間明宏	224
	2. 頭頸部癌に対する分子標的治療	近松一朗	226
	4. 悪性黒色腫の新治療	青井典明, 川内秀之	232
	5. 頭頸部癌に対する癌免疫療法	田原 信	236

●非観血的治療・リハビリテーション

第1章［耳］	12. 耳鳴に対する音響療法の実際	新田清一	36
	13. 耳管開放症に対する保存療法	守田雅弘	39
	30. めまい患者の体平衡ストラテジー	堀井 新, 奥村朋子	95
	36. 加齢性平衡障害とリハビリテーション	新井基洋	113
第2章［鼻・副鼻腔］	6. ダニアレルギーにおけるアレルゲン免疫療法	岡本美孝	141
	7. リンパ節注入によるアレルゲン免疫療法	米倉修二	144
	8. 光線療法はアレルギー性鼻炎に対して有効か	朝子幹也	147
	18. 嗅覚刺激療法	三輪高喜	179
第4章［頭頸部・腫瘍］	6. 頭頸部癌に対する粒子線治療	秋元哲夫	239
	7. 頭頸部癌に対する中性子捕捉療法（BNCT）	森田倫正	243

●外科的治療

第1章［耳］	1. 水中内視鏡下耳科手術（UWEES）の手技と展望	山内大輔	2
	2. 経外耳道的内視鏡下耳科手術（TEES）の tips	欠畑誠治	6
	8. 鼓膜穿孔閉鎖術の新技術	佐々木亮	25
	11. 他覚的耳鳴の治療法としての耳小骨筋切断術		
		土井勝美, 斎藤和也	34

		27. 残存聴力がない例の人工内耳でも正円窓アプローチによる保存的手術に意味があるか　　　内藤　泰　86	
		28. 蝸牛神経欠損・低形成症例における人工内耳手術の有効性　　　樫尾明憲　89	
		38. 顔面神経麻痺に対するネットワーク型神経再建術　　　山田啓之, 羽藤直人　117	
第2章	[鼻・副鼻腔]	13. 三次元的内視鏡下鼻内副鼻腔手術（ESS）　　　吉田拓人, 春名眞一　163	
		14. 鼻副鼻腔腫瘍における内視鏡下鼻内副鼻腔手術の適応　　　池田勝久　166	
第3章	[口腔・咽頭・喉頭]	5. 唾液腺の内視鏡下手術　　　吉原俊雄　201	
第4章	[頭頸部・腫瘍]	8. 頭頸部腫瘍に対するロボット支援手術　　　北野博也, 藤原和典, 三宅成智　248	
		11. 経鼻内視鏡下頭蓋底手術　　　児玉　悟　257	
		12. 経口的咽喉頭部分切除術（TOVS）　　　塩谷彰浩　261	

最新の治療機器

第1章	[耳]	9. 人工中耳と骨導インプラント　　　岩崎　聡　28
		10. 軟骨伝導補聴器　　　西村忠己, 細井裕司　30
		24. 人工内耳の機種選択における考え方　　　東野哲也　74
		25. 残存聴力活用型人工内耳（EAS）　　　宇佐美真一　77
		26. 両側人工内耳　　　神田幸彦, 吉田晴郎　82
		29. 一側聾と人工内耳またはBAHA　　　岩崎　聡　92
		35. 人工前庭の原理と開発の現況　　　岩﨑真一　110
第4章	[頭頸部・腫瘍]	7. 頭頸部癌に対する中性子捕捉療法（BNCT）　　　森田倫正　243
		8. 頭頸部腫瘍に対するロボット支援手術　　　北野博也, 藤原和典, 三宅成智　248

■ 執筆者一覧 (執筆順)

山内大輔	東北大学耳鼻咽喉科・頭頸部外科
欠畑誠治	山形大学耳鼻咽喉・頭頸部外科
高畑淳子	弘前大学耳鼻咽喉科
松原 篤	弘前大学耳鼻咽喉科
吉田尚弘	自治医科大学附属さいたま医療センター耳鼻咽喉科
伊藤真人	自治医科大学とちぎ子ども医療センター小児耳鼻咽喉科
守本倫子	国立成育医療研究センター耳鼻咽喉科
髙橋晴雄	長崎大学耳鼻咽喉・頭頸部外科
佐々木亮	弘前大学耳鼻咽喉科
岩崎 聡	国際医療福祉大学三田病院耳鼻咽喉科
西村忠己	奈良県立医科大学耳鼻咽喉・頭頸部外科
細井裕司	奈良県立医科大学理事長・学長
土井勝美	近畿大学耳鼻咽喉科
斎藤和也	近畿大学耳鼻咽喉科
新田清一	済生会宇都宮病院耳鼻咽喉科
守田雅弘	守田耳鼻咽喉科大阪駅前耳管クリニック
竹越哲男	竹越耳鼻咽喉科医院
小暮敏明	地域医療機能推進機構群馬中央病院和漢診療科
齋藤 晶	慶和会和光耳鼻咽喉科医院
小林俊光	仙塩利府病院耳科手術センター
池田怜吉	仙塩利府病院耳科手術センター
鈴木光也	東邦大学耳鼻咽喉科(佐倉)
日高浩史	東北大学耳鼻咽喉科・頭頸部外科
池園哲郎	埼玉医科大学耳鼻咽喉科
川瀬哲明	東北大学耳鼻咽喉科・頭頸部外科
工 穣	信州大学耳鼻咽喉科
森内昌子	長崎大学小児科
森内浩幸	長崎大学小児科
鈴木秀明	産業医科大学耳鼻咽喉科・頭頸部外科
大久保淳一	産業医科大学耳鼻咽喉科・頭頸部外科
北村拓朗	産業医科大学若松病院耳鼻咽喉科
石川和夫	秋田赤十字病院(耳鼻科)めまいセンター
東野哲也	宮崎大学耳鼻咽喉・頭頸部外科
宇佐美真一	信州大学耳鼻咽喉科
神田幸彦	萌悠会耳鼻咽喉科神田E・N・T医院
吉田晴郎	長崎大学耳鼻咽喉・頭頸部外科
内藤 泰	神戸市立医療センター中央市民病院耳鼻咽喉科
樫尾明憲	東京大学耳鼻咽喉科
堀井 新	新潟大学耳鼻咽喉科
奥村朋子	大阪大学耳鼻咽喉科・頭頸部外科
中島 務	杏嶺会一宮医療療育センター
吉田忠雄	名古屋大学耳鼻咽喉科
杉崎一樹	給田耳鼻咽喉科クリニック
水田啓介	岐阜大学耳鼻咽喉科
岩﨑真一	東京大学耳鼻咽喉科
新井基洋	横浜市立みなと赤十字病院めまい平衡神経科
室伏利久	帝京大学溝口病院耳鼻咽喉科
山田啓之	愛媛大学耳鼻咽喉科・頭頸部外科
羽藤直人	愛媛大学耳鼻咽喉科・頭頸部外科
稲垣 彰	名古屋市立大学耳鼻咽喉科
村上信五	名古屋市立大学耳鼻咽喉科
井之口豪	神戸大学耳鼻咽喉科頭頸部外科
髙原慎一	神戸大学耳鼻咽喉科頭頸部外科
福田有里子	神戸大学耳鼻咽喉科頭頸部外科
川内秀之	島根大学耳鼻咽喉科
松根彰志	日本医科大学武蔵小杉病院耳鼻咽喉科

中西わか子	東京大学耳鼻咽喉科	鈴木正志	大分大学耳鼻咽喉科
中江　進	東京大学医科学研究所システムズバイオロジー研究分野	渡辺哲生	大分大学耳鼻咽喉科
大久保公裕	日本医科大学耳鼻咽喉科	松谷幸子	元 東北文化学園大学医療福祉学部
岡本美孝	千葉大学耳鼻咽喉科・頭頸部腫瘍学	角　卓郎	東京医科歯科大学頭頸部外科
米倉修二	千葉大学耳鼻咽喉科・頭頸部腫瘍学	酒井昭博	東海大学耳鼻咽喉科
朝子幹也	関西医科大学耳鼻咽喉科	室野重之	金沢大学耳鼻咽喉科・頭頸部外科
近藤律男	東京女子医科大学耳鼻咽喉科	吉崎智一	金沢大学耳鼻咽喉科・頭頸部外科
瀬尾友佳子	東京女子医科大学耳鼻咽喉科	梅野博仁	久留米大学耳鼻咽喉科・頭頸部外科
野中　学	東京女子医科大学耳鼻咽喉科	鈴木大士	太田西ノ内病院耳鼻咽喉科
藤枝重治	福井大学耳鼻咽喉科・頭頸部外科	三浦智広	太田西ノ内病院耳鼻咽喉科
竹野幸夫	広島大学耳鼻咽喉科・頭頸部外科	大森孝一	京都大学耳鼻咽喉科・頭頸部外科
馬場信太郎	東京都立小児総合医療センター耳鼻咽喉科	本間明宏	北海道大学耳鼻咽喉科・頭頸部外科
吉田拓人	獨協医科大学耳鼻咽喉科・頭頸部外科	近松一朗	群馬大学耳鼻咽喉科・頭頸部外科
春名眞一	獨協医科大学耳鼻咽喉科・頭頸部外科	竹之内辰也	新潟県立がんセンター新潟病院皮膚科
池田勝久	順天堂大学耳鼻咽喉科	青井典明	島根大学耳鼻咽喉科
松脇由典	松脇クリニック品川	田原　信	国立がん研究センター東病院頭頸部内科
小松﨑貴美	太田総合病院耳鼻咽喉科	秋元哲夫	国立がん研究センター東病院放射線治療科
太田　康	東邦大学耳鼻咽喉科（佐倉）	森田倫正	川崎医科大学耳鼻咽喉科
白井明子	小森耳鼻咽喉科医院／金沢大学附属病院漢方医学科	北野博也	鳥取大学耳鼻咽喉科・頭頸部科
小川恵子	金沢大学附属病院漢方医学科	藤原和典	鳥取大学耳鼻咽喉科・頭頸部科
三輪高喜	金沢医科大学耳鼻咽喉科	三宅成智	鳥取大学耳鼻咽喉科・頭頸部科
大澤陽子	福井赤十字病院耳鼻咽喉科	猪原秀典	大阪大学耳鼻咽喉科・頭頸部外科
森川太洋	福井大学耳鼻咽喉科・頭頸部外科	渡邉昭仁	恵佑会札幌病院耳鼻咽喉科・頭頸部外科
徳田玲子	徳田ファミリークリニック	児玉　悟	大分大学耳鼻咽喉科
柴　裕子	柴耳鼻咽喉科	塩谷彰浩	防衛医科大学校耳鼻咽喉科
高野賢一	札幌医科大学耳鼻咽喉科	佐藤雄一郎	新潟県立がんセンター新潟病院頭頸部外科
氷見徹夫	札幌医科大学耳鼻咽喉科	篠﨑　剛	国立がん研究センター東病院頭頸部外科
吉原俊雄	東京女子医科大学耳鼻咽喉科		

第1章 耳

水中内視鏡下耳科手術（UWEES）の手技と展望

　内耳瘻孔を伴う症例や内耳開放の必要な耳科手術は，感音難聴，耳鳴，めまいなどの内耳障害の危険性を伴うため，慎重な手術操作が求められる．とくに感音難聴や耳鳴は術後に回復が困難なことも多く，最も避けたい合併症の一つである．それゆえ，内耳瘻孔上の真珠腫母膜を剥離する際には，直接の吸引をしないこと，生理食塩水の滴下を行うこと，瘻孔が開放されたら直ちに自家組織で覆うこと，熟練した術者が行うこと，が推奨されている[1]．とくに内耳液を直接吸引し迷路へ空気が侵入すると障害をきたすと考えられているが[2,3]，生理食塩水の滴下によっても完全に回避できるものではなく，また，吸引できないために出血などで術野が濁って見えづらいこともしばしばである．

　われわれはこれまで内耳瘻孔を伴う真珠腫性中耳炎に対して水中内視鏡下耳科手術（underwater endoscopic ear surgery：UWEES）を提唱してきた[4]．この手術法は，内耳瘻孔の確認と処理を生理食塩水の浸水下に内視鏡を用いて愛護的に行うことにより周術期の内耳機能を保護するソフトサージャリーである．この手術法を用いることにより，術者は瘻孔部の吸引をしなくても良好な視野を得ながら摘出すべき真珠腫の母膜を剥離することができる．

方法

　UWEESでは，生理食塩水により中耳腔を浸漬し，内視鏡（0°STORZ 2.7 mm 18 cm）を水面下に挿入して良好な視野を得ながら手術操作を行う（❶）．水面上からでは屈折や水面の反射などで観察や操作がしにくいが，水中ではレンズ効果も加わるため，特に内耳膜迷路などはより鮮明に観察できる．

　さらに，手術中に生理食塩水を灌流させることで，浸漬液中の血液や骨粉などを流し去り良好な術野を保つことができる．灌流にはEndo-Scrub® 2.7 mm用シース（Medtronic）またはKエンド

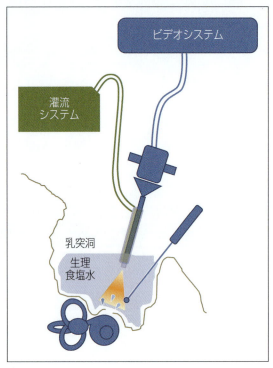

❶ UWEES
灌流装置にて乳突洞を生理食塩水で満たしながら内視鏡を挿入して観察，手術を施行する．

シース2.7 mm用（高研）が有用である（❷）．Endo-Scrub®の場合はフットペダルで灌流を調節する．Kエンドシースはボタン操作部分を逆向きに付けるとボタンを押さずに灌流することができる．Endo-Scrub®のポンプを用いるか，生理食塩水のボトルに加圧バッグを取り付けて三方活栓で流量を調節することも可能である．灌流後の生理食塩水は中耳創部から流れ落ちるので，術野の下方に吸引付きのパウチ（❷）を取り付けておくとよい．

　剥離子や鉗子の処置に加えて，UWEESでは水中でもドリルやソノペット®を用いることができる．その際に生理食塩水を灌流しているので血液や骨粉吸引操作はまったく不要であり，連続した片手操作が可能である．ドリルには先端部だけが回転するcurved burs（IPC system；Medtron-

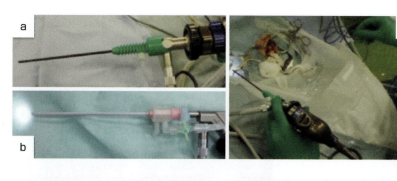

❷ UWEESで使用する機器
a：Endo-Scrub® 2.7 mm用シース（Medtronic）．
b：Kエンドシース2.7 mm用（高研）．
c：ステリ・ドレープ™・イリゲーションパウチ（3M Health Care）．

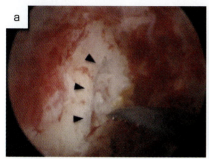
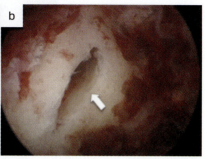

❸ UWEESによる内耳瘻孔閉鎖術
a：水中内視鏡下に左外側半規管瘻孔上に真珠腫母膜を確認した（矢頭）．
b：母膜を膜迷路（矢印）から剥離し摘出した．

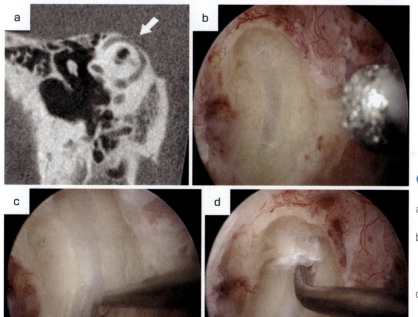

❹ UWEESによる上半規管裂隙症候群
a：術前CTにて左側上半規管の裂隙を認める（矢印）．
b：水中内視鏡下に2 mm course curved bur（Medtronic）にて上半規管のblue lineを同定した．
c：膜迷路とその外側の裂隙部にピックを入れて明視下に確認した．
d：膜迷路を切断し，筋膜，骨ろう，骨パテにて閉塞した．

ic）を用いている．

症例

①内耳瘻孔を伴う真珠腫性中耳炎（❸）：UWEES下に左外側半規管膜迷路部から真珠腫母膜を剥離し摘出した．瘻孔部を骨片，筋膜，骨パテを用いて閉鎖した．術後に骨導聴力の悪化はなく，瘻孔症状も改善した．

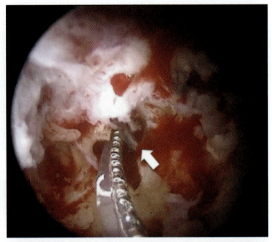

❺ UWEES による人工内耳埋め込み術
水中内視鏡下に左側基底回転に内耳瘻孔（蝸牛）を確認，基底板を明瞭に観察できた（矢印）．鼓室階へ明視下に人工内耳（Cl24RE（CA）；Cochlear）を挿入した．

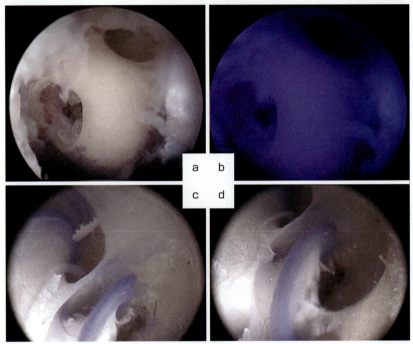

❻ UWEES によるドラッグデリバリーのシミュレーション（ヤギ頭部標本）
a：UWEES にて前庭窓および蝸牛窓を開窓した．
b：色素水に切り替えて灌流した．
c, d：蝸牛内基底板を中心に染色されている．

②上半規管裂隙症候群（❹）：経乳突洞アプローチに UWEES を用いて手術を行った．左上半規管の blue line を同定し，膜迷路とその外側に裂隙部を確認し，閉塞術を施行した．術後聴力の悪化はなく，耳閉感の症状も改善した．

③内耳瘻孔（蝸牛）を伴う慢性中耳炎に人工内耳埋め込み術を施行した例（❺）：両側慢性中耳炎に伴う内耳瘻孔（蝸牛）のため，高度感音難聴となった症例．感染制御のための手術から半年後に人工内耳埋め込み術を施行した．基底板が明瞭に観察でき，鼓室階への的確に人工内耳を挿入することを可能とした．

展望

UWEES は水中での観察は内耳膜迷路の観察に優れ，手術中に内耳への空気の混入を防ぐことができる．これにより周術期の内耳機能を保護することが可能であった．最近では人工内耳埋め込み

術においてもソフトサージャリーが推奨されており,さらに本術式は,灌流液の組成を工夫することにより内耳を保護することや,内耳へのドラッグデリバリーの方法として活用することなど,今後の耳科手術の発展に多くの可能性をもっている(❻).

(山内大輔)

引用文献

1) Copeland BJ, et al. Management of labyrinthine fistulae in chronic ear surgery. Am J Otolaryngol 2003；24：51-60.
2) Kobayashi T, et al. Inner ear injury caused by air intrusion to the scala vestibuli of the cochlea. Acta Otolaryngol 1993；113：725-30.
3) Ikeda R, et al. Preventative effect of various fluids used in the epitympanic bulla on deterioration of cochlear function during labyrinthectomy. Acta Otolaryngol 2011；131：572-8.
4) Yamauchi D, et al. Closure technique for labyrinthine fistula by "underwater" endoscopic ear surgery. Laryngoscope 2014；124：2616-8.

経外耳道的内視鏡下耳科手術（TEES）の tips

1990年代以降，切開による多くの外科手術は内視鏡による低侵襲な keyhole surgery によって置き換えられてきた．ほとんどすべての耳科手術操作を外耳道から行う経外耳道的内視鏡下耳科手術（transcanal endoscopic ear surgery：TEES）は，外耳道を最も自然で論理的なアクセスルートとして利用する低侵襲手術であり，内視鏡下鼻内副鼻腔手術（ESS）や経鼻腔的頭蓋底手術，そして経口的ビデオラリンゴ手術（TOVS）や経口的ロボット手術（TORS）と同じパラダイムとしてとらえることができる（❶）．

これらの手術は，中耳・副鼻腔（頭蓋底）・咽喉頭に到達するために外切開を用いるのではなく，外耳道・鼻腔・口腔など既存の腔をアクセスルートとして利用する経管腔的手術といえる．それを可能としたのが，内視鏡をはじめとする医療機器と手術技術の革新，そして，外切開によるものとは異なる"内視鏡による臨床解剖"への深い理解である．外耳道を鼓室およびその末梢への直接的なアクセスルートとして"再発見"したことと，高精細度（HD）画像システムの発展により，内視鏡による中耳手術は，明視下で安全・確実に行える低侵襲な機能改善を達成できる手術となった．

TEES の目的

中耳手術の目的は，①病変の完全摘出，②術後トラブルのない耳，③正常解剖の温存，そして④聴力・生理機能の改善である．この目的の達成のために，TEES では死角をコントロールすることで病変の完全摘出を可能とする．外耳道後壁を温存し術後トラブルを減らし，最低限の骨削開で正常解剖の温存を図る．さらに，乳突洞削開を回避することで乳突洞粘膜を温存し，換気ルートを確保することで生理機能の改善を図る．

TEES の方法

TEES を実施するための具体的な方法は参考文献を参照いただきたい．ここでは TEES をより確実に行うための tips を紹介する．

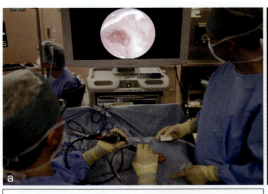
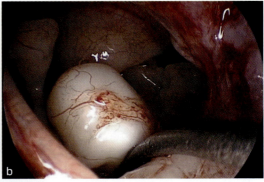
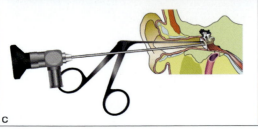

❶ TEES
a：内視鏡と術者と助手の位置．
b：真珠腫手術．鼓室洞の真珠腫を明視下に摘出．
c：TEES シェーマ．

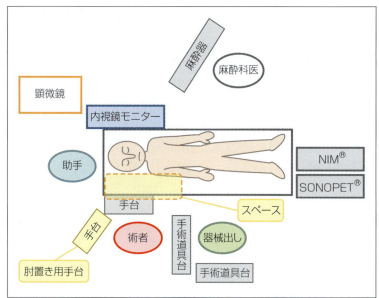

❷ 手術室での配置（右耳）

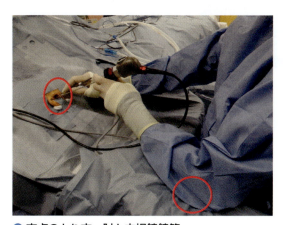

❸ 支点のとり方：肘と内視鏡鏡筒

■ 術前の準備

手術室での配置の模式図を❷に示す．内視鏡手術では支点の確保が重要である．そのため顕微鏡手術と異なり，患者と術者の間にある程度のスペースを確保し，内視鏡を持つ左肘の支点とする．肘置き用手台も有効である．さらに軟骨部外耳道を支点として鏡筒を固定し，内視鏡のぶれを防ぐ（❸）．顕微鏡下手術の際に内視鏡を併用する場合は，支点が骨部になるため内視鏡の固定が容易ではない．

■ クリアな術野映像のための工夫

クリアな術野映像は内視鏡下手術の肝である．

助手は患者の頭側に座り，内視鏡の先端をふいたり，CCD カメラのフォーカスを調整したりして，常にクリアな術野映像を保てるようにサポートする．内視鏡の曇り止め対策として，ドクターフォッグ（アムコ）というスポンジとウルトラストップ®（エム・シー・メディカル）という液体の曇り止めを使用している．

また，内視鏡の出し入れをスムーズにするために，屈曲した軟骨部外耳道をまっすぐにする必要がある．そこで耳介を外側後方に牽引固定し，さらに 4-0 PDS で耳珠を前方に牽引縫合固定している（tragal stich）（❹）．耳毛の処理も重要である．

■ 出血のコントロール

内視鏡手術は原則的に片手手術で吸引管を常時使うことはできないため，出血のコントロールが重要である．止血には，ボスミン®含浸ベンシーツ®（川本産業）とボスミン®綿球，そして先端が細くて焦げつきの少ないバイポーラ，ベサリウス®（東機貿）を使用している．ボスミン®含浸ベンシーツ®は迅速に渡せるように，常に鉗子に挟んだ状態で準備しておく．

■ 鼓膜皮膚弁の挙上・広い中耳術野

骨部外耳道中間の部位に，半周以上にわたる弧

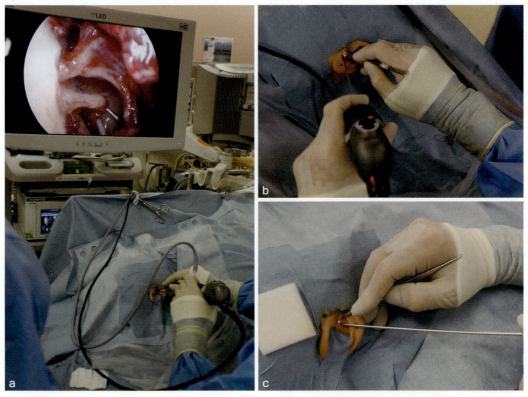

❹ 手術操作
a：アブミ骨周囲の操作（右耳），モニターと手元．
b：アブミ骨周囲の操作（左耳），手元．
c：上鼓室の操作（左耳）．内視鏡と器械が6時方向から入っていることに注意．

状切開をおき外耳道フラップを挙上．鼓膜を確実に全層で上げて鼓室内に入る．次いで鼓索神経を同定・温存し，鼓膜皮膚弁を外耳道前壁に付くまで挙上し術野を得る．これで，広角で死角の少ない鮮明な中耳腔像が内視鏡で得られる（❶-b，❹-a）．

内視鏡の挿入方向

内視鏡と器械との干渉を避け広いワーキングスペースを得るため外径2.7 mm，有効長18 cmの小児副鼻腔手術用の硬性鏡（STORZ）を用いている．通常，右耳の場合であれば9時付近の位置に支点をとり，器械は内視鏡前方や下方のスペースから挿入する（❹-a）．鼓膜輪や後鼓室の観察など後方の視野を得たい場合には，前方の3時に支点をとり器械は後方から下方のスペースを利用する．左耳の場合，3時から5時に内視鏡の支点をおく（❹-b）．上鼓室方向が見たい場合は，6時に支点をとり下方から見上げる形にする（❹-c）．

見たい部位，得たい術野に適した内視鏡の挿入方向を常に考えることと，器械との干渉がないようにすることがポイントである．

"There is no difficult surgery. There is bad light and bad exposure."——これまで顕微鏡では死角となって観察が困難であった構造が，経外耳道的に内視鏡を用いていろいろな方向から拡大して観察できるようになったため，顕微鏡での手術解剖とは異なる，内視鏡による中耳手術解剖（endoscopic surgical anatomy）を再確認する必要がある．

（欠畑誠治）

参考文献

1) 欠畑誠治ほか. 論説 内視鏡下耳科手術. 耳鼻臨床 2013；106：187-99.
2) 欠畑誠治. 耳鼻咽喉科・頭頸部外科領域の最新トピックス. 中耳内視鏡手術. 耳鼻咽喉科・頭頸部外科 2014；88：12-9.
3) 伊藤 吏, 欠畑誠治. 鼓室内は何がどうみえるか？ JOHNS 2014；30：171-5.
4) Kakehata S, et al. Extension of indications for transcanal endoscopic ear surgery using an ultrasonic bone curette for cholesteatomas. Otol Neurotol 2014；35：101-7.
5) Furukawa T, et al. Feasibility and advantages of transcanal endoscopic myringoplasty. Otol Neurotol 2014；35：e140-5.
6) Watanabe T, et al. The efficacy of color-mapped diffusion-weighted images combined with CT in the diagnosis and treatment of cholesteatoma using transcanal endoscopic ear surgery. Otol Neurotol 2015；36：1663-8.
7) Ito T, et al. Transcanal endoscopic ear surgery for pediatric population with a narrow external auditory canal. Int J Pediatr Otorhinolaryngol 2015；79：2265-9.

3 好酸球性中耳炎の診療 update

中耳貯留液に好酸球が浸潤する難治性中耳炎は，1995年に好酸球性中耳炎と命名され[1]，2011年に診断基準が提唱された[2]．本項では最新研究の知見を含め，好酸球性中耳炎の診断，治療などについて述べる．

診断・臨床像

診断基準は疾患の臨床的な特徴から，大項目（必須項目）と4つの小項目（2つ以上で確定）から成る．

大項目は「好酸球優位な中耳貯留液が存在する滲出性中耳炎または慢性中耳炎」である．滲出性中耳炎型は，黄色味を帯びた中耳貯留液が透見され（❶），鼓膜後上象限が膨隆する症例もある．慢性中耳炎型は，鼓膜穿孔を有し中耳粘膜の肉芽が認められる症例も少なくない（❷）．いずれも好酸球浸潤の証明を必須とする（❸）．

小項目として，①「ニカワ状の中耳貯留液」は特徴的な所見である．②「中耳炎に対する従来の治療に抵抗」は難治性を示唆している．頻度の高い合併症として，③「気管支喘息の合併」，および④「鼻茸の合併」（好酸球性副鼻腔炎を想定）がある．除外診断としては，好酸球性多発血管炎性肉芽腫症と好酸球増多症候群が挙げられており，鑑別診断としては，ANCA関連血管炎性中耳炎などがある．診断に疑問がある場合には，ANCA測定や生検などの精査を忘れてはならない．

原因，病態

好酸球性中耳炎の貯留液では，好酸球由来の組織障害性蛋白（ECP）や，IL-5，エオタキシン（eotaxin）などが高値を示す．また，末梢血検査では特異的IgEの陰性例も少なくないが，中耳貯留液では真菌やブドウ球菌のエンテロトキシン特異的IgEなどが高率に検出される[3]．好酸球性中耳炎では耳管開放の症例が多いことから[4]，耳

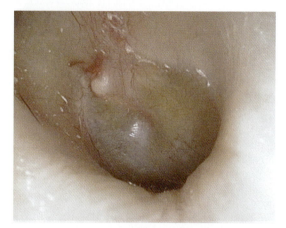

❶ 好酸球性中耳炎の鼓膜所見（滲出性中耳炎型）

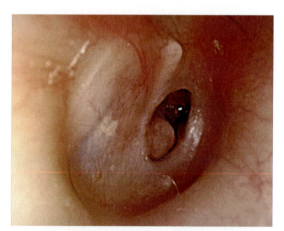

❷ 好酸球性中耳炎の鼓膜所見（慢性中耳炎型）

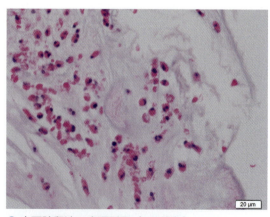

❸ 中耳貯留液の病理所見（HE染色）
多数の好酸球と脱顆粒像が認められる．

❹ 好酸球性中耳炎の治療薬

局所治療用剤	・ステロイド点耳薬：リンデロン®など（1〜2回／日，2〜3滴） ・トリアムシノロンアセトニド（ケナコルト-A®）鼓室内注入 　（急性増悪期，一側につき 0.1〜0.2 mL） ・ヘパリン：ノボ・ヘパリン®など
全身治療用剤	・抗ロイコトリエン薬：プランルカスト（オノン®），モンテルカスト（シングレア®）など ・ホスホジエステラーゼ阻害薬：イブジラスト（ケタス®） ・第二世代抗ヒスタミン薬：レボセチリジン（ザイザル®）など ・抗プロスタグランジン D_2・トロンボキサン A_2 薬：ラマトロバン（バイナス®） ・ステロイド（内服，静注） 重症例，急性増悪期：プレドニン® 20〜30 mg から漸減
その他の薬剤	・抗 Th2 サイトカイン薬：スプラタスト（アイピーディー®） ・柴苓湯 ・抗 IgE 抗体薬：オマリズマブ（ゾレア®）など

管を経由して，これらの物質により中耳粘膜に局所のアレルギー反応が惹起され，好酸球性炎症をきたした可能性が示唆される．また，好酸球性中耳炎の中耳粘膜には，気管支喘息の気管支粘膜と同様に気道リモデリングなどに関与するペリオスチン（periostin）も認められる[5]．このように，好酸球性中耳炎は，気管支喘息と類似した Th2 型サイトカインによるアレルギー性炎症と考えられる．

治療

治療は，ニカワ状貯留液の除去，局所の好酸球性炎症抑制，全身的な好酸球性炎症抑制，を目的として，種々の治療薬（❹）を適宜組み合わせて行う．

①ニカワ状貯留液の除去：好酸球由来の炎症性物質などの速やかな除去を目的とする．貯留液は粘稠で除去が困難なため，ヘパリン Na の生食 5〜10 倍希釈液で耳浴後に吸引除去を行う．2〜3回反復するのもよい．ただし，ヘパリンは適応外使用となる．

②局所の好酸球性炎症抑制：局所治療の中心はステロイドである．トリアムシノロンアセトニド（ケナコルト-A® 水懸注）の鼓室内注入またはステロイド点耳薬を使用する．トリアムシノロンアセトニドは効果が高いが，鼓膜穿孔例では拡大のおそれがある．滲出性中耳炎型では経鼓膜的な注射により鼓室内注入を行う．これらの局所用剤は中耳炎に対する保険適用があるが，下記に示す薬剤は気管支喘息またはアレルギー性鼻炎に対する処方となる．

③全身的な好酸球性炎症抑制：抗ロイコトリエン薬，ホスホジエステラーゼ阻害薬，好酸球抑制効果のある後期第二世代抗ヒスタミン薬，抗プロスタグランジン D_2・トロンボキサン A_2 薬のなかから，2〜3剤併用して加療する．治療初期には局所治療と併用するが，長期の投与により局所治療を中止し，徐々に内服薬も減量できる症例も少なくない．

ステロイドは急性増悪時に有効であり，感音難聴進行時はステロイドの内服や静注が必須となる．病勢は末梢血好酸球に反映されるため，随時検査し，好酸球数が 20％以上に著明上昇しているときも，ステロイド投与を考慮に入れる．

難治の気管支喘息の治療薬である抗 IgE 抗体薬も有効とされるが，中耳炎に対する保険適用はない．

その他の注意点

耳管咽頭口の炎症に対する対策として，鼻噴霧用ステロイドの併用も重要である．好酸球性中耳

炎と，気管支喘息，アレルギー性鼻炎は，互いに影響しあうため，それぞれの適切なコントロールが必要である．

好酸球性中耳炎は長期的加療，経過観察を要する．症例によっては感音難聴が進行し，聾となることもあるため，慎重な管理が必要である．炎症の管理状態が良ければ，人工内耳埋め込み術も可能である．以上のことに留意して，好酸球性中耳炎を見逃さず，早期に適切な治療を開始することが望まれる．

（高畑淳子，松原　篤）

引用文献

1) 松谷幸子ほか．気管支喘息患者の難治性中耳炎―好酸球性中耳炎（Eosinophilic Otitis Media）．耳鼻咽喉科・頭頸部外科 1995；67：712-3．
2) Iino Y, et al. Diagnostic criteria of eosinophilic otitis media, a newly recognized middle ear disease. Auris Nasus Larynx 2011；38：456-61．
3) Kanazawa H, et al. Antigen-specific IgE in middle ear effusion of patients with eosinophilic otitis media. Ann Allergy Asthma Immunol 2014；113：88-92．
4) Iino Y, et al. Eustachain tubal function in patients with bronchial asthma evaluated by sonotubometry. Arch Otolaryngol Head Neck Surg 2006；132：1109-14．
5) Nishizawa H, et al. The role of periostin in eosinophilic otitis media. Acta Otolaryngol 2012；132：838-44．

シリーズ関連項目

- 『急性難聴の鑑別とその対処』「内耳炎の原因は？」p.150（吉田尚弘）
- 『急性難聴の鑑別とその対処』「中耳炎／プライマリケアでのポイント」p.157（吉田尚弘）

4 ANCA 関連血管炎性中耳炎（OMAAV）

　ANCA 関連血管炎は全身の細・小血管の壊死性血管炎を病態とし，抗好中球細胞質抗体（anti-neutrophil cytoplasmic antibody：ANCA）が関与している[1]．現在，PR3（proteinase 3）-ANCA，MPO（myeloperoxidase）-ANCA の 2 種類の抗体価が主として測定可能である．耳鼻咽喉科領域と関連の強い ANCA 関連血管炎は，多発血管炎性肉芽腫症（granulomatosis with polyangiitis：GPA），顕微鏡的多発血管炎（microscopic polyangiitis：MPA），好酸球性多発血管炎肉芽腫症（eosinophilic granulomatosis with polyangiitis：EGPA）の 3 つに分けられる．

　ANCA 関連血管炎性中耳炎（otitis media with ANCA associated vasculitis：OMAAV）は，ANCA 関連血管炎の関与する中耳疾患として日本より提案されている新たな疾患概念である．近年，上気道，肺，腎，心臓など全身症状を伴わず耳症状を初発とする ANCA 関連血管炎症例報告も散見されるようになった．これらの症例では，中耳組織標本からは特徴的な壊死性血管炎像が得られることが少なく，MPO-ANCA 陽性率の高い日本では GPA の診断基準に充当しないことが多い．ANCA 関連血管炎による中耳炎は類似の臨床像を呈することが多く，従来の診断基準に適合せず診断に苦慮し治療開始が遅れて耳限局型から全身型へ進行した後に診断確定する症例に対して早期に治療開始できるような診断基準，治療方針が求められた．2013 年に日本耳科学会で行われた全国調査から臨床像が明らかになり[2]，ANCA 陽性症例ときわめて類似の臨床像を呈する ANCA 陰性症例を含めた OMAAV の診断基準 2015 が示されるに至っている（❶）[3]．

　耳症状初発の ANCA 関連血管炎は時間経過とともに全身型に移行する症例が多く，不幸な転帰をたどることもある．耳症状で初発し全身症状の伴わない時点で ANCA 関連血管炎を早期に診断可能な耳鼻咽喉科医の役割は大きい．

❶ ANCA 関連血管炎性中耳炎の診断基準 2015

以下の A），B），C）の全てが該当する場合，ANCA 関連血管炎性中耳炎（OMAAV）と診断する．
A）臨床経過（以下の 2 項目のうち，1 項目以上が該当）
　1．抗菌薬または鼓膜換気チューブが奏効しない中耳炎
　2．進行する骨導閾値の上昇
B）所見（以下 4 項目のうち，1 項目以上が該当）
　1．既に ANCA 関連血管炎と診断されている．
　2．血清 PR3-ANCA または血清 MPO-ANCA が陽性．
　3．生検組織で血管炎として矛盾のない所見（①，②のいずれか）がみられる．
　　①巨細胞を伴う壊死性肉芽腫性炎，②小・細動脈の壊死性血管炎
　4．参考となる所見，合併症または続発症（①〜⑤のうち，1 項目以上が該当）
　　①耳以外の上気道病変，強膜炎，肺病変，腎病変，②顔面神経麻痺，③肥厚性硬膜炎，④多発性単神経炎，⑤副腎皮質ステロイド（プレドニゾロン換算で 0.5〜1 mg/kg）の投与で症状・所見が改善し，中止すると再燃する．
C）鑑別疾患（下記の疾患が否定される）
　①結核性中耳炎，②コレステリン肉芽腫，③好酸球性中耳炎，④腫瘍性疾患（癌，炎症性線維芽細胞腫など），⑤真珠腫性中耳炎，⑥悪性外耳道炎，頭蓋底骨髄炎，⑦ ANCA 関連血管炎以外の自己免疫疾患による中耳炎及び内耳炎

（ANCA 関連血管炎性中耳炎全国調査ワーキンググループ．Otol Jpn 2016[3]より）

OMAAV 診断のポイント

　難聴，耳漏，耳痛，めまいなどの症状が多い．ANCA 関連血管炎の全経過の約 19〜61％に中耳炎を生ずるが，ANCA 関連血管炎の初発症状として耳症状のみが生じ，鼻症状，肺症状，腎症状といった全身症状を伴わないことがある[4]．このような症例では，中耳貯留液あるいは肉芽を伴い，抗菌薬，鼓膜換気チューブ留置の効果がない．中耳の滲出液，肉芽による軽度伝音，混合難聴の後に約 1 か月程度の急速な骨導閾値の上昇を伴う聴力閾値の上昇をきたすものが多いが，感音難聴で発症するものもある．一度聾になると回復しない．

同時あるいは異時性の顔面神経麻痺合併が32%，頭痛，耳痛を生ずる肥厚性硬膜炎合併が24%でみられた[2]．

MPO-ANCA，PR3-ANCA抗体価の測定は重要である．骨導閾値の上昇がみられる際には内耳炎として副腎皮質ステロイドを投与されることが多い．しかし，副腎皮質ステロイドを投与するとANCA抗体価が陰性化し後の診断確定に時間を要することがあり，副腎皮質ステロイド投与前の採血が重要である．鼓膜・中耳所見から，肉芽性中耳炎（OMG），滲出性中耳炎（OME）型に大きく分類すると，PR3-ANCA陽性例ではOMG型が多く，日本人に多いMPO-ANCA陽性例ではOME型が多い．OME型では滲出性中耳炎と比して鼓膜血管の怒張がみられ，寛解すると改善する（❷）．

難治性中耳炎をきたす他疾患との鑑別

難治性中耳炎をきたす疾患にはOMAAV以外に，コレステリン肉芽腫，MRSAや緑膿菌など耐性菌を起炎菌とする細菌性中耳炎，結核性中耳炎，好酸球性中耳炎，中耳腫瘍，悪性外耳道炎，ANCA関連血管炎以外の自己免疫疾患による中耳炎および内耳炎などがある．これらの疾患との鑑別には以下の検査が有用である．

①標準純音聴力検査
②耳漏・中耳貯留液検査
- 細胞診：好酸球の有無
- 培養検査：細菌，真菌，結核菌（塗抹，PCR）

③中耳粘膜組織診
④内視鏡検査（鼻腔〜喉頭）
⑤採血
- 血液一般（白血球分画）
- CRP，赤沈
- MPO-ANCA，PR3-ANCA
- 血糖，HbA1c
- IFN-γ遊離試験

⑥尿検査，腎機能検査
⑦側頭骨CT（単純）：側頭骨の破壊の有無

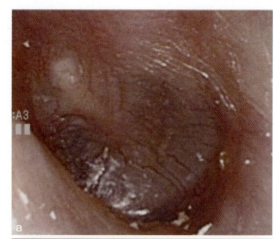
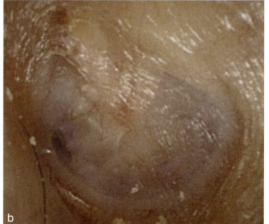

❷ ANCA関連血管炎性中耳炎の鼓膜所見（中耳貯留液型）
初診時（a）には鼓膜の怒張がみられるが，副腎皮質ステロイドと免疫抑制薬（シクロホスファミド）寛解導入後（b）には，鼓膜所見は改善している．

⑧頭部MRI（単純＋造影）：頭痛，耳痛がある場合．冠状断で肥厚性硬膜炎の有無を確認．
⑨胸部X線

治療の方法

OMAAVの治療（寛解導入）は適切な副腎皮質ステロイドの投与と免疫抑制薬の使用である．耳限局型では，副腎皮質ステロイドの投与のみで治療するという意見もあるが，一過性に聴力は回復するもののその後に中耳炎を再燃し全身型へ移行することも少なくない．全国調査の検討からも副腎皮質ステロイドと免疫抑制薬併用は副腎皮質

ステロイド単独使用群に比して有意に再発，聴力予後を改善することが示された．基本的には，副腎皮質ステロイドとシクロホスファミド，メトトレキサート，アザチオプリンなどの免疫抑制薬との併用療法が勧められている．急速に全身型へ移行する症例や，血管炎に伴う脳血管障害を生ずる症例もあり，耳鼻咽喉科と膠原病内科が密に連携をとり治療を行う．治療により聴力は約60％で回復するが，不変・悪化は約40％である．

一般にプレドニゾロン0.5～1.0 mg/kg/日より開始する．1～2週間程度で全身状態，CRP，ANCA抗体価の低下，陰性化をみながら約10～20％ずつ減量し，ANCA抗体価陰性が続くことを確認しながら5～10 mg程度を維持量として継続する．症例ごとに病勢を検討して，投与量，漸減時期，免疫抑制薬を含めた投与中止時期を決定する．

長期に及ぶ副腎皮質ステロイド投与による感染，骨粗鬆症などの副作用（副反応）を抑える治療は不可欠である．免疫抑制療法によりANCA抗体価が陰性化しても，経過観察中に明らかな全身症状を伴わずにANCA抗体価の再上昇がみられることがある．その際には，全身状態の変化に注意しながら副腎皮質ステロイド増量，免疫抑制薬投与が終了している症例では再開を考慮する．

（吉田尚弘）

引用文献

1) Jannette JC, et al. 2012 revised International Chapel Hill Consensus Conference Nomenclature of Vasculitides. Arthritis Rheum 2013；65：1-11.
2) 原渕保明ほか．ANCA関連血管炎性中耳炎（OMAAV）の診断と治療を考える．Otol Jpn 2015；25：183-207.
3) ANCA関連血管炎性中耳炎全国調査ワーキンググループ：吉田尚弘ほか．ANCA関連血管炎性中耳炎診断基準2015とその解説．Otol Jpn 2016；26：37-9.
4) Yoshida N, Iino Y. Pathogenesis and diagnosis of otitis media with ANCA-associated vasculitis. Allergol Int 2014；63：523-32.

シリーズ関連項目

- 『急性難聴の鑑別とその対処』「内耳炎の原因は？」p.151（吉田尚弘）
- 『急性難聴の鑑別とその対処』「中耳炎／プライマリケアでのポイント」p.158（吉田尚弘）

滲出性中耳炎の診療ガイドライン

　小児滲出性中耳炎の約50％は急性中耳炎を契機に発症，もしくは元々あったものが発見される．罹患が長期にわたると言語発達や構音に異常をきたすことがあるが，症状に気づかれずに偶然発見されることも多い（❶）．滲出性中耳炎は，「鼓膜に穿孔がなく，中耳腔に貯留液をもたらし難聴の原因となるが，急性炎症症状すなわち耳痛や発熱のない中耳炎」を総称している．しかし，滲出性中耳炎の鼓膜所見はさまざまであり，特に乳幼児では鼓膜所見だけでは急性中耳炎との鑑別が困難な場合がある（❷）．滲出性中耳炎の診断には鼓膜所見が重要であるが，急性中耳炎後の状態との鑑別は発熱，夜泣き，むずかるなど急性炎症症状の有無が決め手となる．

　2015年1月に『小児滲出性中耳炎診療ガイドライン2015年版』[1]が発刊された．これは本邦の小児滲出性中耳炎ガイドラインの初版であり，欧米とは医療を取り巻く環境が異なる本邦の現状をふまえて，本邦における診療指針を示している．欧米のガイドラインでは，プライマリケアを担当する家庭医や小児科医に対して，「いつ，どの時点で鼓膜換気チューブ留置手術のために耳鼻咽喉科専門医へ紹介するか」が主要な論点であるのに対して，本邦のガイドラインのコンセプトは，中耳貯留液や鼓膜の病的変化などの滲出性中耳炎そのものへの対応ばかりではなく，滲出性中耳炎の病態を考慮して鼻副鼻腔やアデノイドなど周辺器官の病変への対応にも重きをおいていることである．つまり，小児滲出性中耳炎の遷延化因子ともなりうる周辺器官の病変に対する治療を積極的に支持しているガイドラインである．

滲出性中耳炎の診断

　ガイドラインにおいて勧められている小児滲出性中耳炎の診断の流れを❸に示す．幼小児では聴力検査が施行困難なことも多いが，診察時の聴覚印象や言語発達の観察，気密耳鏡検査，ティンパノメトリー検査，画像検査による側頭骨乳突蜂巣の発育程度の確認などによって，聴力閾値を推定することは重要である．また，周辺器官の病変に対する治療を積極的に支持しているガイドラインであるので，周辺器官（副鼻腔，上咽頭など）の所見の確認が必要である．

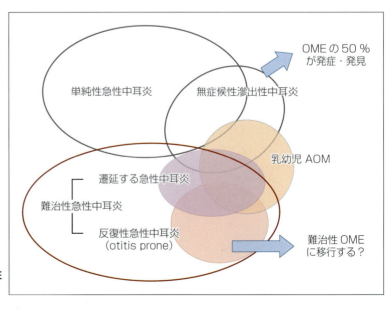

❶ 急性中耳炎（AOM）と滲出性中耳炎（OME）の関係

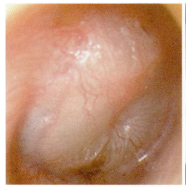 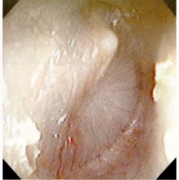 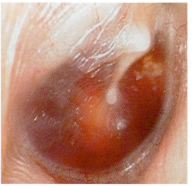

急性中耳炎　　　　　急性中耳炎後の治癒期　　　　　滲出性中耳炎

❷ **急性中耳炎と滲出性中耳炎の鑑別**
滲出性中耳炎の診断には鼓膜所見が重要だが，鼓膜所見だけでは急性中耳炎の治癒期と鑑別ができないことがある．両者の鑑別には急性炎症症状の有無が決め手となる．

問診：難聴の発症時期，急性炎症症状の有無，リスクファクター，
　　　急性中耳炎の反復の既往など
対象：12歳未満（3歳未満は特別な配慮が必要）
　　　発症から4週間以後の症例

↓

鼓膜所見（拡大視）：貯留液の存在，色調
　　　　（気密耳鏡）：内陥，接着か癒着かの判定に有用
　　　　　　　　　　　鼓膜可動性の消失はあるか
　　　　　　　　　　　滲出液が中耳腔に充満，鼓膜の完全癒着を示す

↓

周辺器官（副鼻腔，上咽頭など）の所見の確認：感染・炎症

↓

聴覚検査：純音（遊戯）聴力検査（低年齢では専門施設で）
　　　　　ティンパノメトリー，耳音響放射など

↓

画像検査（単純X線）：乳突蜂巣の発育程度（経過と予後の推定）

↓

言語・発達検査：言語発達遅滞，構音障害が疑われる場合に施行

❸ **小児滲出性中耳炎診断の流れ**
青文字はガイドラインの診断の項において勧められている項目．

滲出性中耳炎の治療

　鼓膜の病的変化がなければ，発症から3か月間は手術治療を行わずに経過観察・保存治療が勧められる．3か月以上改善しない場合には，外科治療（主に鼓膜換気チューブ留置術）の適応を検討すべきである（❹）．欧米のガイドラインでは発症から3か月間は治療をまったく行わずに，中耳貯留液の自然経過を観察するのみであるのに対して，本邦では初期の期間にも患児が周辺器官の病変（鼻副鼻腔炎やアレルギー性鼻炎）を合併しているときには，それらに対する適切な治療を行うことを推奨している．ただし，難聴の程度が強い場合には難聴に滲出性中耳炎以外の要因（先天性真珠腫や，耳小骨・内耳奇形，感音難聴）が関与していることも否定できないため，より積極的な

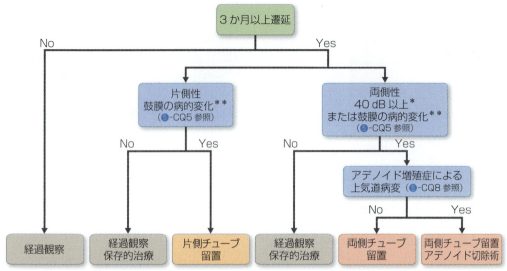

註：保存的治療については，❺を参照のこと．CQ2 抗菌薬，CQ3 その他の薬物，CQ4 薬物以外の保存的治療．
経過観察は，鼓室が含気化して，鼓膜所見と聴力が正常化するまで，最低3か月に1度行うべきである．
＊25～39dBでは，チューブ留置を行ってもよいが，適応をより慎重に検討すべきである（❺-CQ5参照）．
＊＊チューブ留置が有効な鼓膜の病的変化とは，鼓膜緊張部もしくは弛緩部の高度な内陥，耳小骨の破壊，癒着性の鼓膜内陥を指す．

❹ 小児滲出性中耳炎診療アルゴリズム

診療アルゴリズムで示されているのは，主に手術治療の絶対的適応である．

（日本耳科学会ほか編．小児滲出性中耳炎診療ガイドライン2015年版．金原出版：2015[1]）より）

❺ 治療に関するクリニカルクエスチョン（CQ）

CQ	推奨
CQ1：経過観察期間はどのくらいが適切か？	3か月間
CQ2：抗菌薬投与は有効か？	一部有効（周辺病変の治療を優先）
CQ3：抗菌薬以外の薬物療法は有効か？	一部有効（周辺病変の治療を優先）
CQ4：薬物以外の保存的治療（局所処置や自己通気）は有効か？	一部有効（周辺病変の治療を優先）
CQ5：鼓膜換気チューブ留置術はどのような症例に適応となるか？	難聴を伴う場合と病的鼓膜 その他，滲出性中耳炎が原因とも考えられる言語や発達の問題がみられるとき
CQ6：鼓膜換気チューブの術後管理はどのように行うか？	最長4～6か月に1度．およびトラブル発生時
CQ7：鼓膜換気チューブはいつまで留置すべきか？	2～3年以内が目安
CQ8：アデノイド切除術の適応は？	アデノイドによる上気道病変合併例 チューブ脱落後の再発症例
CQ9：鼓膜切開術，口蓋扁桃摘出術は有効か？	慢性期の治療としては推奨しない

対応が望まれる．発症から3か月以上改善しない場合には，外科治療（主に鼓膜換気チューブ留置術）を検討する．

経過観察・保存治療においては，周辺器官の感染・炎症を合併していない場合には，抗菌薬の投与を行うべきではないが，周辺器官の感染・炎症（鼻副鼻腔炎や急性中耳炎，アレルギー性鼻炎）を合併している場合には，それぞれのガイドラインにおいて推奨されている適切な薬物治療を行うことを勧めている（❺）．

3か月以上改善しない両側の小児滲出性中耳炎症例では，中等度以上の聴力障害（40 dB以上）を示す場合は両側の鼓膜換気チューブ留置術を行うべきであり，また片側もしくは両側鼓膜のアテレクタシスや癒着などの病的変化が出現した場合にも，チューブ留置が推奨される．難聴の程度が25〜39 dBの軽度難聴であっても治療の選択肢としてチューブ留置を検討する．この場合，難聴の程度や難聴以外の症状，鼓膜所見，持続期間，保護者の意向，治療に要する医療費などを総合的に検討して，チューブ留置を行うかどうかについて，その方針決定のプロセスを患者および保護者と共有すべきであるとされており，明確な聴力閾値の設定はない．

（伊藤真人）

引用文献

1) 日本耳科学会，日本小児耳鼻咽喉科学会編．小児滲出性中耳炎診療ガイドライン2015年版．金原出版；2015.

シリーズ関連項目

- 『実戦的耳鼻咽喉科検査法』「実戦的ティンパノメトリー」p.77（小林俊光）
- 『子どもを診る 高齢者を診る』「滲出性中耳炎」p.48（飯野ゆき子）

ムコ多糖症と耳鼻咽喉科疾患

ムコ多糖症はライソゾーム内のムコ多糖分解酵素欠損により、ムコ多糖物質が軟部組織や関節など全身の組織に蓄積するライソゾーム病である。これにより関節の可動制限や僧帽弁閉鎖不全など内臓臓器の機能不全を生じる。重篤な気道狭窄、閉塞症状をきたし、呼吸不全を生じる例もある。

早期発見、早期治療により、発現する症状も軽くなる。本疾患では滲出性中耳炎、難聴、睡眠時無呼吸が高率に認められるため、年少時から耳鼻科を受診する機会が多い。

全身症状

多くは異所性蒙古斑、反復性中耳炎、鼠径ヘルニア、臍ヘルニア、乳児期の骨の過成長などが認められるが、成長につれ関節の拘縮(❶)や成長障害、肝脾腫や弁膜症などの症状が著しく現れてくる。

治療法

酵素補充療法：I型（Hurler症候群）、II型（Hunter症候群）とIV型（Morquio症候群）では酵素補充療法により、欠損している酵素を経静脈的に補充し、ムコ多糖物質の蓄積を阻害する。週1回または隔週1回点滴のために通院しなければならない。酵素は血液脳関門を通過することができないため、肝臓や脾臓のサイズを縮小、関節可動性には効果がみられるものの、中枢神経系の沈着を改善させることは困難である。

造血幹細胞移植：移植した骨髄の幹細胞または移植骨髄細胞が産生する物質が各臓器組織に生着することにより、ムコ多糖物質の蓄積を抑制、改善させる。骨髄細胞が血液脳関門を通過することで、中枢神経所見にも効果があるとされている。拒絶反応などのリスクがあり、免疫抑制薬投与の必要がある。

耳鼻科的特徴

中耳炎

ムコ多糖物質は耳管や鼓室粘膜にも沈着するため、滲出性中耳炎や反復性中耳炎をきたしやすく、これにより耳鼻科を受診する例は少なくない。このため鼓膜切開や鼓膜換気チューブ留置術を要するが、耳漏も繰り返しやすい。

難聴

伝音難聴16％、感音難聴33％、混合難聴が33％とされている[1]。

伝音難聴：慢性中耳炎や滲出性中耳炎のほか、ムコ多糖物質が耳小骨に沈着して耳小骨の変形をきたす。

感音難聴：内耳にムコ多糖物質が沈着するため、進行性の感音難聴（年1dBずつ）を生じる。

酵素は血液脳関門を通過できないため、酵素補充療法を行っても効果は認められない。症状に合わせて鼓膜換気チューブ留置術や、補聴器装用が必要である。

睡眠時無呼吸

咽頭の粘膜組織や、舌にもムコ多糖物質が沈着しているため、通常より咽頭が狭窄している。さ

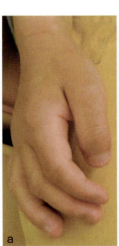
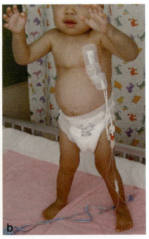

❶ 関節拘縮
a：鷲手。指の関節が硬くて指が伸びない。じゃんけんをするとパーが十分に開かない。
b：腕や肩の関節拘縮。バンザイをしたり、服を脱がせるときに手が上に十分にあがらない。また肘もまっすぐには伸びない。

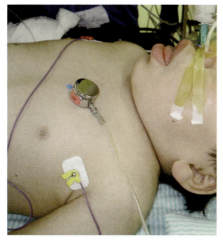

❷ ムコ多糖症Ⅱ型（Hunter 症候群）男児
短頸で開口障害と胸郭の拘縮による換気障害により麻酔導入困難であった．

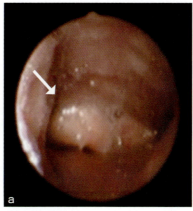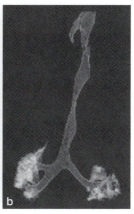

❸ 気管狭窄
a：内視鏡にて喉頭粘膜の浮腫，肥厚が認められる．矢印：披裂粘膜に張りがなくなって吸気時に気管内に引き込まれている．
b：3D CT にて気管壁の不整と狭窄が認められる．

らにアデノイドや扁桃肥大が生じると上気道狭窄症状は著明になる．アデノイド切除＋扁桃摘出術により改善することも多いが，周術期の管理が困難であることも少なくなく[2]，全身麻酔のリスク★1（❷）などをよく検討してから手術に踏み切ることが肝要である．術後は抜管困難などを起こすこともあるため，集中ケアが行えるようなところで管理するのがよい．

■ 気管狭窄

気管軟骨および粘膜の肥厚，胸郭の変形による気管の圧排，肺活量の低下，横隔膜の弛緩，さらに中枢性の病変などさまざまな要因により呼吸障害をきたす[3]．

喉頭・気管粘膜の肥厚・浮腫状変化：喉頭，とくに披裂粘膜の肥厚が著しく，浮腫状の粘膜が気管内に引き込まれる[4]所見が認められることもある（❸-a）．これによる喘鳴，つまったような無呼吸，嚥下障害などが生じる．

気管軟骨の変形，狭窄：気管壁および気管粘膜に沈着することにより気管内腔が不整になり[4]（❸-b），狭窄が著しいと強い呼吸困難を生じる．Ⅳ型（Morquio 症候群）では，胸骨や胸郭入口部の肥厚により気管が圧排され，狭窄する．

酵素補充療法：粘膜肥厚は改善するものの，骨や軟骨の変形までは改善しない．

気管切開：呼吸症状が現れてからでは，気管も相当に細くなっているため挿管自体も困難であることもある．気管内腔がつぶれやすく，カニューレに当たって肉芽もできやすい．気管がゴム様に肥厚して硬くなっているため，切開しにくく，喉頭気管分離術を行うことが困難であることも少なくない．

（守本倫子）

★1 全身麻酔での問題点
①胸郭が硬くてバッグマスクによる換気困難である．
②顎関節の拘縮による開口障害，環軸椎亜脱臼により頸部過伸展もできないため，挿管困難である（❷）．
③心疾患の合併により不整脈などを誘発する可能性がある．
④気管狭窄により挿管・抜管困難である．

引用文献

1) Keilmann A, et al. Hearing loss in patients with mucopolysaccharidosis Ⅱ：Data from HOS. J Inherit Metab Dis 2012；35：343-53.
2) Simmons MA, et al. Otorhinolaryngological manifestations of the mucopolysaccharidoses. Int J Pediatr Otorhinolaryngol 2005；69：589-95.
3) Muhlebach MS, et al. Respiratory manifestations in mucopolysaccharidoses. Paediatr Respir Rev 2011；12：133-8.
4) Morimoto N, et al. CT and endoscopic evaluation of larynx and trachea in mucopolysaccharidoses. Mol Genet Metab 2014；112：154-9.

7 真珠腫の5-FU軟膏®治療

　フルオロウラシル（5-FU）はピリミジン拮抗性抗腫瘍薬で各種皮膚悪性腫瘍に有効性が認められており，これによる耳真珠腫の治療の試みは約20年前からみられる．Smith（1985）[1]は5-FUを中耳真珠腫治療に用いてその有効性を初めて報告した．その後Wrightら（1991）[2]は動物実験でその効果を確認し，Sala（1994）[3]は臨床的に本治療法を追試し，その安全性，有効性を再確認した．現在は既製品である5-FU軟膏®を用いることができ，同様に良好な成績が報告されている[4-6]．

本治療の適応・禁忌・注意点

■ 本治療の適応
① 耳真珠腫初期，軽症例
② 全身状態，年齢などの理由で手術を選択できない例
③ 手術を希望しない例

■ 本治療の禁忌
① 鼓膜穿孔例
② 内耳瘻孔例

　動物実験では，真珠腫上皮側，すなわち外耳道側の投与では5-FU軟膏®の内耳障害のリスクは低いが，中耳への投与はそのリスクがあることがわかっている[7]．

■ 本治療中の注意点
① 6〜12か月に1回，CTで真珠腫の進展の有無をチェックする．
② 毎月，聴力検査で内耳障害の有無をチェックする．

　後述のように，本治療無効例のなかには中頭蓋窩底の骨欠損がみられるまでに進展していた例もある．したがって本治療中には画像，内耳機能のチェックが必要である．

実際の治療法

　真珠腫の落屑物（debris）を清掃後に1回2〜

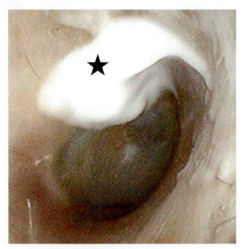

❶ 上鼓室型真珠腫に対して5FU軟膏®（星印）を塗布した所見

$3\,mm^3$の5-FU軟膏®を2週間に1回，合計で2〜5回にわたり顕微鏡下に綿棒で真珠腫に塗布する（❶）．最近ではこれに抗菌薬，ステロイドを配合したクリーム（リンデロン-VG®クリーム）をほぼルーチンに併用している．感染を伴う場合にはあらかじめ抗菌薬やステロイドの点耳，抗真菌薬などで治療して乾燥した状態になればより治療効果が高い．

典型例の提示

■ 症例1：39歳女性，上鼓室型真珠腫
　初診時には上鼓室にdebris，耳漏，ポリープを伴う典型的真珠腫の所見であったが（❷-a），CTでは真珠腫陰影は上鼓室外側に限局していた（❷-b）．局所清掃と5-FU軟膏®を2〜3週間ごとに3回塗布したところ乾燥した陥凹のみが残り，その後も3か月間隔で観察を2年間続けているが，同じ状態を保っている（❷-c）．

■ 症例2：54歳男性，上鼓室型真珠腫
　上鼓室型真珠腫の入口部は小さく5-FU軟膏®の塗布が難しかったが（❸-a），本治療を1か月ごとに5回続けたにもかかわらず，約1年後には

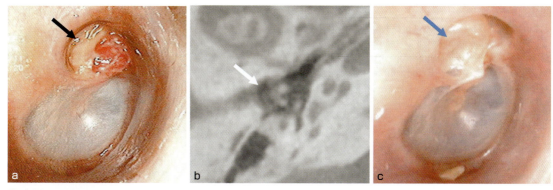

❷ 症例 1 の所見
初診時，鼓膜所見では debris，ポリープを伴った典型的上鼓室型真珠腫であったが（a，黒矢印），CT では上鼓室に限局していた（b，白矢印）．治療後，乾燥した陥凹のみが残っている（c，青矢印）．

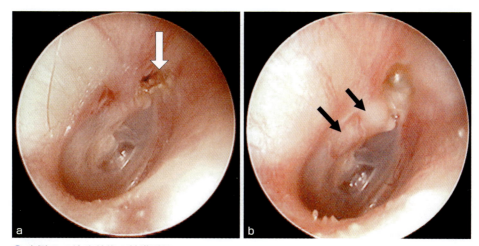

❸ 症例 2 の治療前後の鼓膜所見
上鼓室型真珠腫で真珠腫入口部が小さく（白矢印），5FU 軟膏®で治療を行ったが，治療前（a）に比べて治療後（b）はむしろ真珠腫が増大した（黒矢印）．

鼓膜，CT 所見から真珠腫の鼓室内進展がみられたため手術に踏み切った（❸-b）．手術では真珠腫は上鼓室から乳突洞，後鼓室，鼓室洞に進展していた．本例のように上鼓室の陥凹入口部が小さい場合には真珠腫の深部まで清掃や 5-FU 軟膏®の塗布ができないため，効果は低い．

効果

全体では，debris が消失してその状態が 1 か月以上続いた著効が 53 %（56/105 耳），debris の減少を認めた有効が 24 %（25/105 耳），debris の減少を認めなかったあるいは真珠腫が増大した無効例は 23 %（24/105 耳）である．とくに著効が半数以上を占め，そのうちかなりの割合で手術はもちろん，頻回の通院も不要となったことは患者にとって大きな福音といえる．真珠腫のタイプ別での効果は，再形成性真珠腫が最も高く，次いで外耳道真珠腫，弛緩部型真珠腫の順で，緊張部型では著効は 37 %にとどまった．

副作用に関しても，自覚的に難聴，耳鳴などを訴えたものは 1 例もなく，ほぼ全例で治療前後に骨導を含めた純音聴力を測定したが，内耳障害をきたした例はみられなかった．また局所のびらん等の皮膚合併症もみられていない．

（髙橋晴雄）

引用文献

1) Smith MF. The topical use of 5-fluorouracil in the ear in the management of cholesteatoma and excessive mucous secretion. Laryngoscope 1985；95：1202-3.
2) Wright CG, et al. Effect of 5-fluorouracil in cholesteatoma development in an animal model. Am J Otolaryngol 1991；12：133-8.
3) Sala DT. Topical applications of 5-fluorouracil in the medical treatment of cholesteatoma of the middle ear. Ear Nose Throat J 1994；73：412-4.
4) 船曳和雄ほか．耳真珠腫に対する5-FU軟膏の効果（予報）．Otol Jpn 1999；9：249-53.
5) Takahashi H, et al. Clinical efficacy of 5-fluorouracil (5-FU) topical cream for treatment of cholesteatoma. Auris Nasus Larynx 2005；32：353-7.
6) 髙橋晴雄．中耳換気からみた中耳真珠腫．髙橋晴雄編著．換気能から見た中耳疾患の病態と治療．長崎大学大学院医歯薬学総合研究科耳鼻咽喉・頭頸部外科；2014．p.111-7.
7) Iwanaga T, et al. Does topical application of 5-fluorouracil ointment influence inner ear function? Otolaryngol Head Neck Surg 2006；134：961-5.

シリーズ関連項目

- 『耳鼻咽喉科の外来処置・外来小手術』「5-FU軟膏塗布療法」p.46（福田智美，髙橋晴雄）

鼓膜穿孔閉鎖術の新技術

　慢性穿孔性中耳炎に対する穿孔閉鎖法としては，1989年に湯浅ら[1]が耳後部や耳前部に切開をおいてアプローチする従来の鼓膜形成術に代わる簡易な鼓膜形成術としてフィブリン糊を用いた接着法を開発し，本邦では同法が定着してきた．これは侵襲の少ない術式ではあるが，それでもさまざまな理由により手術に踏み切れない症例が存在する．これらの症例に対して，外来にて簡便に行える鼓膜穿孔閉鎖術はよい適応であると考える．過去には人工材料であるキチン膜やコラーゲンスポンジを用いて穿孔を閉鎖する方法も報告されてきた[2]．近年は，*in situ* tissue engineeringの概念に基づき，上記のような人工材料を足場として用い，外因性の増殖因子を使用した外来で行える鼓膜穿孔閉鎖術が考案され，良好な成績が報告されている[3-5]．

自己血清点耳療法による穿孔閉鎖[3]

　血清にはフィブロネクチン（fibronectin），トランスフォーミング成長因子β（transforming growth factor-β：TGF-β），上皮成長因子（epidermal growth factor：EGF）などの細胞増殖因子が含まれており，これらが創傷治癒効果を引き起こす．自己血清は，眼科領域ではドライアイなどの治療に対する自己血清点眼療法として用いられており，その良好な成績と安全性が証明されている[6]．当科においては，この自己血清を外因性の増殖因子として用いる自己血清点耳療法を考案して鼓膜穿孔の閉鎖を図り，その閉鎖率は55耳中42耳（76.4％）であった★1．足場素材としては人工材料であるキチン膜とコラーゲンスポンジの両方を用いている．以下にその方法を詳述する．

★1　近年は，形成外科，美容外科，歯科口腔外科，整形外科などの領域にてPRP（platelet-rich plasma）療法（自己多血小板血漿療法）が広まっている．これは自己血清からさらに血小板を多く含む部位を抽出して創傷治癒を促す治療法であり，鼓膜再生への応用も可能と考える．

鼓膜の処置

　とくに麻酔は行わず，10％硝酸銀にて綿棒などを用いて鼓膜穿孔縁を腐食させる（❶-b）．その後，綿棒などにて硝酸銀を拭き取る．続けて径5～8mmの円形に切ったキチン膜（ベスキチン®W，❷）を穿孔部を中心に鼓膜へ貼付する（❶-c），あるいは穿孔の大きさに合わせて切ったコラーゲンスポンジ（テルダーミス®，❸）を穿孔部に充填する（❹-b）．いずれも抗菌点耳薬オフロキサシン（タリビッド®耳科用液0.3％）を付けて湿らせておく．

自己血清点耳液の作製

　凝固促進フィルム入り真空採血管に血液を約7～10mL採取し，15分間静置後，遠心分離（3,000回転，5分間）にて血清を分離し採取する．この採取した自己血清（3～4mL）と等量のオフロキサシン（タリビッド®耳科用液0.3％）と混合して5mLの点眼瓶へ入れる．

自己血清点耳

　点眼瓶に入れた血清点耳液を自宅で1日3～4回，1回1滴ずつ点耳してもらう．キチン膜やコラーゲンスポンジを自己血清で湿潤に保つことが重要であり点耳回数を多くしてもらうが，点耳する液量が多すぎるとキチン膜がずれてしまうこともあり，1回1滴ずつとしている．

外来通院

　2週間ごとに再診し，穿孔残存がある場合には鼓膜穿孔の処置を再度行う．キチン膜のずれやコラーゲンスポンジの脱落がなければそのままとする．血清点耳液は2週間ごとに新しいものを作製する．多くは1～3か月間で閉鎖する．

保険適用について

　本治療法は鼓膜穿孔閉鎖術（K311）にて算定している．しかし2週間ごとに通院が必要なため，初回のみ鼓膜穿孔閉鎖術を算定し，その後の閉鎖するまでの通院処置の際には鼓室処置（J095）のみ算定している．また，キチン膜やコラーゲンス

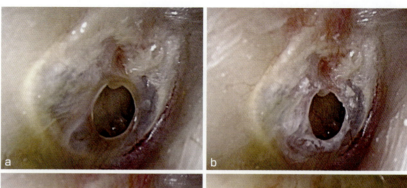

❶ キチン膜による鼓膜の処置

慢性穿孔性中耳炎に対しキチン膜による鼓膜の処置を行い血清点耳療法を施行した.
a:施行前.
b:10％硝酸銀により穿孔縁の腐食.
c:穿孔部を中心に鼓膜へキチン膜を貼付.
d:2週間で閉鎖.

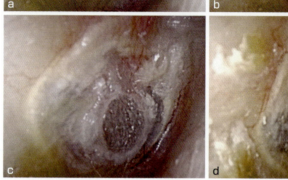

❷ キチン膜（ベスキチン®W）

自己血清点耳療法に用いているキチン膜（ベスキチン®W）．右は，あらかじめ径 5 mm と径 8 mm の円形に切ったものである．

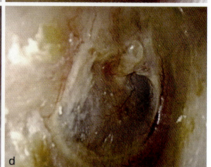

❸ コラーゲンスポンジ（テルダーミス®）

自己血清点耳療法に用いているコラーゲンスポンジ（テルダーミス®）．当科ではコラーゲン単層タイプを用いている．

ポンジのコストや採血に関するコストは算定していない．

bFGF による穿孔閉鎖[4]

bFGF 製剤（トラフェルミン〈フィブラスト®スプレー〉）は，ヒト塩基性線維芽細胞増殖因子（basic fibroblast growth factor）を主成分とする皮膚潰瘍治療用外用剤であり，線維芽細胞や血管内皮細胞に作用し血管新生や肉芽増殖，再上皮化を促すことで皮膚の再生作用を有するものである．白馬によるコラーゲンスポンジと bFGF 製剤を用いた鼓膜再生外来の報告[4]では，鼓膜閉鎖成績は，術後 3 か月の時点においては 117 例/140 例（83.6％）であったが，術後 1 年以上では 94 例/140 例（67.1％）であったとしている．また，その報告では穿孔閉鎖に至る要因について詳細に論じている．

足場素材としては，シリコン膜付きのコラーゲ

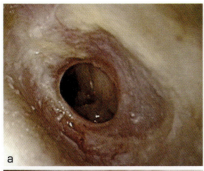
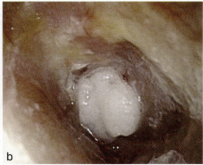
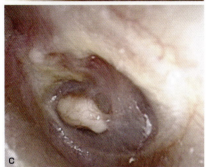

❹ コラーゲンスポンジによる鼓膜の処置

❶の対側耳である．慢性穿孔性中耳炎に対しキチン膜を用いた血清点耳療法を行うも閉鎖せず，コラーゲンスポンジによる鼓膜の処置を行い血清点耳療法を施行した．
a：施行前．
b：コラーゲンスポンジを穿孔部に充填．
c：7週間でコラーゲンスポンジ表面は上皮化した．

ンスポンジ（テルダーミス®）を鼓膜穿孔部に充填するが，シリコン膜が外側にて鼓膜と密着することで固定できるとしている．これに外因性の増殖因子として，bFGF製剤（フィブラスト®スプレー）をシリコン膜と穿孔部の間隙から添加するという手法である．

組織工学的手法を用いた鼓膜再生療法[5]

Kanemaruらは，鼓膜再生の足場素材として生体吸収性材料ゼラチンスポンジ（スポンゼル®）を用いている．ゼラチンスポンジは，コラーゲン分子の三重らせん構造が熱変性によってほどけたものを主成分とする混合物であり，キチン膜やコラーゲンスポンジのような平面的なシート状の素材と違い，形状が自由な塊であり，複雑な形状の鼓膜穿孔に対しても使用が可能であることを利点としてあげている．このゼラチンスポンジに，外因性の増殖因子としては白馬の報告と同様のbFGF製剤（フィブラスト®スプレー）を含浸させ，鼓膜欠損部に留置し，さらにフィブリン糊で固定するという手法を用いている．その閉鎖率は53耳中52耳（98.1 %）と非常に高いものであった．

（佐々木亮）

引用文献

1) 湯浅 涼ほか．簡易な鼓膜形成術—フィブリン糊を用いた接着法．耳鼻咽喉科・頭頸部外科 1989；61：1117-22．
2) 山本悦生．人工材料による鼓膜裂傷治療法．MB ENTONI 2001；5：57-62．
3) 佐々木亮ほか．キチン膜およびコラーゲンスポンジを用いた自己血清点耳療法による鼓膜穿孔閉鎖術．Otol Jpn 2014；24：200-8．
4) 白馬伸洋．アテロコラーゲン膜／シリコン膜とbFGF製剤を用いた鼓膜再生治療．Otol Jpn 2013；23：183-92．
5) Kanemaru S, et al. Regenerative treatment for tympanic membrane perforation. Otol Neurotol 2011；32：1218-23．
6) Tsubota K, et al. Treatment of dry eye by autologous serum application in Sjögren's syndrome. Br J Ophthalmol 1999；83：390-5．

シリーズ関連項目

- 『耳鼻咽喉科の外来処置・外来小手術』「鼓膜穿孔閉鎖術」p.86（浦野正美）

9 人工中耳と骨導インプラント

難治性の外耳・中耳疾患による伝音・混合難聴に対して人工中耳や骨導インプラントが人工聴覚器として本邦で実施され始めている[1]．鼓室形成術，アブミ骨手術，外耳道形成術により聴力改善できない場合は補聴器が選択される．しかし，補聴器を使用しても聞き取りに難渋し，また補聴器が持続して使用できない場合の新たな補聴手段が人工中耳や骨導インプラントである．人工中耳と骨導インプラントは適応が重なっている点が多い．本項では人工中耳と骨導インプラントの最新情報と本邦における現状を紹介する．

人工中耳

1983年に日本でリオン型人工中耳が開発された後，さまざまな人工中耳が開発された．人工中耳のなかで最も多く実施されているのがVibrant Soundbridge®（VSB）（MED-EL）であり，2000年に感音難聴に対してアメリカでFDAの認可を取得し，2007年にはEUで伝音・混合難聴に対する適応で基準適合マーク（CEマーク）の承認を得た．

原理，特徴

VSBは，オーディオプロセッサーと呼ばれる外部装置を，耳後部に埋め込んだ受信機へマグネットにより頭皮へ装着する（❶）．受信機から出ている導線の先端にFMTと呼ばれる振動子があり，感音難聴に対してはキヌタ骨長脚に固定し，伝音・混合難聴に対しては正円窓に設置することで，振動エネルギーを内耳へ伝える．直接振動を内耳に伝えるためハウリングがなく長時間の装用も可能であり，補聴器に比べて周波数歪みが少なく，過渡応答特性に優れている[2]．

海外では専用のカプラーとFMTを組み合わせ，振動エネルギーを卵円窓経由で伝達する卵円窓アプローチも行われている．これらを組み合わせることで，さまざまな中耳疾患に対応できるようになる．

本邦の治験における適応

本邦ではまだ感音難聴に対する人工中耳は実施されていない．正円窓にFMTを設置する方法による伝音・混合難聴に対する臨床治験が実施され，2014年1月に終了し，薬事承認された．

本邦で実施された臨床治験における適応を❷に示す．具体的な適応症例は，伝音難聴または混合難聴を伴う中耳疾患（中耳奇形を含む）に鼓室形成術あるいはアブミ骨手術などの治療では聴力改善が不十分な症例や，伝音難聴または混合難聴を伴う外耳奇形（外耳道閉鎖症など）に従来の骨導補聴器の装用が困難あるいは補聴効果が不十分で満足が得られていない症例である．活動性の中耳炎がある場合や急速に進行する難聴がある場合は禁忌となる．

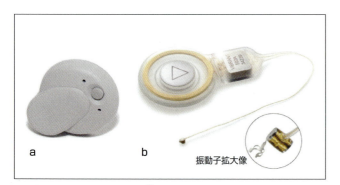

❶ Vibrant Soundbridge®（VSB）
外部装置のプロセッサー（a）と内部装置のインプラント（b）から成る．

❷ Vibrant Soundbridge®臨床治験の適応基準

1. 埋め込み側耳における骨導聴力閾値の上限が，500 Hzが45 dB，1,000 Hzが50 dB，2,000 Hz・4,000 Hzが65 dBを満たす
   気導聴力閾値は適応判断に問わない
2. 既存の治療を行っても改善が困難である両側の難聴があり，気導補聴器および骨導補聴器が装用できない明らかな理由があるか，もしくは最善の気導補聴器または骨導補聴器を選択・調整するも適合不十分と判断できる場合

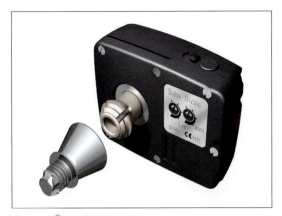

❸ Baha®システム
スクリューの部位が側頭骨に埋め込まれ，その頭部側が皮膚から突出し，同部にプロセッサーを装着する．

骨導インプラント

■ 原理，特徴

　骨導インプラントは音声情報を骨振動として側頭部の骨を直接振動し，中耳を介さず蝸牛に伝播し，聞き取る方法である．手術で中耳を触らないため，聴力悪化のリスクが低く，手術手技が容易である点が人工中耳に比べ有利である．

　骨導インプラントには代表的な機種として保険収載されている骨固定形補聴器（bone anchored hearing aid：BAHA）（Baha®；日本コクレア）がある．耳後部の骨に埋め込むチタン製のインプラントと外部に装着するサウンドプロセッサーから成る（❸）．Baha®手術はガイドドリルで側頭骨に深さ3〜4 mmの溝を作成し，カウンターシンクで溝を広げ，チタン性のインプラントを埋め込む．

■ 適応，注意点

　2012年に薬事承認を得て，2013年に保険収載された際のBaha®の適応を❹に示す．手技料は乳突開放術の点数（8,850点）に準じて算定される．人工内耳埋め込み術の施設基準と同様に，各都道府県の厚生局事務所に届け出が必要である．

　現在使用されているBaha®は，皮下組織を切除し，チタンの接合子が頭皮から突出した状態となるため，接合子周囲に肉芽や炎症などの皮膚反応が起こることがある[3]．海外では接合子の長さを増すことで皮下組織の切除を不要とした機種が使用されている[1]．また，振動子自体も側頭部に埋め込み，外部装置を磁力で装着させるインプラント（Bonebridge®）（MED-EL）があり[1]，本邦でも個人輸入により数例実施されている．

❹ 保険収載されたBaha®の適応基準
1. 両側外耳道閉鎖症，両側耳硬化症，両側真珠腫または両側耳小骨奇形で，既存の手術による治療および既存の骨導補聴器を使用しても改善がみられない
2. 平均骨導閾値が45 dB以内
3. 18歳以上，ただし両側外耳道閉鎖症は保護者の同意が得られれば15歳以上とする

人工中耳と骨導インプラントの使い分け

　人工中耳と骨導インプラントをどのように使い分けるかが課題となる．良聴耳の手術や中耳，内耳奇形がある症例，顔面神経走行異常が明らかな症例は骨導インプラントがよいかと考える．ただし人工中耳に比べ出力が弱く，高音域の周波数特性が弱いため，聴力像も考慮する必要がある．高音域の骨導低下のある混合難聴は人工中耳が良い適応となる．

　臨床治験では両側の難聴例が対象であったが，既存の手術方法では疾患は直せても聴力改善が困難と思われる一側性の中耳疾患に対して，既存の手術と人工中耳を一期的に行うことも将来ありうると思われる．

（岩崎　聡）

引用文献

1) 岩崎　聡．最近の人工聴覚器．日耳鼻 2015；118：636-42.
2) Luetje CM, et al. Phase III clinical trial results with the Vibrant Soundbridge implantable middle ear hearing device：A prospective controlled multicenter study. Otolaryngol Head Neck Surg 2002；126：97-107.
3) 岩崎　聡．人工内耳・人工中耳・埋め込み式骨導補聴器（BAHA）それぞれの長所と短所．診療所における先端補聴機器に関する説明は？―人工内耳・人工中耳・埋め込み式骨導補聴器など．MB ENTONI 2007；74：107-26.

軟骨伝導補聴器

軟骨伝導とは

　振動子を耳軟骨に接触させることで振動を効率的に伝達させることが可能である．正常耳では耳軟骨の振動が内部に大きな音を発生させるため，良好な聞き取りが得られる．この現象は細井が2004年に発見し軟骨伝導と名づけた[★1]．その後の研究[1,2]で軟骨伝導は気導，骨導とは異なる特徴をもつ伝導経路であることが明らかとなり，軟骨伝導の特徴を利用した機器の開発が行われている．その一つが外耳道閉鎖症を対象とした補聴器の開発である[3]．

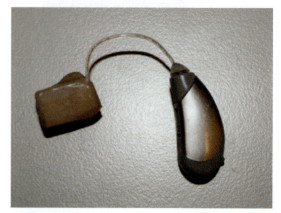

❶ 現在臨床試験に用いている軟骨伝導補聴器

外耳道閉鎖症における補聴

　外耳道閉鎖症では通常の気導補聴器の装用が難しく，代わりに骨導補聴器が使用されることが多い．骨導補聴器は振動子を乳突部などの頭蓋骨上にヘッドバンドなどで圧着固定することで使用するが，その固定方法は装着部の凹み，発赤，びらん，疼痛の原因となる．さらにヘッドバンドの装着自体についての審美的な問題点もある．

　別の手段に骨固定形補聴器（bone anchored hearing aid：BAHA）がある．手術で頭蓋骨に埋め込まれたインプラントに装着して使用するためヘッドバンドは不要で，圧着に伴う問題も解消される．また頭蓋骨に振動が直接伝わるため音質が優れている．一方，インプラントを埋め込むための手術が必要なこと，同部位の感染，組織造成に伴うインプラントの埋没するリスクなどが欠点としてあげられる．さらにインプラントが突出していることに対する審美的な問題点も存在する．

　手術が不要で振動子を圧着固定する必要のない軟骨伝導を用いた新しい補聴器は，外耳道閉鎖症の新たな補聴手段の一つになりうると考えられる．

軟骨伝導補聴器

　❶に現在開発中の軟骨伝導補聴器を示す．音の伝導経路は聴力正常者では経鼓膜的な伝導が重要な役割を果たしている[1,2]が，外耳道閉鎖症ではその経路は存在しない．このため軟骨の振動が頭蓋骨を経由し伝わる軟骨骨導経路あるいは非骨性閉鎖で閉鎖組織と耳小骨がつながっていれば閉鎖組織から耳小骨を経由して伝わる軟組織経路が重要である[5]．軟骨骨導経路では通常の骨導と比較して音の伝導に関する優位性は認めないが，軟組織経路が存在する例ではとくに中低音域で骨導よりも効率的に音を伝えることが可能である[4]．

　軟骨伝導と骨導との大きな違いは振動子にある．振動を効率的に伝えるためにはお互いの振動インピーダンスが近いほど良い．骨導では質量の大きい頭蓋骨に振動を伝えるため振動子は大きく重たい．一方，軟骨伝導では軟骨に振動を伝えるため小型軽量が適している．小型軽量であるため軟骨の弾性を利用して固定することが可能で，ヘッドバンドによる圧着固定を必要としない．装用自体は小型の耳かけ型補聴器と大差はなく装用感と審美性に優れている．

[★1] 細井裕司ほか．受話器．特許公開番号：特開2005-348193, 2004.

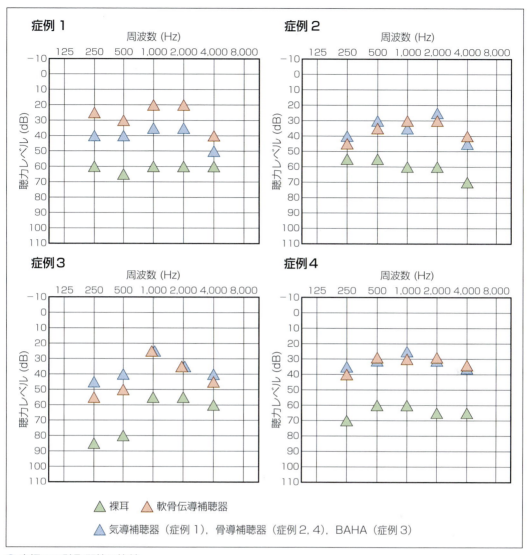

❷ 音場での聴取閾値の比較

軟骨伝導補聴器の装用効果

奈良県立医科大学では，開発した軟骨伝導補聴器の製品化に向けた臨床試験を2013年2月より開始した．これまでに35例の外耳道閉鎖症の症例が参加した．得られた結果をもとに振動子，本体，フィッティング法，補聴器の固定方法などの改良を進めてきた．

■ フィッティング例（❷，❸）．

症例1は27歳女性で，medial meatal fibrosis による両外耳道閉鎖症である．非骨性閉鎖で軟組織経路が存在するため，最も装用効果が期待できると考えられる．もともと使用していた気導補聴器より装用閾値，語音明瞭度とも良好な結果が得られた．

症例2は17歳男性で，両先天性外耳道閉鎖症による骨性閉鎖例である．軟骨伝導補聴器を装用することで，使用している骨導補聴器とほぼ同等の聞こえが得られた．自覚的には両耳装用できるため方向感は改善し，聞こえも優れていた．

症例3は17歳男性で，両先天性外耳道閉鎖症で右にBAHAを装用している．聴力検査の結果

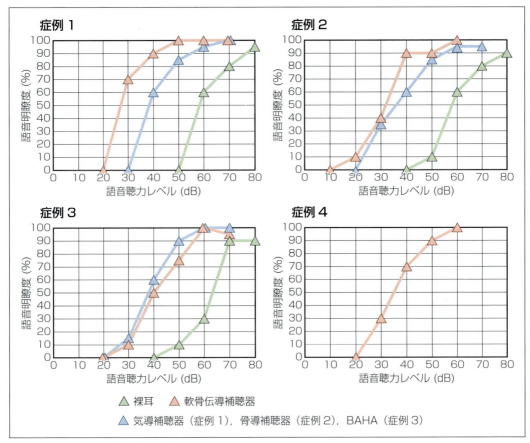

❸ 音場での語音明瞭度曲線の比較

では有意な差を認めなかったが，主観的にBAHAのほうが音声が清明に聞き取れるとの評価であった．BAHA非装用側に装用することで聞こえと方向感の改善が得られた．

　症例4は5歳の女児で，両先天性外耳道閉鎖症と小耳症例である．小耳症のため補聴器の本体と振動子の固定困難例であった．このような症例に対しては現時点では生体用の両面テープを用いることで対応をしている（❹）．テープ固定ではあるものの装用効果は骨導補聴器よりも優れた結果が得られた．固定方法については今後改良していく必要があると考えている．

補聴器開発の進捗状況

　有効性や安全性に関するデータはこれまでの臨床試験で得られたと考えており，現在使用している軟骨伝導補聴器を製品化する予定である．製品化にはまず医薬品医療機器総合機構での審査を経て厚生労働大臣により承認される必要がある．承認審査を受けるための手続きを進めており，承認が得られた段階で製品として販売する予定である．

　製品化後は全国の施設でフィッティングを行っていくことを想定しているが，軟骨伝導補聴器のフィッティングについては一般的な補聴器と異なる部分も多い．不適切なフィッティングを行うとかえって装用者の不利益となる．このためどのような形で普及させていくかが，承認を得るまでの検討課題となる．

（西村忠己，細井裕司）

引用文献

1) Nishimura T, et al. Is cartilage conduction classified

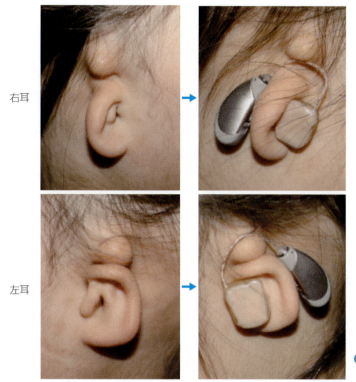

右耳

左耳

❹ 症例4の耳の状態と補聴器を装用したところ

into air or bone conduction? Laryngoscope 2014 ; 124 : 1214-9.
2) Nishimura T, et al. Cartilage conduction is characterized by vibrations of the cartilaginous portion of the ear canal. PLoS One 2015 ; 10 : e0120135.
3) Morimoto C, et al. Sound transmission by cartilage conduction in ear with fibrotic aural atresia. J Rehabil Res Dev 2014 ; 51 : 325-32.
4) Nishimura T, et al. Benefit of a new hearing device utilizing cartilage conduction. Auris Nasus Larynx 2013 ; 40 : 440-6.

シリーズ関連項目
- 『実戦的耳鼻咽喉科検査法』「実戦的補聴器適合検査」 p.136（杉内智子）
- 『子どもを診る 高齢者を診る』「補聴器装用のコツ」 p.114（福島邦博）

他覚的耳鳴の治療法としての耳小骨筋切断術

他覚的耳鳴の分類・診断・治療

　他覚的耳鳴は血管性，筋性，その他のものに分類される．血管性の他覚的耳鳴としては，グロムス腫瘍や血管腫などの腫瘍性病変，高位頸静脈球，そして異所性頸動脈管開存などにより中耳内から発生する耳鳴と，動静脈奇形などにより頭蓋内から発生する耳鳴がある．

　筋性耳鳴は中耳内あるいは中耳近傍の筋肉の律動的収縮で起こる耳鳴であり[1)]，軟口蓋ミオクローヌス，中耳ミオクローヌス，末梢性顔面神経麻痺の後遺症として発生するアブミ骨筋性耳鳴がある．ミオクローヌスの原因としては，器質的なものとして，脳梗塞，脳炎，脱髄疾患，椎骨脳底動脈瘤，脳腫瘍，多発性硬化症，機能的なものとして，チック，ヒステリー，てんかん，神経衰弱がある．軟口蓋ミオクローヌスでは軟口蓋や耳管咽頭口付近の不随意運動，中耳ミオクローヌスでは鼓膜のリズミカルな運動などを視診することで診断される．また，顔面神経麻痺後のアブミ骨筋性耳鳴では，表情筋の動きや顔面痙攣に同期する耳鳴を認めるため[2)]，既往歴などの問診が重要となる．耳鳴の音としては，軟口蓋ミオクローヌスではカチカチ，パチパチといったクリック音に似たもの，耳小骨筋によるものは，ブンブン，ブーン，ボーボー，パタパタといった比較的低い音で表現されることが多い．

　その他の他覚的耳鳴には，上半規管裂隙症候群や前庭水管拡大症，中耳腔の骨欠損などを原因とする拍動性耳鳴が含まれる．

　他覚的検査として，耳小骨筋によるものはアブミ骨筋反射で基線の揺れを認めることがある．純音聴力検査でも軽度の伝音成分が観察されることもある[2)]．他覚的耳鳴といっても必ずしもオトスコープで耳鳴を聴取できるわけではなく，客観的な評価に乏しい場合もあり，詳細な問診が重要である．筋性耳鳴の鑑別について❶に示した．

　治療法としては，薬物療法（抗不安薬，抗痙攣薬，抗パーキンソン病薬），精神療法，ボツリヌス毒素投与，難治性のものには外科的治療（アブミ骨筋腱切断，鼓膜張筋腱切断）が選択される．

手術手技

　中耳の耳小骨筋に由来する他覚的耳鳴に対しては外科的治療が適応になる．具体的には，他覚的耳鳴を発生しているアブミ骨筋もしくは鼓膜張筋を切断する手術を行う[5)]．

　手術は基本的に局所麻酔下で行う．術中に，耳鳴の存在下に耳小骨筋の収縮・不随意運動・痙攣を確認することができ，また，耳鳴がない場合や筋収縮が確認できない場合も，曲針で耳小骨筋を刺激することで，耳鳴の発生源がアブミ骨筋であるか鼓膜張筋であるかの確認を行うことができる．局所麻酔下の手術中，患者は比較的正確に，

❶ 筋性耳鳴の鑑別

	軟口蓋ミオクローヌス	中耳ミオクローヌス	アブミ骨筋性耳鳴 （末梢性顔面神経麻痺後後遺症）
原因筋	口蓋帆挙筋，耳管咽頭筋，上咽頭収縮筋など	アブミ骨筋，鼓膜張筋	アブミ骨筋
耳鳴の性状	カチカチ，パチパチ	ブンブン，ボーボー，パタパタ，ピッピッピッ	
診断	軟口蓋の律動的な収縮	耳鳴と同調する鼓膜の振動	顔面表情筋の運動に同期する耳鳴
		アブミ骨筋反射における基線の揺れ	
		オトスコープによる耳鳴の聴取	

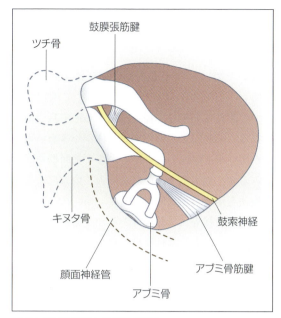

❷ **アブミ骨筋腱と鼓膜張筋腱**
アブミ骨筋腱はアブミ骨手術と同様，上鼓室外側壁を削除し，アブミ骨を十分明視下においた後，マイクロ剪刃で切断する．鼓膜張筋腱はキヌタ骨長脚により視野が制限されるため，マイクロ剪刃が使用できない場合は眼科用槍状刀などを用いるとよい．いずれの操作も内耳障害に注意し，愛護的に行うよう心がける．

耳小骨筋刺激による音と主訴となっている普段の他覚的耳鳴の音とを識別できる．

　耳後部切開の後に外耳道を剝離・挙上，鼓膜を翻転して鼓室内に入る．上鼓室側壁を削除してアブミ骨筋腱を明視下におく．顔面の表情筋を動かしてもらいアブミ骨筋の収縮が起こるかどうか，不随意の筋収縮がないかを確認する．他覚的耳鳴の原因がアブミ骨筋の収縮であると診断できれば，マイクロ剪刃でアブミ骨筋腱を切断し，再接着の起こらないようにさらに筋腱を錐体隆起側に切除する．視野的に鼓膜張筋の筋収縮を確認することはやや困難である．手術室内で明らかな筋収縮が確認できない場合には，曲針を用いてアブミ

骨筋，鼓膜張筋を刺激した際に聞こえる音が，普段聞こえている耳鳴の特徴と同じか異なっているかを患者に確認した後，原因となっている筋を切断する．どうしてもいずれの耳小骨筋が関与しているか確信がもてない場合には，両筋を切断するという選択肢もある[3]．手術時に観察される耳小骨筋の解剖を❷に示した．

　耳小骨筋反射の生理的意義として，強大音響入力時の内耳保護作用，雑音下での言語聴取能の改善が知られている．耳小骨筋切断術に際しては，感音難聴の発症や言語聴取能の低下の危険性が示唆されており[2,4]，これらの術後合併症についての十分なインフォームド・コンセントを行い，同時に純音聴力検査などによる中・長期の術後経過観察が必要となる．

（土井勝美，斎藤和也）

引用文献

1) 白幡雄一．他覚的耳鳴―筋性耳鳴．JOHNS 1993；9：61-4.
2) 土井勝美．顔面神経麻痺後後遺症のマネージメント―アブミ骨筋性耳鳴．Facial N Res Jpn 2009；29：28-30.
3) Zipfel TE, et al. Middle-ear myoclonus. J Laryngol Otol 2000；114：207-9.
4) Watanabe I, et al. Tinnitus due to abnormal contraction of stapedial muscle. An abnormal phenomenon in the course of facial nerve paralysis and its audiological significance. ORL J Otorhinolaryngol Relat Spec 1974；36：217-26.
5) Hidaka H, et al. Middle ear myoclonus cured by selective tenotomy of the tensor tympani：Strategies for targeted intervention for middle ear muscles. Otol Neurotol 2013；34：1552-8.

シリーズ関連項目

- 『実戦的耳鼻咽喉科検査法』「実戦的耳鳴検査法」 p.106（柘植勇人）
- 『子どもを診る 高齢者を診る』「老人性難聴・耳鳴」 p.265（内田育恵，杉浦彩子，植田広海）

12 耳鳴に対する音響療法の実際

　耳鳴とは「外部の音がないのに音の知覚を生じる現象」であり，そのほとんどが患者自身のみ症状を自覚する自覚的耳鳴である．現状では自覚的耳鳴を消失させる治療は確立されておらず，日常診療では耳鳴による心理的苦痛や生活障害を軽減させる治療がメインとなっている．現在その治療として注目されているのが音響療法である．本項は当科で行っている音響療法の実際について紹介する．

音響療法の適応（❶）

　音響療法には，治療器を用いて行う方法と特別な治療器を用いない方法（家庭でできる音響療法）がある．治療器には補聴器，人工内耳，sound generator（以下，SG），SG付き補聴器がある．治療の詳細は後述するが，どの患者にどの方法を用いるかについては，患者の聴力レベルと難聴による不自由，そして患者の希望を併せて検討する．

　純音聴力検査にて補聴器が対応できる周波数（250～4,000 Hz）に軽度以上（25 dBHL以上）の難聴があり，かつ難聴による不自由を自覚している場合は，補聴器による音響療法の良い適応となる．音響療法においては補聴器が最も治療効果が高いため[1,2]，まずは患者に補聴器を勧める．とくに「耳鳴りのせいで聞きづらくて困っている」と訴える症例は，補聴器のきわめて良い適応となる．補聴器で十分に聴覚補償ができない可能性が高い重度難聴の場合でも，まず補聴器を試してみるが，効果不十分の場合は人工内耳による音響療法も治療の選択肢となる．

　純音聴力検査にて難聴はあるが，難聴による不自由がない，もしくは難聴を自覚しない症例に対しても補聴器による音響療法の効果は見込めるが，補聴器使用に抵抗を示す症例が少なくない．そこで，まず家庭でできる音響療法を指導する．効果が不十分でさらに治療を希望する場合は，補聴器もしくはSG付き補聴器による音響療法を提示して，希望があれば施行する．

　純音聴力検査にて，聴力正常（全周波数が25 dBHL未満）もしくは補聴器で対応が難しい周波数領域にのみ難聴がある症例（8 kHzのみ難聴の例など）は，まず家庭でできる音響療法を指導する．そのうえでさらに治療を希望する場合は，SGによる音響療法を提示して，希望があれば施行する．

　可能であれば耳鳴検査（ピッチマッチ検査）を施行して，耳鳴の周波数に難聴があるかを確認す

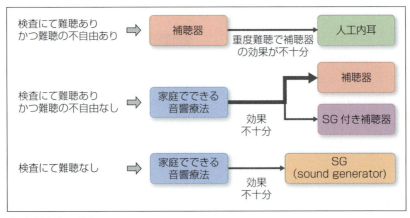

❶ 音響療法の適応

る．ピッチマッチの周波数と難聴の周波数が一致していれば，補聴器による音響療法を患者に勧めやすい．一方，ピッチマッチ検査の結果と難聴のある周波数が一致しない症例でも，補聴器で難聴のある周波数に音を入れると，ほとんどの症例で耳鳴の軽減を自覚するため，ピッチマッチ検査の結果は参考程度としている．

また，耳鳴による心理的苦痛・生活障害も適応を検討するうえで参考になる．耳鳴による心理的苦痛・生活障害には，病気の心配，不安，いらいら・怒り，抑うつ，集中力低下，睡眠障害，社会生活困難などがある．初診時に患者に対して「耳鳴があることで一番困っていることは何ですか？」という質問を行い，患者の心理的苦痛・生活障害を把握する．「病気の心配」や軽度の「不安」の場合は，後述する耳鳴の詳しい説明・情報提供を行うだけで症状が軽減することが少なくない．そのような場合で難聴による不自由がなければ，音響療法の適応にならない．「抑うつ」や高度の「不安」「睡眠障害」がある場合は，音響療法のみでは治療抵抗性であるため，専門科（心療内科・精神神経科）での治療は必須である．

音響療法の実際

■ 耳鳴の詳しい説明・情報提供

どの音響療法を行う場合でも，その前に耳鳴の詳しい説明・情報提供を行うことは必須である[3]．これを行わずに音響療法を単独で施行しても，効果は不十分となる可能性が高い．内容は，①耳鳴発生のメカニズム，②耳鳴悪化のメカニズム，③治療の意味，④経過・予後である．説明を医師が行うことが困難な診療体制の場合は，看護師や言語聴覚士が代わりに行うこともできるが，ポイントだけでも医師が行うことが望ましく，治療効果も高い．

■ 家庭でできる音響療法の指導

「耳鳴が際立つような静かな環境を避け，なるべく音の豊富な環境を作る」ことが基本のコンセプトである．静かな環境のときには必ず音を使用するように指導する．使用するツールはテレビ，ラジオ，音楽，FMラジオの雑音（ホワイトノイズ）や，自然音が収録されているようなCDなど，患者が好むものでよい．音量は耳鳴が少し聞こえる程度の小さな音を指示する．

■ 補聴器による音響療法

補聴器のフィッティングについては，基本的に難聴患者に対して行う方法[4]と同じでよい．当科のフィッティング方法を以下に紹介する．初期調整期間は3か月間，その間なるべく頻回（最初の1か月は週1回）に調整を行う．利得はハーフゲイン程度を目標に，最初はその70％程度から開始して，徐々に利得を上げていく．利得が不十分だと効果は上がらないため，基本的には利得を下げない．補聴器の装用は常用（起床時から就寝時まで）を基本とする．適宜，補聴器適合検査（ファンクショナルゲインと語音明瞭度曲線の測定）を施行して，補聴器調整が適正となっていることを必ず確認する．

■ 人工内耳による音響療法

補聴器による音響療法と考え方は同じである．通常のことばの聞き取りを目的としたマッピングでよい．耳鳴に対しての特別なプログラムを作成する必要はない．十分な装用閾値（30 dBHL以下）にすることが重要である．

■ SGによる音響療法

ホワイトノイズ，ピンクノイズ，スピーチノイズ，高音ノイズの4種類の音より患者が最も不快でないものを選択してもらう．音量は，患者の自覚的な耳鳴の大きさを10とすると8～9程度に設定する．患者の聴力閾値の＋15 dB以内が目安である．ボリュームの幅は±8 dBとする．装用時間に上限はないが，少なくとも耳鳴が気になる静かな環境では必ず装用するように指示する．耳鳴が聞こえない，もしくは気にならない環境では必ずしも装用する必要はない．

■ SG付き補聴器による音響療法

難聴の自覚がない軽度高音障害型感音難聴の耳鳴患者が良い適応である[5,6]．SG機能と補聴器機能の調整・使用方法はそれぞれSG，補聴器による音響療法と同様である．SG機能と補聴器機能

の使い分けについては，①SG機能のみ，②補聴器機能のみ，③SG＋補聴器の3つの選択肢がある．どの機能をいつ使用するかは，患者の希望や好み，状況に応じて使い分けるよう指示しているが，多くの患者は基本的に補聴器機能を使用する[5]．音を聞く必要がない状況でかつ静かな環境（就寝時など）にSG機能を用いる患者もいるが，最終的にはほとんどの症例が補聴器機能のみの使用となる．つまり，SG機能は治療の導入という意味合いが強い．また，SG＋補聴器のプログラムはノイズが聞き取りを妨げるためか，当科では使用する患者はほとんどいない．

（新田清一）

引用文献

1) 小川　郁．第6章　聴覚異常感の中枢性制御．IV 音響療法．聴覚異常感の病態とその中枢性制御．SPIO出版；2013．p.169-89．
2) 新田清一ほか．難聴のある耳鳴患者に対する補聴器を用いた音響療法．Audiology Japan 2009；52：247-8．
3) 小川　郁．第7章　耳鳴診療の実際．IV 耳鳴の説明・情報提供．聴覚異常感の病態とその中枢性制御．SPIO出版；2013．p.233-7．
4) 新田清一．補聴器フィッティングのABC．耳鼻咽喉科・頭頸部外科 2015；87：302-9．
5) 新田清一ほか．難聴の自覚がない高音障害型感音難聴患者の耳鳴に対する音響療法．Audiology Japan 2013；56：677-8．
6) 新田清一．耳鳴り治療ツール．JOHNS 2014；30：571-4．

シリーズ関連項目

- 『子どもを診る　高齢者を診る』「老人性難聴・耳鳴」p.265（内田育恵，杉浦彩子，植田広海）

耳管開放症に対する保存療法

耳管開放症は，耳症状以外にも多彩な訴えを生じ，自律神経失調症や更年期障害が背景に存在することがある．また，体重減少の既往の有無で病態的および病因的な違いがあり，パニック障害や精神的なストレスが強い場合はそのストレスを軽減する必要を生じ，耳管開放症になった誘因の違いによって治療法も異なることがある．本項では，耳管開放症の保存的治療について述べるが，まず，耳管開放症の病態や病因を検証する．

耳管開放症の病態と発症に関与する因子

耳管開放症における自声強聴，耳閉感などの耳症状は，耳管狭窄症とほぼ同様であるが，呼吸音聴取は特異性が高く，また，めまい，肩こり，うつ状態など全身症状がより強いのが特徴である．

耳管開放症は，ダイエットなどによる急激な体重減少で，耳管周囲の支持組織（とくに脂肪組織）の減少が誘因となりやすく，食生活の欧米化や運動不足による血液粘度の増加や，血管壁硬化などによる耳管周囲の血液循環障害も一因になりうると考えられている[1]．その結果，通常安静時には耳管周囲の脂肪組織（オストマン脂肪体[2]）や血液のうっ血などによる圧迫にて閉じている耳管内腔が，常に開放あるいはそれに近い状態になるため，自分の声が響いたり耳閉感を生じるようになり，症状がひどいときは，呼吸音がザーザーと聞こえたり，めまい症状や肩こりが強くなったりする[1,3]．

本症は，30歳代から40歳代の女性にとくに多く，男性では20歳から30歳代と高齢者に多い．女性においては，妊娠中や経口ピル服用時に耳管開放症を生じることがあり，いずれも女性ホルモンの関与が考えられる．また，女性では低血圧や自律神経失調症を伴うことが多いのも特徴である．男性では肝硬変，心臓疾患，腎臓疾患などの慢性消耗性疾患の合併や，胃・大腸など消化管や心臓手術後の体重減少の合併を高年発症例の半数以上に認める．いずれの場合でも，症状発現の数年前から発現時までに短期間の急激な体重減少を経験していることが多く，体重減少後に増加し元に戻っても，耳管周囲の脂肪組織はそれほど増えないと思われる．耳管開放症には，BMIが正常で痩せがない例で，体重減少既往がある例が少なくないこともこれを裏づけている[1]．

耳管開放症とその類縁疾患

通常の耳管開放症は常に耳管が開いた状態であり，とくに重症例では鼻深呼吸による鼓膜の動揺が大きく，診断は比較的容易である[3]．その一方で，鼻をすすって自分で調整している耳管開放症，いわゆる鼻すすり型耳管開放症があり，この病態では，耳管が歩行などで開放を生じてくると，多くは無意識のうちに鼻すすりを行い鼓室内に陰圧をかけ，できるだけ鼓膜を凹ませることで耳管をロックし閉鎖する操作を行うことが多い．鼻すすり型耳管開放症では，年月が経つと鼓膜の一部が鼓室内へ入り込むか癒着し，癒着性中耳炎や，根本的な手術が必要な真珠腫性中耳炎などになってしまっているケースが少なからずあると考えられ，後述の保存的治療においても鼻すすりをしないように指導を行う必要がある[3]．

耳管開放症および耳管閉鎖障害の治療

■ 生活指導および薬物治療

耳管開放症では，前述したようにその成因に，低血圧症，精神的な苦痛や肉体的ストレス，急激な体重減少の既往の関与が考えられており，まずその原因を除去あるいは改善するように生活指導を行う．生活指導では,ぬるま湯での足湯や沐浴，ヨガなどの血流を良くする運動を勧める．

それで改善がない場合や，軽症ではない例で，はじめから投薬希望がある場合に，基本的に薬物治療を行う．薬物治療には耳管周囲の血流を増や

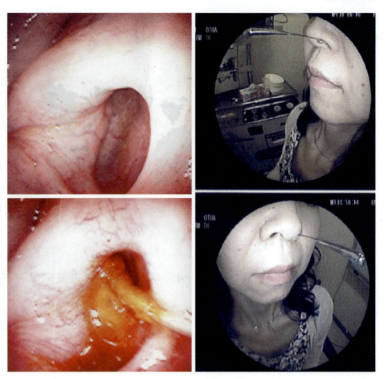

❶ 左側耳管咽頭口へのルゴール付着綿棒挿入

耳管咽頭口への綿棒挿入による治療的診断は，耳管開放症の診断に非常に有用である．方法は，健側からの経鼻内視鏡で患側の耳管咽頭口を観察しながら，通気管と同じ形状に曲げた綿棒を耳管咽頭口に挿入する．耳管を閉鎖することで自声強聴などの自覚症状が軽減すれば，日常診療では耳管開放症と診断してよい．綿球が脱落しないように挿入前に固くかつ少し小さめに巻いてあることを確認することと，痛みを軽減するために4％リドカインを綿球に付けて挿入することが重要である．綿棒を耳管内に無理に挿入すると痛みが強かったり，粘膜を損傷するので注意し，入りにくいときは先端部のカーブを変えながら耳管を綿球で圧迫閉鎖するようにする．

す目的で漢方薬の加味帰脾湯，アデノシン三リン酸（ATP：アデホス®顆粒）があり，低血圧症や自律神経失調症の合併例には対症療法としてミドドリンやトフィソパム，ジヒドロエルゴタミンなどを用いている[4]．加味帰脾湯単独あるいはそれにプラスして前述の投薬を行うことで，とくに20歳代から50歳代の女性では約60％に有効性を認めている．石川らの報告[5]でも同様の治療効果を得ている．

耳管開放症患者139例に対しATPを投与し，客観的・主観的に治療効果を評価した報告では，主観的には自覚的改善度として76.3％の改善を認めた[4]．また客観的には，音響法におけるduration，TTAG法における耳管開大圧について検討した結果，耳管開大圧において有意に改善を認めた．耳管開放症に影響を与えると考えられる因子の検討では，3kg以上の体重減少があり，BMIが小さいほどATP投与により有意に耳管機能の改善を認めた．また，罹病期間が短く，自覚的重症度が軽症であるほど自覚的改善度は有意に改善した．すなわち，ATP投与により耳管機能，自覚症状ともに改善を認め，ATPは耳管開放症の内服治療として有効である可能性が示唆されている．

処置治療

保存的治療に抵抗を示すものには処置治療を行う場合もあるが，処置治療が一過性の治療であり，薬物の耳管内への投与などは，その後の手術治療に影響を与えかねないことから，薬物治療無効例や重症例には，処置治療をしないで後述の手術治療を行う場合もある．しかし，外来ですぐに効果を得たい場合などは，薬物の化学的刺激による粘膜浮腫にて耳管開放状態が軽減することがあるので，とくに手術治療を行わない第一線の施設においては治療の重要な位置を占めている．

山口[6]は，先端部を主体にカーブさせた綿棒を同側鼻腔から耳管内へ挿入し，耳管の内腔を綿棒の先端部で簡易的にパッキング（閉鎖）することで，耳閉感などの症状がとれ，耳管開放症と診断（治療的診断）できることを見いだし，耳管の処置治療の有用性を予測できるとしている．しかしながら，この綿棒で耳管咽頭部を閉鎖する処置は

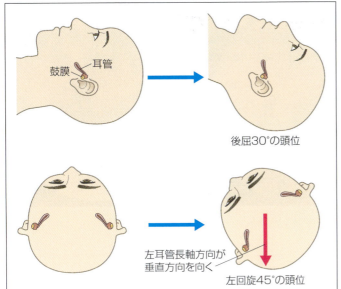

❷ 生理食塩水の左耳管内への注入

処置治療としての生理食塩水の耳管内への注入は，自分で点鼻することで簡単に生理食塩水を注入でき，副作用もほとんどなく，約50％の例でなんらかの効果が得られる．局所の刺激はなく，安全性にも優れる治療手技であるが，中等症以上の例では，効果は弱いか，ほとんどない．また効果の持続は，患者が自分でしていることでもあり，はっきりしない．

コツを要するため，成書や講演会などでノウハウを教わるようにされたい．

山口らは，さらに，グリセリンを浸した綿棒の先にごく少量のBezold末（ホウ酸末4，サリチル酸1）を塗布し，その綿棒を耳管内へ挿入し留置している．Bezold末の代わりにサリチル酸末も代用できる．反復して行うことで効果が持続するという．プロタルゴールやルゴールなどを麻酔せずに耳管内へ直接塗布すると痛がることも多いが，山下，多田らは，ルゴールの耳管内への噴霧やルゴール付着綿棒の挿入も効果的であると報告している（❶）．

薬物による刺激ではなく，単なるパッキングを目的として，耳管内へ咽頭側から挿入する処置治療には，粉末ゼルフォーム®（現在は販売されていない）とグリセリン液，ゼルフォーム®（ゼラチンスポンジ），メロセル®を挿入する方法があるが，繰り返す必要があったり，重症例では無効であったり，感染のリスクなど単独治療としては限界がある．

他の方法としては，小林らの宿題報告[3]，Oshimaらの報告[8]にもあるように，生理食塩水の鼻腔から耳管内への注入が有効な例も時にあり（❷），薬物作用を有していないので安全に使用できる．患者自身に自宅で注入してもらうことで，他の保存的治療で効果が出にくい例でも効果的なことがある．頭部は仰臥位水平か肩枕で水平よりもやや後屈し，その状態で頭部を仰向けから患側に45°向くようにする．この頭部の位置で生理食塩水を患側鼻内へ適量（1 mL前後）ずつ滴下し，耳管咽頭口経由で垂直方向になった耳管内へ生理食塩水が流れ込むようにする．生理食塩水滴下時には患者に鼻すすりをさせて経耳管的に鼓室に近いところまで生理食塩水が入り込むようにする．この生理食塩水が空気を追い出し保湿効果により耳管開放状態を改善すると考えられる．

また，外耳道側からの鼓膜に対する処置治療として，村上らによる鼓膜テープ補強法[9]がある（❸）．耳管開放による空気の過換気が原因で生じる鼓膜の振動を抑えることで，耳閉感やパカパカ音が改善する例がある．外来で手っ取り早く行える治療ともいえるが，顕微鏡下の処置ゆえのノウハウがあり，テープの鼓膜に貼る部位や大きさ，痛みを生じないやり方などテクニックが必要である．筆者は他の方法がない場合には，ベスキチン®を用いて湿らせて施行することがあるが，耳管ピン（小林[4]），人工耳管[10]，耳管鼓膜チューブ[1]などの手術治療が適応となるような重症例では効

❸ **鼓膜テープ補強法**

鼓膜へテープを貼る処置治療は，鼓膜の後上象限にテープを貼り呼吸性の動揺を抑制するものであるが，手技に習熟していないと鼓膜や外耳道の損傷をきたしやすく，また，耳管そのものに対する治療ではないので重症例では効きにくい．原則的に根治的治療ではない．

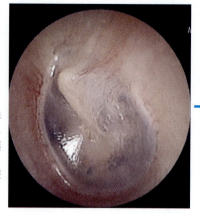 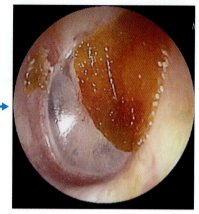

果は出にくい．

最後に

保存的治療で効果がない場合，あるいは重症例や重症に近い場合には，手術治療を行うことになる．手術治療は，小林らの耳管ピン手術が最も優れている．筆者らは，耳管ピンにヒントを得て，耳管狭窄症などにも効果を得られた人工耳管を開発した．しかし，人工耳管では鼓室内に後端部があるため，医療材料として短期間では承認されにくい．そこで，臨床使用を早くする目的で，後端部を外耳道内にとどまるようにした耳管鼓膜チューゾを新たに開発した．現在，さまざまな耳管機能障害のタイプで有効性を確認できており，耳管ピンが適応とならない耳管狭窄症などでも効果が期待でき，今後，効果が十分でなくても保存的治療を継続せざるをえない例は，さらに少なくなるものと思われる．

（守田雅弘）

引用文献

1) 守田雅弘．耳管機能障害Update．耳管開放症の病態と治療．耳鼻咽喉科・頭頸部外科 2013；85：410-8．
2) Sando I, et al. Mucosal folds in human eustachian tube：A hypothesis regarding functional localization in the tube. Ann Otol Rhinol Laryngol 1993；102：47-51.
3) 小林俊光．耳管閉鎖障害の臨床．第106回日本耳鼻咽喉科学会総会宿題報告モノグラフ．東北大学耳鼻咽喉・頭頸部外科；2005．
4) 松田雄大ほか．耳管開放症に対するアデノシン3リン酸の治療効果．耳鼻臨床 2012；105：334-41．
5) 石川　滋．耳管開放症に対する薬物療法の試み―加味帰脾湯の使用経験．耳鼻臨床 1994；87：1337-47．
6) 山口展正．耳管から鼓室・乳突蜂巣．耳管開放症とその治療．JOHNS 2003；19：41-5．
7) 小川繁久ほか．耳管開放症の治療について―Gelfoam powder solutionの耳管内注入法を中心として．耳鼻咽喉科 1975；47：461-7．
8) Oshima T, et al. Nasal instillation of physiological saline for patulous eustachian tube. Acta Otolaryngol 2010；130：550-3.
9) 村上信五ほか．耳管開放症の簡易治療．Otol Jpn 2000；10：480．
10) Morita M, et al. Surgical treatments for patulous eustachian tube：Autologous fat grafting and artificial eustachian tube. Takahashi H, ed. Cholesteatoma and Ear Surgery― An Update. Kugler Publications；2013. p.37-40.

シリーズ関連項目

- 『実戦的耳鼻咽喉科検査法』「実戦的耳管機能検査―鼓膜形成術前の耳管機能評価」p.54（小林俊光）
- 『耳鼻咽喉科の外来処置・外来小手術』「耳管処置―耳管疾患の概念の変遷に伴う耳管通気法と耳管開放症」p.54（山口展正）

耳管開放症に対する漢方治療——補中益気湯の有効性

耳管開放症になぜ漢方か？

　耳管開放症は，自声強聴・呼吸音聴取・耳閉感が突然起こり，患者を困惑させる不愉快な疾患である．耳管の開放状態は，耳管周囲の脂肪組織減少や耳管周囲の血流減少（血流低下，脱水）などにより生じやすく，「耳管周囲が痩せた状態」すなわち「虚している状態」と考えられる．漢方では虚している状態として，気（生命活動を営む根源的エネルギーで，生体の「機能」を維持する）の不足している「気虚」と，血（生体を物質的に支え，生体の「構造」を維持する）の不足している「血虚」を想定する．耳管周囲の脂肪組織減少は血虚，耳管周囲の血流減少（血流低下，脱水）は血流を生じるエネルギーの不足（気虚）と血液の不足（血虚）の気血両虚と考えられる．

　西洋医学では「虚している」ことへの対応は困難である．心と体の調子を整え，「虚している」ことに対応できる漢方薬は重要な選択肢となりうる．耳管開放症は「臥位または前屈で症状が軽快する」が，頭を下げることで頭部への血流が増加し，耳管が開放しにくくなることによる．「虚」を補う代表的な「補剤」の補中益気湯は低血圧の脳血流低下による起立性調節障害にも効果があるため，同様な効果が見込めるのではないかと考えた．なお本症に保険適用のある漢方薬はない．

補中益気湯使用症例の検討[1]

対象と方法

　2009年から2015年6月までに筆者（竹越）が診察し，耳管開放症と診断した症例は64例であった．検討対象は鼓膜の呼吸性動揺を認めた耳管開放症診断基準案[2]確実例24例で，証は考慮せず病名投与的に補中益気湯7.5 g/日を投与した（時に他の薬剤を併用した症例あり：ATP 6例，ミドドリン塩酸塩3例，加味逍遙散3例など）．

患者背景

　平均年齢は64.6歳で高齢者が約7割を占めた（加齢は気力・肉体の衰えで気血両虚）．誘因とされる体重減少は12例に認められ，10 kg以上の体重減少を訴えたものが5例あった（肉体の「虚」と考えれば血虚，食欲不振による減少は気虚）．基礎疾患は16例に認められ，低血圧（収縮期血圧110 mmHg以下）7例，悪性腫瘍3例，膠原病2例（強皮症，Sjögren症候群），心疾患3例（狭心症，大動脈瘤術後，心不全），経口摂取不良3例（椎骨脳底動脈循環不全によるめまい，大腸憩室炎，咽喉頭炎）であり，基礎疾患が複数ある者もいた．いずれも「虚している状態」である．ことに低血圧は，「血圧を上げるエネルギー（気）の不足」として気虚と考えられる．重症度は「立位の状態で常に症状がある（中等症）」が1例で，他の23例は「立位の状態で時々症状がある（軽症）」程度であった．

治療成績

　効果判定は最終投与時の自覚症状により判定した．成績は症状消失（治癒）7例（29.1％），症状改善16例（66.7％），不変1例（4.2％）で，悪化例はなく，有効率は95.8％であった．症状改善を自覚したのが内服開始1週間以内10例（47.6％），2週間以内5例（23.8％），1か月以内3例（14.3％），数か月後3例（14.3％）であった（2例は改善時期不明）．7割の症例が2週間以内に症状の改善を自覚していた．ちなみに不変であった1例は6週間内服したが効果なく，投薬を中止した．副作用はとくになかった．治癒した7例の症状消失までに要した服用期間は，6か月および7か月が1例ずつあるのに対し，1日で症状消失したのが2例，残り3例は2週間以内であった．また2例で内服終了後の再発があった．

補中益気湯の効能：なぜ効くか？

①升提作用：気エネルギーを頭部方向へ持ち上げ

る．気はともに血をめぐらせ，耳管周囲の血流改善が生じる．昇圧に働く．

② トーヌス改善作用：開放状態にある耳管の緊張度を改善させる．

③ 体重増加作用：本剤は消化機能の改善を主眼とする薬剤であり，体重増加を期待できる．が，7割に服用後2週間弱で効果が出ていることから，副次的な機序と思われた．ただし，治癒した症例のうち2例は半年以上内服を続けて症状消失に至っているので，本剤の食欲増加作用により体重が増加し治癒した可能性がある（体重増加は未確認）．

つまり補中益気湯には早期と晩期に発現する効能が考えられ，早期の要因として升提作用，トーヌス改善作用，晩期の要因として体重増加作用が考えられる．そのため早期に症状が改善しなくても，「体調改善・食欲増進・体重増加」が見込めれば，内服を半年程度続けて体重増加による症状改善を期待することもできる．

齋藤[3]は本疾患患者に神経症傾向がある報告[4]に注目し，本剤が神経症に用いられる柴胡剤かつ人参湯類であることから，精神面に影響した可能性につき言及している．

また中国において中医学による本疾患の治療は5件報告されており[5]，そのうち3件が補中益気湯もしくはその加味方であった．

その他の漢方治療の報告

石川[6]は末梢血流増加作用・抗ストレス作用があるといわれる加味帰脾湯を用い，原則として内服1週間後に効果判定を行い，症状消失54.5％，症状改善21.2％，不変24.2％，悪化0％で，75.8％に有効であったとしている．また効果発現日は平均5日であった．

多田[7]は半夏白朮天麻湯の食欲増進作用・血圧亢進作用に着目し，加味帰脾湯の無効例に併用投与し，症状消失54.2％，症状改善25％，無効20.8％で，投与前後で体重・血圧の有意な上昇を認めたと報告している．

谷村[5]は本疾患を「虚労病」として考え，帰耆建中湯（黄耆建中湯と当帰建中湯のエキス合方）を用い，奏効した5例の報告をしている．

まとめ

耳管開放症は「虚」の症状と考えられ，補気剤である補中益気湯は有効性があり，安全性も高いため，第1選択薬として病名投与的にでも使用してみるべき薬剤と考えられた．ただし治癒に至らない例も存在する．さらなる改善を目指して検討を要する．ことに血虚の関与も考慮すべきと考える．（なお，「漢方はまずいし粉で苦手」と言う患者もいるが，本剤の錠剤が2014年12月薬価基準収載された．）

（竹越哲男，小暮敏明，齋藤　晶）

引用文献

1) 竹越哲男ほか．耳管開放症に対する第1選択薬としての補中益気湯の有効性．MB ENTONI 2015；185：23-8.
2) 小林俊光ほか（日本耳科学会委員会報告）．耳管開放症診断基準案2012の提案．Otol Jpn 2012；22：299-300.
3) 齋藤　晶，竹越哲男．耳管開放症が疑われた症例に対する漢方治療．日東医誌 2012；63：336-9.
4) 福田智美ほか．耳管開放症患者の性格特性とその病態形成への関与．Otol Jpn 2007；17：113-7.
5) 谷村史子．虚労病としての耳管開放症―帰耆建中湯が奏効した5症例．日東医誌 2014；65：5-12.
6) 石川　滋．耳管開放症に対する薬物療法の試み―加味帰脾湯の使用経験．耳鼻臨床 1994；87：1337-47.
7) 多田直樹．耳管開放症に対する半夏白朮天麻湯の効果．Otol Jpn 2009；19：580.

シリーズ関連項目

- 『耳鼻咽喉科 最新薬物療法マニュアル』「漢方薬の選び方，副作用と薬物相互作用」p.112（齋藤　晶）
- 『耳鼻咽喉科 最新薬物療法マニュアル』「主な耳鼻咽喉科疾患での実際例」p.135（今中政支）

耳管開放症の診断・治療アルゴリズム

　耳管開放症の診断は，自声強聴，耳閉感，自己呼吸音聴取などを呈しうる他疾患との鑑別が重要である．日本耳科学会の「耳管開放症診断基準案」に従って診断を進める．診断が確定したら，次に原因・誘因を探索し，苦痛度・重症度を勘案する．これらをもとに，治療を開始して経過観察を行う．その実際をアルゴリズム（❶）とともに示す．

耳管開放症の診断（❶）── 診断基準案に準拠

　症状が類似する疾患は多いため，症状からの診断では誤診が多くなる．①自声強聴，耳閉感，呼吸音聴取などの症状，②耳管閉鎖による症状の軽減，③開放耳管の他覚的所見，の３つがあれば，「耳管開放症確実例」となる．②については，仰臥位または前屈位で通常耳管は閉鎖するため，これら体位での明瞭な症状軽減は，耳管閉鎖による症状の軽快ありと判定する．より直接的には，耳管咽頭口を綿棒で閉鎖したり，ジェルを注入して閉塞する方法で行う．③については，鼓膜の呼吸性動揺の観察が最も容易な方法である．これが明らかでない場合でも，耳管機能検査装置による検査で，音響法での提示音圧の低下やTTAG法での呼吸に同期した外耳道圧の変動があれば陽性と

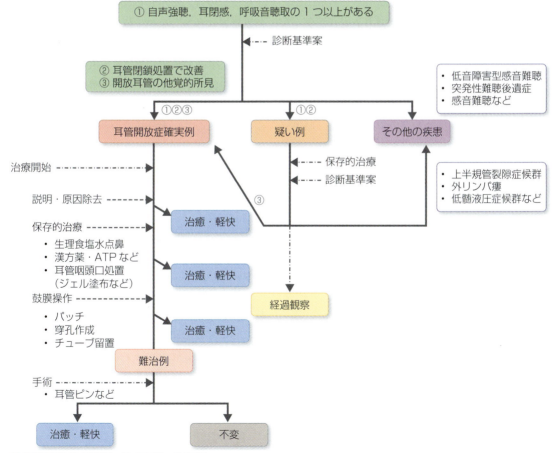

❶ 耳管開放症の診断・治療アルゴリズム

する．まれに③が陽性であるのに，体位変化による症状軽減が陰性の場合があるが，この場合には，耳管咽頭口を直接閉鎖し症状の軽減を確認できれば「耳管開放症確実例」としうる．

問診で，耳症状と，仰臥位や前屈位での症状軽減が確認され（①＋②），③が確認できないと，「耳管開放症疑い例」となる．再診時に③を検出するように努める．③が確認されれば，その時点で「耳管開放症確実例」とする．繰り返し検査しても③が検出できない場合には，上半規管裂隙症候群，外リンパ瘻，低髄液圧症候群などの可能性もありうることを想起して，瘻孔症状，冠状断 CT などを検索すべきである．このことは診断基準案の適用において，とくに注意を要する点である（❶）．

一方，診察時に症状があるにもかかわらず，②③が陰性（開放耳管の所見がなく，耳管を閉鎖しても症状が改善しない）である場合には，耳管開放症は否定され，他疾患を考えるべきである．とくに，感音難聴に随伴する症状である場合が多くみられる．

原因・誘因の探索

体重減少，多量の発汗，低血圧，妊娠，ピル内服，腎透析，中耳炎既往など多彩であるが，原因不明のものも多い．その他，Sjögren 症候群，三叉神経第 3 枝障害，楽器吹奏，奇形，外傷，上顎前方牽引術，咽頭手術，顎関節症，胃酸逆流症などが報告されている．耳管閉鎖圧には先天的解剖学的特性に基づく個人差があると考えられ，さらに上記の 1 つまたは複数が誘因となって発症するものと考えられる．発症状況の問診から原因または誘因を診断する．

罹病期間・症状出現頻度・治療歴・苦痛度・重症度

①罹病期間（年, 月），②症状出現頻度（週何回，主に午前，午後など），③本症の治療歴（その有効性），などを聴取し，重症度を判断する．重症度の広く受け入れられた基準は現時点では存在しないが，筆者らは日常生活における苦痛度を点数化した問診票を使用している．

治療のアルゴリズム（❶）

「耳管開放症確実例」と診断したら，治療を開始する．治療ガイドラインは存在しないが，低侵襲の保存的治療から開始し，無効であれば，次の治療法を順次試みるのが一般的である．

診断基準案上，「確実例」でなく「疑い例」であっても，保存的治療を開始し，経過中に改めて「確実例」となるか否か（つまり②または③が陽性となるかどうか），繰り返し検討する．筆者らが現在行っている，治療の流れを以下に示す．

■ ムンテラ──説明と原因除去

問診内容をもとに，治療を行う必要があるかどうかを見極める．原因が不明の例も多いが，原因が明らかになったものでは，原因の除去あるいは改善に努めるように説明する．体重減少が明らかとなった場合，がんや心臓病などが原因であれば体重増加は容易でない．体重が復帰しても改善しない例もあり，耳管周囲の脂肪（あるいは筋肉など）の不可逆的構築変化によるものと推定されている．発汗多量については，屋外作業やスポーツに加えて，室内高温職場での発汗と立位継続も発症の原因になる．水分補給の励行を勧める．妊娠に伴うものは通常は一過性であり治療を要しないが，まれに出産後も継続し治療を要する場合がある．ピルの服用との因果関係が明らかな例ではピルの中止で改善する例がある．腎透析直後には約 20 ％の患者が症状を訴える．次の透析日までに徐々に改善していくため経過観察か保存的治療でよい．

症状の発現頻度などから，それほど重症と思われない症例では本疾患のメカニズムと，症状を軽減させる対処法についてレクチャーを行い，パンフレットを渡し経過観察する．耳管開放症についてわかりやすく説明するだけで，納得し安心する患者も多い．

■ 保存的治療──生理食塩水点鼻・内服薬・局所処置

治療歴のない患者に対しては，生理食塩水の点

鼻単独または漢方薬（補中益気湯，加味帰脾湯など）との併用から開始する．ATP内服を選択することもある．内服治療を1か月程度行っても有効でない場合には，耳管咽頭口内へのルゴールジェル（口腔内保湿液ペプチサル®にてルゴールを10倍に希釈）の塗布を行っている．耳管閉鎖による症状の軽減が本症の診断上重要であるため，体位による軽減が明らかでない症例において，ルゴールジェル塗布での症状軽減の有無を確認することは，治療的診断法としても有用である．

■ 鼓膜操作——穿孔作成・チューブ留置など

保存的治療を3か月以上継続しても効果がない場合には，CO_2レーザーにて鼓膜穿孔を作成し，穿孔の存在が症状の改善に役立つか否かを試行する．CO_2レーザーで作成した穿孔は1週間程度で閉鎖する．閉鎖までの期間に，穿孔の存在により改善のみられる症例では鼓膜換気チューブ留置を行う．換気チューブ留置は鼻すすり型耳管開放症での有効性がとくに高いことが，遠藤，水田らにより報告されているが，鼻すすりのない耳管開放症でも効果がみられることがある．穿孔作成により鼓膜動揺の停止と低音部の軽度閾値上昇が症状改善のメカニズムと考えられる．このほか，鼓膜パッチ療法も鼓膜操作の一つで，耳閉感に対して有効性が報告されている．

■ 難治例に対する手術——耳管内チューブ（耳管ピン）挿入など

難治例には手術が検討される．耳管鼓室口または咽頭口の閉塞，粘膜下への脂肪注入や軟骨留置など，種々の方法が報告されている．

筆者は経鼓膜的に耳管内チューブ（耳管ピン）挿入を行っている．適応は，日常生活に支障が大きく，6か月以上の保存的治療または他の手術的治療でも改善傾向のない症例としている．良聴耳には原則として行わず，妊婦も対象外である．

外来で鼓膜麻酔後に座位で挿入することも可能であるが，最近は手術室での仰臥位での手術として行うことが多い．その場合，外耳道に1％リドカインを0.5～1 mL注射後，鼓膜前上象限から前下象限にかけて約3 mmの切開を行い，細径内視鏡（30°～70°斜視）で耳管鼓室口を観察した後に，耳管ピンを挿入する．

耳管ピンは，他の治療法が無効であった難治例の約80％に有効性が確認されるが，効果がみられない症例もある．これらに対応するためには，耳管咽頭口側への手術法の追加など，治療体系の確立が望まれる現状にある．

治療効果判定・経過観察

自覚症状と他覚的所見の両面から治療効果を判断するが，患者の自覚症状がより重要である．忙しい外来においては，症状をスコア化した問診票を利用するのが便利である．スコアの減少があれば治療の有効性が確認できる．もし受診時に症状があれば，開放耳管によるものか，ほかに原因があるか判断する必要がある．オトスコープは簡便で有用な診断法である．また，耳管機能検査装置による検査（音響法，TTAG法）を加えれば，治療効果をより客観的に評価することができる．

（小林俊光，池田怜吉）

シリーズ関連項目

- 『実戦的耳鼻咽喉科検査法』「実戦的耳管機能検査—鼓膜形成術前の耳管機能評価」p.54（小林俊光）
- 『耳鼻咽喉科の外来処置・外来小手術』「耳管処置—耳管疾患の概念の変遷に伴う耳管通気法と耳管開放症」p.54（山口展正）

superior canal dehiscence syndrome（上半規管裂隙症候群）

疾患概念

　superior canal dehiscence syndrome（上半規管裂隙症候群）は1998年にMinorら[1]によって最初に報告された比較的新しい疾患単位である．上半規管を覆っている中頭蓋窩天蓋や上錐体洞近傍の上半規管周囲に骨欠損が生じることによって特徴的な神経耳科学的所見を呈する．

臨床症状

　本症候群では，上半規管の裂隙部分が正円窓，卵円窓に次ぐ第三の内耳窓となるため，音刺激や圧刺激によって内・外リンパ還流に変化が生じ，Tullio現象や瘻孔症状をきたす[1]．Tullio現象とは強大音聴取時や発声時にめまいを自覚する現象であり，瘻孔症状とは中耳圧や頭蓋内圧の変化が内耳に波及してめまいが誘発される現象である．

　上半規管が正に刺激された場合には，右上半規管裂隙では上眼瞼向き左回り，左上半規管裂隙では上眼瞼向き右回りの眼球偏倚（眼振緩徐相）が誘発されることが多い（❶）．

神経耳科学的検査所見

■ 標準純音聴力検査

　時に伝音難聴（気導-骨導差）および感音難聴を生じる[1,2]．上半規管裂隙症候群における伝音難聴は2つの機序が考えられている．1つは上半規管の裂隙によって骨伝導音に対する感度が増加し，骨導閾値が低下することであり，もう1つは上半規管の裂隙部を通じて音響エネルギーが消失するために気導-骨導差が生じることである．この気導-骨導差はとくに250Hzにおいて認めやすいとされている[2]．

■ 前庭機能検査

　Tullio現象の記録は，オージオメータで周波数別の音刺激をしながら，暗所開眼条件下にサーチコイルや電気眼振計（ENG）を用いて行われることが多い[3,4]．検査には100～110 dBHLの音圧がしばしば用いられるが，500Hz刺激で誘発されやすい[3]．

　瘻孔症状を誘発する方法としては，Politzer球を用いて外耳道を加圧・減圧する方法もしくはValsalva法が一般的である[3,4]．Valsalva法による刺激には2通りある．鼻をつまんで息こらえを

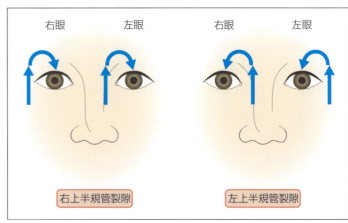

❶ 上半規管裂隙症候群における眼球偏倚
右上半規管裂隙症候群では上眼瞼向き左回りの眼球偏倚（眼振緩徐相）が誘発される．
左上半規管裂隙症候群では上眼瞼向き右回りの眼球偏倚（眼振緩徐相）が誘発される．

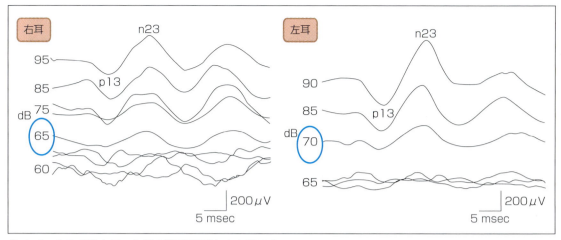

❷ クリック音刺激を用いた前庭誘発筋電位（cVEMP）
両側の振幅（正常域：50～200μV）の増大と両側の反応閾値（○）の低下がみられる．
（鈴木光也ほか．耳鼻咽喉科・頭頸部外科 2003[3]より改変）

するValsalva刺激（nose-pinched Valsalva maneuver）の場合は，耳管経由で中耳内圧が上昇し，その圧の上昇が内耳窓を介して前庭側から上半規管膨大部方向に伝わるため，上半規管膨大部は正の刺激を受けやすい．一方，声門を閉じるように息こらえをするValsalva刺激（glottic Valsalva maneuver）では，胸腔内圧の上昇，頭蓋内圧の上昇が生じ，裂隙部から上半規管膨大部方向に圧が加わるため，上半規管膨大部は負に刺激されやすい．加圧・減圧により上半規管が正または負に刺激されると，回旋成分を伴った垂直性の眼球偏倚が誘発される．

前庭誘発筋電位（cervical vestibular evoked myogenic potential：cVEMP）は，強大クリック音刺激によって主に同側の胸鎖乳突筋から記録される反応のうち短潜時のもの（潜時陽性波p13と陰性波n23）であり，球形嚢・下前庭神経系の機能検査として広く普及している．通常，cVEMPの閾値正常域は85 dB程度であり，低音刺激は高音刺激より大きな反応を示すことが知られている．上半規管裂隙症候群では，cVEMPの振幅増大と反応閾値の低下が高率にみられる（❷）[3]．

画像所見

上半規管裂隙症候群の裂隙は，側頭骨HRCT（high resolution CT）でスライス幅0.5 mmの冠状断によって確認する．冠状断・軸位断CTで裂隙の判断が難しい例では，上半規管に平行な面に沿って画像を再構築するとよい[5]（❸）．CT画像は裂隙の診断に欠かすことができないが，CT所見のみでは裂隙の判断に限界があることに留意する．

治療

治療法は保存的治療と手術療法に分けられる．保存的治療は耳栓による防音，鼓膜換気チューブ留置などが行われる．耳栓による防音は，Tullio現象に対してある程度有効であるが，擤鼻・力みなどのValsalva刺激に対しては効果的ではない．鼓膜換気チューブ留置によってnose-pinched Valsalva maneuverによる刺激は緩和できるが，glottic Valsalva maneuverによって受ける刺激を回避することはできない．

手術療法は，側頭開頭もしくは乳突洞経由で上半規管内に骨パテをplugging，または裂隙部の表面をresurfacingやcappingする方法が一般的である[6,7]．症状の改善率はpluggingが最も高

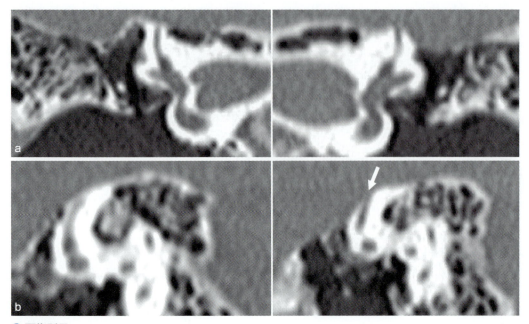

❸ 画像所見
冠状断CT（a）では両側の上半規管裂隙が疑われるが，上半規管平面に沿った再構築CT（b）では左上半規管の裂隙が確認できる．矢印：裂隙部．

い[6,7]．これらの手術で最も多い合併症は感音難聴と平衡障害である[6]．pluggingでは術側の上半規管の機能が失われ，時には三半規管すべての機能低下も生じうる[6]．

（鈴木光也）

引用文献

1) Minor LB, et al. Sound- and/or pressure-induced vertigo due to bone dehiscence of the superior semicircular canal. Arch Otolaryngol Head Neck Surg 1998；124：249-58.
2) Benamira LZ, et al. Superior canal dehiscence：Can we predict the diagnosis? Otol Neurotol 2014；35：338-43.
3) 鈴木光也ほか．両側上半規管裂隙症候群（Superior canal dehiscence syndrome）の1症例．耳鼻咽喉科・頭頸部外科 2003；75：23-6.
4) Minor LB, et al. Symptoms and signs in superior canal dehiscence syndrome. Ann N Y Acad Sci 2001；942：259-73.
5) Ceylan N, et al. CT imaging of superior semicircular canal dehiscense：Added value of reformatted images. Acta Otolaryngol 2010；130：996-1001.
6) Vlastarakos PV, et al. Efficacy assessment and complications of surgical management for superior semicircular canal dehiscence：A meta-analysis of published interventional studies. Eur Arch Otorhinolaryngol 2009；266：177-86.
7) Carey JP, et al. Semicircular canal function before and after surgery for superior canal dehiscence. Otol Neurotol 2007；28：356-64.

17 迷路気腫

迷路気腫（pneumolabyrinth）は外リンパ瘻（perilymphatic fistula）に伴い，内耳に気泡が存在する状態である[1]．中耳を含む側頭骨外傷は日常臨床でしばしば経験する疾患であり，その原因としては耳かきや耳部の殴打によるものが多いが，まれに外リンパ瘻を合併する例がある．外リンパ瘻は，内耳の外リンパが漏出することで，めまい・耳鳴・難聴などをきたす疾患である[2]．

外リンパ瘻の診断は，試験的鼓室開放によってなされることが多かったが，近年は中耳から外リンパ特異的蛋白（cochlin-tomoprotein：CTP）の検出も診断に有効とされている[2]．一方，迷路気腫が画像上で示されれば，外リンパ瘻の存在を示す客観的な証拠となる[1]．Pashley[3] が1982年に内耳奇形を伴う症例において，中耳断層撮影で診断・報告したのが最初とされ，その後，側頭骨CTの普及に伴い，国内外で約50例の迷路気腫の報告例がある[1]．

典型的な症例[1]

■ 症例1：25歳，女性

耳かきの際に子どもがぶつかり，耳かき棒（木製）が刺入．受傷数分後より嘔吐，めまい，難聴が出現．続いて耳漏も出現し，当院救急部受診．

右鼓膜緊張部の後上象限に小穿孔があり（❶-a），平均37 dBの混合性難聴を認めた．CT上，前庭内にガス像を認め（❷-a），頭部挙上・安静とステロイド・消炎加療を行った．5病日ごろよりめまい，右向き水平性眼振ともに改善し，7病日には骨導聴力はほぼ正常化し，さらにCTでもガス像は消失した．引き続き保存的に加療を行い，受傷2か月後には聴力は平均18 dBまで改善した（❷-b）．

■ 症例2：85歳，男性

転倒した際，箸立てに左側頭部より落下．箸の一本が経外耳道的に刺入．受傷直後からめまい，左難聴が持続し，近医で加療を受けるも症状改善なく，受傷後13日に紹介となった．

左鼓膜緊張部の後上象限に穿孔あり（❶-b），平均気導聴力（3分法）105 dBの高度の混合性難聴を認めた（❸-a）．CT上，蝸牛（前庭階と鼓室階の両方）・前庭内にガス像を認め（❸，❹），アブミ骨の蝸牛内への陥入を疑った（❸-d）．当初，手術を希望されず，頭部挙上・安静とステロイド・消炎加療を行った．しかし，聴力はスケールアウトとなり，左向きの水平回旋混合性眼振が持続し，自覚的にめまいも改善しないため，32病日に全身麻酔下に前庭窓の瘻孔からゲンタマイシンの注入，および瘻孔閉鎖術を施行した．術後，めまいは消失した．術後2か月目のCTでは，蝸牛のガス像は消失していたが，前庭にわずかにガス像の残存を認めた．

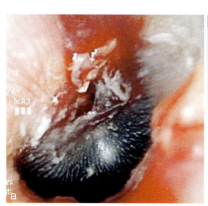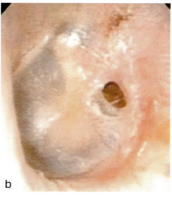

❶ 典型例の鼓膜写真
a：症例1．右鼓膜緊張部の後上象限に小穿孔あり，また鼓室内血腫を認める．
b：症例2．左鼓膜緊張部の後上象限に穿孔を認める．

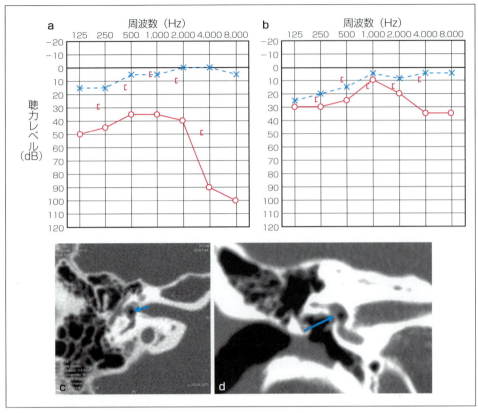

❷ 症例1の聴力経過と側頭骨CT画像
a：初診時（受傷翌日）のオージオグラム．
b：受傷2か月後のオージオグラム．
c：初診時のCT（水平断）．前庭内にガス像を認める．
d：初診時のCT（前額断）．

(Hidaka H, et al. Otol Neurotol 2012[1]より)

原因と診断のポイント

　迷路気腫の原因は鈍的外傷が約半数を占めるが，それ以外に上記症例のような直達外傷，アブミ骨手術や人工内耳手術などの医原性などがあげられる[1]．本邦では，上記症例ように本邦固有の耳かき棒によるものが多い．一方，最近の報告では迷路骨包に骨折線が及ぶ側頭骨外傷の場合，約50％に迷路気腫が同定され，これまで考えられてきた以上に頻度が高いとされている[4]．

　側頭骨CT読影の際，骨折線の有無の確認に加え，内耳骨包にガス像がないかチェックすることが診断のポイントとなる．左右差がないかも診断の補助になることがある（❹）．

治療の指針（保険適用内）

　外リンパ瘻の治療指針[2]と同様に，通常はまず保存的治療を行う．瘻孔は自然閉鎖の可能性があるので，頭部を30°挙上した状態で安静を保ち，突発性難聴に準じた薬物療法，ならびに外傷に伴う感染予防のため抗生物質投与を行う．保存的治療に反応しない例や，聴覚・平衡機能の悪化，変動を示す例などでは，なるべく早期に鼓室開放術を行う．

病態と予後について

　聴力の改善は，前庭症状の改善度に比較すると，予後が不良とされている．筆者らのメタアナリシ

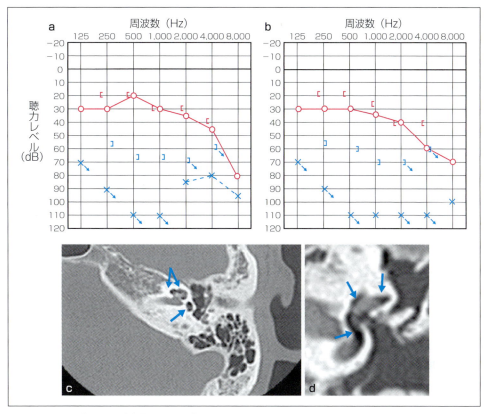

❸ 症例2の聴力経過と側頭骨CT画像
a：初診時（受傷7日目）のオージオグラム．
b：受傷2か月後のオージオグラム．
c：初診時の側頭骨CT（水平断）．前庭と蝸牛内にガス像を認める．
d：初診時の側頭骨CT（前額断）．

（Hidaka H, et al. Otol Neurotol 2012[1]）より）

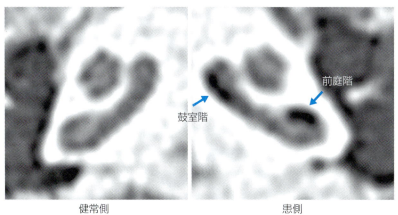

❹ 症例2のCT画像の拡大
蝸牛付近の像を拡大し，健常側（右耳）との比較を示す．ガス像は鼓室階と前庭階の双方に及ぶと考えられる．

ス[1]）では，受傷原因や加療方法，受傷から手術までの期間は，気導・骨導ともに聴力予後に有意な影響はみられなかった．一方，アブミ骨の骨折・迷路への陥入の有無，ならびに迷路気腫の範囲は聴力予後に影響を与える因子であった．

迷路気腫の範囲がCTで評価されている30例

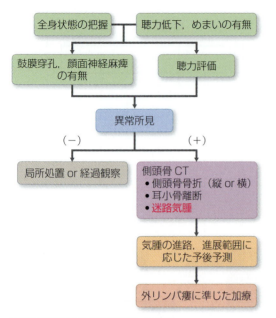

❺ 耳科領域の外傷に遭遇したら？

まとめ

❺に耳科領域の外傷に遭遇した場合の対応のアルゴリズム案を提示する．全身状態の把握とともに，聴力低下やめまいの有無を確認する．次いで鼓膜穿孔や顔面神経麻痺の有無の確認，聴力評価を行う．これらの異常所見をふまえて，局所処置や経過観察で可能な例か，そうでないかを検討する．

CTを含む画像診断での精査が必要と判断される場合は，側頭骨骨折や耳小骨離断の評価とともに迷路気腫の有無を確認する．もし迷路気腫がみられれば，その侵入進路や進展範囲を確認して侵入進路を予測して聴力予後を検討するとともに，前述の外リンパ瘻の治療指針に基づいた加療を行う．

（日高浩史）

に対し，その進展範囲が聴力予後に影響するかを検討すると，気腫が前庭あるいは半規管に限定している例では，48％（11/23）において10 dB以上の聴力改善が得られたのに対し，気腫が同部位を越えて蝸牛に達している6例はすべて聴力改善がみられなかった．これは，基礎実験[5,6]において，気泡が蝸牛内に入った場合は蝸牛障害が起こり，とくに前庭階外リンパ腔への侵入は不可逆的障害を起こす結果と一致する．したがって臨床面からも，迷路気腫の存在と進展部位を把握することは，聴力予後の予測と治療方針の検討に有効と考えられる[1]．

自験例では，前庭のみのガス像であれば，受傷後2か月以内に吸収されたが，上記症例2のように必ずしも吸収されない例もある．したがって，多量のガス像があれば，難聴の悪化防止・改善目的に，内耳窓経由で気泡の除去を図る方針も理論的にはありうるが，現時点でそのような報告は渉猟しえない．

引用文献

1) Hidaka H, et al. Traumatic pneumolabyrinth：Air location and hearing outcome. Otol Neurotol 2012；33：123-31.
2) 杉崎一樹，池園哲郎．外リンパ瘻の診断と治療のエビデンスは？ 池田勝久ほか編．耳鼻咽喉・頭頸部外科の治療（2015-2016）．中外医学社；2015．p.63-6.
3) Pashley NR. Simultaneous round window fistulae in a child. Ann Otol Rhinol Laryngol 1982；91：332-5.
4) Choi GH, et al. The rates and clinical characteristics of pneumolabyrinth in temporal bone fracture. Otol Neurotol 2014；36：1048-53.
5) Kobayashi T, et al. Effect of perilymphatic air perfusion on cochlear potentials. Acta Otolaryngol（Stockh）1990；110：209-16.
6) Kobayashi T, et al. Inner ear injury caused by air intrusion to the scala vestibuli of the cochlear. Acta Otolaryngol（Stockh）1993；113：725-30.

シリーズ関連項目

- 『めまいを見分ける・治療する』「外リンパ瘻によるめまいの特徴と手術治療の効果」p.169（池園哲郎）

18 外リンパ特異的蛋白（CTP）による外リンパ瘻診断

　今まで確定診断法がなかったために，外リンパ瘻の疾患概念は国によって大きく異なる．海外では「めまいの原因疾患」と考えられており，慢性難治性めまいの鑑別診断として外リンパ瘻を想起し，難聴の有無にはとらわれない．一方，日本では難聴の原因と考えられており，めまいの鑑別診断にはあまりあがらない．しかしながら，国内でもめまいを主訴とするCTP（cochlin-tomoprotein）陽性例が報告されている[1-3]．

日本の外リンパ瘻診断基準（案）

　2015年の難病法改正の影響もあり外リンパ瘻診断基準（案）が改訂された（❶）．外リンパ瘻の誘因別カテゴリー分類（❷）は用語の混乱を避けるために重要である．ちなみに外リンパ瘻の診断基準を発表しているのは日本のみである．

CTP検査とは

　2009年にIkezonoらが，外リンパ中の蛋白

---

❶ 外リンパ瘻診断基準（案）（厚生労働省難治性聴覚障害に関する研究班，2015年）

1. 確実例
   下記項目のうちいずれかを満たすもの．
   （1）顕微鏡検査・内視鏡検査
   　　顕微鏡，内視鏡などにより中耳と内耳の間に瘻孔を確認できたもの．瘻孔は蝸牛窓，前庭窓，骨折部，microfissure，奇形，炎症などによる骨迷路破壊部などに生じる．
   （2）生化学的検査
   　　中耳から外リンパ特異的蛋白＊が検出できたもの．
   　　＊外リンパ特異的蛋白 cochlin-tomoprotein（CTP）の検出法
   　　　中耳に0.3 ccの生理食塩水を入れ，シリンジ内で3回出し入れし，中耳洗浄液を回収する．ポリクローナル抗体によるエライザ法で蛋白を検出する．
   　　　カットオフ値は以下の通りである．
   　　　　0.8 ng/mL以上が陽性
   　　　　0.4以上，0.8 ng/mL未満が擬陽性
   　　　　0.4 ng/mL未満が陰性
2. 疑い例
   下記項目の外リンパ瘻の原因や誘因があり，難聴，耳鳴，耳閉塞感，めまい，平衡障害などが生じたもの．
   （1）側頭骨骨折などの外傷，中耳および内耳疾患（真珠腫，腫瘍，奇形，半規管裂隙症候群など）の既往または合併，中耳または内耳手術など．
   （2）外因性の圧外傷（爆風，ダイビング，飛行機搭乗など）
   （3）内因性の圧外傷（はなかみ，くしゃみ，重量物運搬，力みなど）

（以下略）

❷ 外リンパ瘻のカテゴリー分類

1. 側頭骨骨折などの外傷，中耳および内耳疾患（真珠腫，腫瘍，奇形，半規管裂隙症候群など）の既往または合併，中耳または内耳手術など
2. 外因性の圧外傷（爆風，ダイビング，飛行機搭乗など）
3. 内因性の圧外傷（はなかみ，くしゃみ，重量物運搬，力みなど）
4. 原因，誘因不明　idiopathic

注）「特発性外リンパ瘻　Spontaneous PLF」という用語は誤解を招きやすく使用しない方が良い．

CTPが外リンパ漏出の生化学的診断マーカーとなりうることを報告した[4,5]．これにより，これまで術者が目視で主観的に確認していた外リンパ漏出の有無を，客観的に検査できるようになった．

CTP検査では中耳を0.3 mLの生理食塩水（以下，生食）で洗浄し，この液体サンプルを回収し，中耳洗浄液中にあるCTPを定量する．われわれは，（株）SRLと共同研究ベースで高感度ELISAでの検査を開始，2015年度は全国約150病院で検査が可能となっている．

CTPは新規の診断マーカー蛋白であり，さらに検体となる中耳洗浄液も新規生体材料であることから，陽性陰性のカットオフ値の設定は容易ではない．現在のところ診断基準（案）に記載した数値[1]となっているが，今後も引き続き検討していく予定である．

CTP検査の具体的手技と注意点

STEP1

外リンパ瘻診断基準（案）に基づいて外リンパ瘻が疑われた症例を対象にする．

STEP2

1 mLシリンジに血管内留置針のような柔らかい針を装着．生食を中耳に0.3 mL入れて，この液体を3回程度入れたり出したりして漏出外リンパを生食に捕捉する．

最低0.1 mLの中耳洗浄液を回収するよう努める．

鼓室に血液がなるべく混入しないように注意するが，混入しても心配はない．

検査感度を向上させるため，極力洗浄液が希釈されないようにする．

過去に発生した誤った検査法として「0.3 mLの生食を3回使用し，合計0.9 mLのサンプルを提出」「0.3 mLの生食を2回使用し破棄，最後の0.3 mLで中耳を洗浄し提出」などを経験している．とくに注意していただきたい．

中耳腔，中耳蜂巣が大きい症例では，0.3 mLの生食では中耳蜂巣腔に入り込んでしまい回収できないことがまれにある．このような場合には，

❸ CTP検査の解釈

陽性	外リンパ瘻	
陰性	外リンパ瘻	→自然治癒，間欠的漏出，微量な漏出で感度以下
	外リンパ瘻ではない	→他の疾患

さらに0.1 mLを追加注入すると意外と回収が容易となる．このように総量0.4 mLの生食を利用した場合には，カットオフ値を換算して陽性を判断することができる．この場合は判定は参考値となる．

STEP3

血球やデブリの除去のために，シリンジを直立させ，上澄みを採取してサンプルチューブ（エッペンドルフなど）に入れ凍結保存する．凍結保存すれば，しばらくCTPを安定的に測定できる．その後，研究室へ送付するか，または受託検査とする．

CTP検査の意義

これまでは中耳所見を手術的に確認して外リンパ漏出の有無を判断していたが，総量が150 μLしかない外リンパの漏出を確認できるか否か議論があった．その意味で外リンパ特異的蛋白を用いた生化学的診断法の意義は高い．CTP陽性，陰性それぞれの解釈を❸に示した．CTPは安定していて変性しにくい蛋白であり，種々の条件下で生化学的客観診断が可能である．

外リンパ瘻は今まで診断法，治療法からその存在そのものに至るまで，議論の尽きない疾患であった[6,7]．CTPを用いた外リンパ瘻確定診断法は，突発性難聴やメニエール病など，特発性疾患が主であった内耳性難聴・めまいの「病因診断」を可能とし，原因に基づく治療の検討を可能にする．より客観的な判定が可能となるELISA法が開発され広く臨床の現場で活用されるようになってきた．今後の国内・国際的共同研究により，さらにその実像が明らかになってくることが期待される．

（池園哲郎）

引用文献

1) 池園哲郎. 外リンパ瘻診断に関する調査研究. 厚生労働科学研究費補助金　難治性疾患等政策研究事業「難治性聴覚障害に関する調査研究班」平成26年度総括・分担研究報告書. 2015.
2) 杉崎一樹ほか. 難治性のめまいと外リンパ瘻　第2報. 平成25年度厚生労働省難治性疾患克服研究事業　前庭機能異常研究班報告書. 2014. p.209-10.
3) Wackym PA, et al. Otic capsule dehiscence syndrome：Superior semicircular canal dehiscence syndrome with no radiographically visible dehiscence. Ear Nose Throat J 2015；94：E8-24.
4) Ikezono T, et al. Cochlin-tomoprotein (CTP), a novel perilymph specific protein and a potential marker for the diagnosis of perilymphatic fistula. Audiol Neurootol 2009；14：338-44.
5) Ikezono T, et al. The performance of Cochlin-tomoprotein detection test in the diagnosis of perilymphatic fistula. Audiol Neurootol 2010；15：168-74.
6) Hornibrook J. Perilymph fistula：fifty years of controversy. ISRN Otolaryngol 2012；2012：281248.
7) Friedland DR, Wackym PA. A critical appraisal of spontaneous perilymphatic fistulas of inner ear. Am J Otol 1999；20：261-76.

シリーズ関連項目

- 『めまいを見分ける・治療する』「外リンパ瘻によるめまいの特徴と手術治療の効果」p.169（池園哲郎）

19

auditory neuropathy

auditory neuropathy（AN）は，内有毛細胞から蝸牛神経の障害に起因する感音難聴[★1]で，聴力レベルに比して著しく不良な語音明瞭度を呈することを特徴とする．原則，外有毛細胞機能には異常を認めない．

臨床的には，①聴力レベルに比して極端に不良な語音明瞭度，②正常に保たれた外有毛細胞機能（耳音響放射〈otoacoustic emission：OAE〉，または蝸牛マイクロフォン電位〈cochlear microphonics：CM〉の検出），③聴性脳幹反応（auditory brainstem response：ABR）の無反応（あるいは，きわめて高度の障害）の3つを確認することで診断される[1)]．

ANの原因は多様で，新生児期の高ビリルビン血症や低酸素症のほか，さまざまな原因となる遺伝子変異が明らかにされている．

ANには多様な病理が含まれるが，蝸牛から中枢への神経スパイク情報に同期障害（dyssynchrony）や易順応などの異常が生じていることが，共通する主な病態生理として考えられている．すなわち，音入力により蝸牛神経のスパイク数が増加することで音の検出がなされるが（聴力閾値），スパイク発火の同期障害などの異常のために，言葉の明瞭度の不良やABR波形の消失が生じると考えられている[★2]．内耳への音入力や外有毛細胞が関与する蝸牛の"active process"には原則異常を認めない．

検査法と診断のポイント

上述のように，①純音聴力検査，②語音聴力検査，③OAE，④ABRにより，聴力レベルに比して極端に不良な語音明瞭度，正常な外有毛細胞機能，ABRの無反応を確認することが重要である．

低音障害型感音難聴の聴力像を呈する場合が少なくないとされるが，実際には，さまざまなレベル，型の難聴が存在しうるため，聴力像から確定診断を行うことは難しい．しかし，聴力レベルに比して，会話の聞き取り不良の訴えが強いことは，本症を疑うきっかけになる．聴力レベルに比して不良な語音明瞭度とOAE正常，ABR高度障害などの所見が認められればANの診断は容易である（❶）．

なお，ABRは確定診断のためには必要不可欠な検査であるが，ABRをすぐに実施できない場合は，音響性アブミ骨筋反射（stapedius reflex：SR）も有用である．通常，補充現象陽性の内耳性難聴では，純音聴力レベルが60 dBHL程度までは，SRの閾値上昇を認めない（Metzテスト陽性）が，ANでは閾値上昇が比較的軽度であっても，しばしばSRの欠如を認める．

また，診断が確定した後に考慮すべき検査として，⑤蝸電図検査[★3]，⑥遺伝子検査があげられる．病態診断や治療方針の決定に参考となる有用な情報が得られることが少なくない．❷には，ANの主な原因遺伝子（非症候性，症候性）を示した．

[★1] 1996年にKagaらによりauditory nerve disease, Starrらによりauditory neuropathyという名称で新たな疾患概念として報告された[1)]．内有毛細胞，内有毛細胞と蝸牛神経のシナプス，あるいは，蝸牛神経の障害に起因するさまざまな病態を内包する．

[★2] ABRは消失しても，波形を構成する周波数成分がより低いN1などの緩反応は記録されうることが知られている[2)]．N1などの反応検出の有無と語音明瞭度の障害程度には一定の相関があること（明瞭度が不良になると，N1波形の検出不良）も報告されている[3)]．

[★3] 蝸電図検査は，AN症例における障害部位診断に有用で，cochlear microphonic (CM), summating potential (SP), dendritic potential (DP), compound action potential (CAP)の所見により，内有毛細胞と蝸牛神経間のシナプスにおける障害部位（シナプス前部，後部など）が診断可能であるとされる（McMahonらは，AN症例の蝸電図所見を検討し，内外有毛細胞由来とされるSPの潜時が延長し，シナプス後電位を反映するとされるDPを認めない例と正常潜時のSPに続きDPを認める例があることを報告し，それぞれ，シナプス前部，シナプス後部での障害を反映しているのではないかと考察している）[4)]．

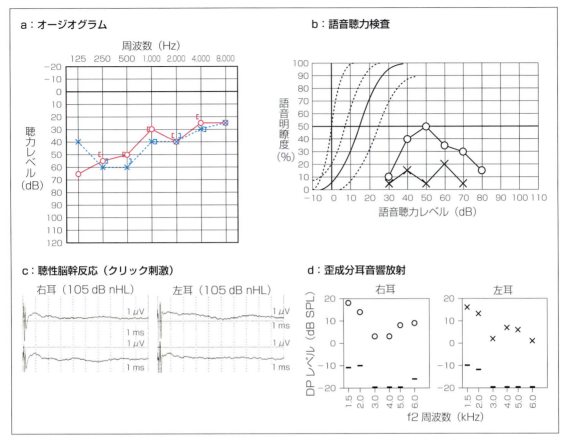

❶ auditory neuropathy 症例の検査所見

❷ auditory neuropathy の主な原因遺伝子

非症候性	症候性
常染色体優性：*AUNA1*, *PCDH9* 常染色体劣性：*OTOF*, *pejvakin*, *GJB2* X連鎖：*AUNX1*	Charcot-Marie-Tooth（CMT）病 　常染色体優性：*PMP22*, *MPZ*, *NF-L* 　常染色体劣性：*NDRG1* 　X連鎖：*GJB1* Leber's hereditary optic neuropathy（LHON） 　ミトコンドリア：11778mtDNA autosomal dominant optic atrophy（ADOA）(or Kjer's 病) 　常染色体優性：*OPA1* autosomal recessive optic atrophy（AROA） 　常染色体劣性：*TMEM126A* など

治療方針

　AN の根本的治療法は確立されていない．一般に，補聴器の有効性はほとんどないか，かなり限定的であることが多い．また，静かなところでの1対1（対面）での会話聴取は比較的可能な場合であっても，騒音環境下での聞き取り困難には難渋することが多い[★4]．

　会話聴取の困難が進行した場合は，人工内耳の

★4　雑音下での聞き取り困難には，病変そのものの病理に加え，正常に保たれた外有毛細胞機能も寄与要因の一つになっている可能性が指摘されている[5]．

適応が考慮される．人工内耳では，蝸牛神経への電気刺激により発生したスパイクが残存神経を経由して中枢側に伝達されるため，蝸牛神経の障害では，障害部位，程度などにより，聞き取り改善効果に負の影響が生じる可能性がある．

　すなわち，人工内耳の効果は，ANの責任病変により影響を受ける可能性があるが，この点において，遺伝子検査は有用な情報を提供することが期待される．たとえば OTOF 遺伝子の変異による AN では，シナプス前部に障害原因の主体があるとされ（内有毛細胞からの神経伝達物質放出の障害），良好な効果が期待できる（実際，有効であることが多数報告されている）．また，視神経萎縮に合併する OPA1 遺伝子変異による AN では，シナプス後部の神経終末の異常が指摘されているが，人工内耳の刺激は病変部より中枢側であるため，蝸牛神経障害ではあるが人工内耳による言葉の聞き取り改善が期待できる．

（川瀬哲明）

引用文献

1) Kaga K. Auditory nerve disease and auditory neuropathy spectrum disorders. Auris Nasus Larynx 2016；43：10-20.
2) Takata Y, et al. Auditory evoked magnetic fields in patients with absent brainstem responses due to auditory neuropathy with optic atrophy. Clin Neurophysiol 2012；123：985-92.
3) Rance G, et al. Speech perception and cortical event related potentials in children with auditory neuropathy. Ear Hear 2002；23：239-53.
4) McMahon CM, et al. Identification of different subtypes of auditory neuropathy using electrocochleography. Kaga K, Starr A, eds. Neuropathies of the Auditory and Vestibular Eighth Cranial Nerves. Springer；2009. p.21-36.
5) Oda K, et al. Masking effects in patients with auditory neuropathy：Possible involvement of suppression mechanism caused by normal outer hair cell function. Otol Neurotol 2013；34：868-76.

シリーズ関連項目

・『実戦的耳鼻咽喉科検査法』「auditory neuropathy とは」p.134（吉田尚弘）

20 新規に発見された遺伝性難聴

難聴の原因遺伝子は約100種類ほどあり，先天性難聴の60％以上は遺伝性であろうと推測されていたが，遺伝子解析技術の限界もあり，まれな変異を見つけることは容易ではなかった．しかし，シーケンサー分野はここ10年で驚異的な技術革新を遂げ，かつて1人分の遺伝子を解読するのに13年の歳月と30億ドルの費用を要したものが，今ではわずか1日の時間と1,000ドルの費用で可能になっている．この次世代シーケンサーによって最近新たに日本人に発見された非症候群性難聴の原因遺伝子を紹介する．

新しく「先天性難聴の遺伝子診断」に加わった遺伝子

2012年4月から保険収載された「先天性難聴の遺伝子診断」は13遺伝子46変異をインベーダー法にてスクリーニングする方法で行われ，約30％の先天性難聴児に遺伝子変異が見つかっていた[1]．2015年8月より次世代シーケンサー（Ion PGMシステム）による解析をスタートさせ，19遺伝子154変異を解析できるようになったため，診断率が大幅に向上している．

今回新しく加わった遺伝子（❶）は，ACTG1，CDH23，MYO15A，OTOF，TMPRSS3，WFS1の6遺伝子であり，いずれもここ数年の研究によって明らかとなった日本人に多く認められる変異が加わっている．ACTG1とWFS1は常染色体優性遺伝形式をとるが，それ以外は常染色体劣性遺伝形式をとる．発現部位はいずれも有毛細胞が中心であり，TMPRSS3はらせん神経節にも，WFS1はコルチ器支持細胞～らせん靱帯にも認めている．

発症時期や聴力像の報告にはばらつきが多いが，先天性～若年発症で高音急墜～重度感音難聴を示すものが多く，総じて進行がみられる（❷）．なお，WFS1のみ低音障害型を示す特徴がある．また，いずれの遺伝子変異症例にも前庭症状は認められない．

なお2015年7月に指定難病に加わった「若年発症型両側性感音難聴」の診断基準に，①若年発症（40歳未満），②両側性，③原因遺伝子の同定（ACTG1, CDH23, COCH, KCNQ4, TECTA,

❶ 新しく「先天性難聴の遺伝子診断」に加わった遺伝子

遺伝子	Locus	遺伝形式	発現部位	発症時期	聴力像	経過	前庭症状	参考文献
ACTG1	DFNA20	常優	有毛細胞，柱細胞	乳児期～中年	高音急墜～重度	進行性	（−）	*1
CDH23	DFNB12 (USH1D)	常劣	有毛細胞（tip link）	先天性～中年	高音急墜～重度	進行性	（−）	*2
MYO15A	DFNB3	常劣	有毛細胞（stereocilia）	先天性～学童期	中等度～重度	進行性	（−）	*3
OTOF	DFNB9	常劣	内有毛細胞基底部	先天性	高度～重度	進行性	（−）	*4
TMPRSS3	DFNB8/10	常劣	有毛細胞/らせん神経節	若年(8)/先天性(10)	高音急墜(8)/重度(10)	進行性	（−）	*5
WFS1	DFNA6/14/38	常優	有毛細胞，支持細胞，他	先天性～若年	低音障害	進行性	（−）	*6

*1　Morellら，2000；Yangら，2000；van Wijkら，2003；Zhuら，2003；Kempermanら，2004；Miyagawaら，2015．
*2　Chaibら，1996；Borkら，2001；Wagatsumaら，2007；Miyagawaら，2012．
*3　Friedmanら，1995；Wangら，1998；Yanoら，2013；Miyagawaら，2015．
*4　Chaibら，1996；Yasunagaら，1999；Iwasaら，2013．
*5　Veskeら，1996；Bonné-Tamirら，1996；Scottら，2001；Miyagawaら，2015．
*6　Lesperanceら，1995；Van Campら，1999；Youngら，2001；Bespalovaら，2001；Fukuokaら，2007．

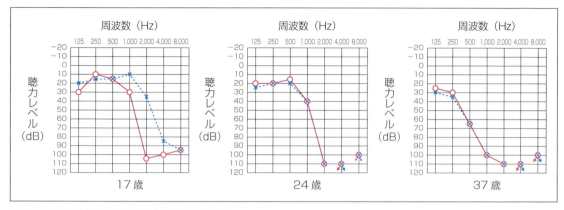

❷ *TMPRSS3* 遺伝子変異による難聴の進行

(Miyagawa M, et al. Ann Otol Rhinol Laryngol 2015[2]より)

❸ 日本人で初めて見つかったまれな遺伝子変異

遺伝子	Locus	遺伝形式	発現部位	発症時期	聴力像	経過	前庭症状	参考文献
PTPRQ	DFNB84	常劣	有毛細胞 (hair bundles)	先天性	中等度〜重度	進行性 or 安定	(−)	*1
GRXCR1	DFNB25	常劣	有毛細胞 (stereocilia)	先天性	高度〜重度	進行性	(+)	*2
LRTOMT	DFNB63	常劣	有毛細胞	先天性	高度	進行性	(−)	*3
LOXHD1	DFNB77	常劣	有毛細胞 (stereocilia)	先天性〜中年	中等度〜重度	進行性 or 安定	(−)	*4
P2RX2	DFNA41	常優	有毛細胞 (stereocilia)	若年	中等度〜高度	進行性	(−)	*5
MYO6	DFNA22/DFNB37	常優/常劣	有毛細胞 (stereocilia)	小児期〜高齢	中等度〜重度	進行性	(−)	*6

*1 Schraders ら, 2010；Yariz ら, 2012；Sakuma ら, 2015.
*2 Schraders ら, 2010；Mori ら, 2015.
*3 Du ら, 2008；Ahmed ら, 2008；Ichinose ら, 2015.
*4 Grillet ら, 2009；Mori ら, 2015.
*5 Blanton ら, 2002；Yan ら, 2013 Moteki ら, 2015.
*6 Melchionda ら, 2001；Ahmed ら, 2003；Miyagawa ら, 2015.

TMPRSS3，*WFS1* の 7 遺伝子）が明記されており，遺伝子検査が必須となっている．

次世代シーケンサーによって日本人に初めて見つかった遺伝子変異

次世代シーケンサーによる解析により，近年日本人に多く認められるようになった遺伝子変異は，前述のように保険適用となっているが，日本人で初めて見つかったまれな遺伝子変異についても報告されてきている（❸）．*PTPRQ*，*GRXCR1*，*LRTOMT*，*LOXHD1*，*P2RX2*，*MYO6* は，いずれも世界で初めての報告がなされたのがここ数年以内の遺伝子であり，日本人では 2015 年が初めての報告となっている．遺伝形式は，*P2RX2* が常染色体優性遺伝形式をとり，*MYO6* は優性と劣性のいずれの形式もとりうるが，それ以外は常染色体劣性遺伝形式である．すべて有毛細胞に発現する遺伝子であり，stereocilia（不動毛）に局在するものが多くなっている（❹）．

発症時期は先天性が多く，中等度〜重度感音難聴を呈するものが多く，また進行するものが多い（❺）．ほとんどの症例で前庭症状は認めなかったが，*GRXCR1* のみ浮動感（dizziness）を認めている．

（工　穣）

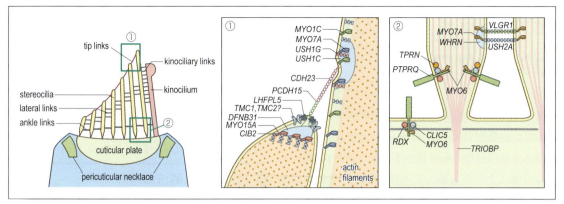

❹ stereocilia（不動毛）における *CDH23*, *MYO15A*, *PTPRQ*, *MYO6* などの局在

（Nishio SY, et al. Ann Otol Rhinol Laryngol 2015[3]）より）

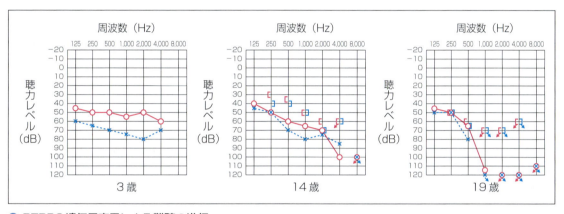

❺ *PTPRQ* 遺伝子変異による難聴の進行

（Sakuma N, et al. Ann Otol Rhinol Laryngol 2015[4]）より）

引用文献

1) 工 穣, 宇佐美真一. 先天性高度感音難聴―遺伝性難聴. 山岨達也編. 子どもを診る高齢者を診る 耳鼻咽喉科外来診療マニュアル. ENT 臨床フロンティア. 中山書店；2014. p.78-86.
2) Miyagawa M, et al. The patients associated with TMPRSS3 mutations are good candidates for electric acoustic stimulation. Ann Otol Rhinol Laryngol 2015；124：193S-204S.
3) Nishio SY, et al. Gene expression profiles of the cochlea and vestibular endorgans：localization and function of genes causing deafness. Ann Otol Rhinol Laryngol 2015；124：6S-48S.
4) Sakuma N, et al. Novel PTPRQ mutations identified in three congenital hearing loss patients with various types of hearing loss. Ann Otol Rhinol Laryngol 2015；124：184S-192S.

シリーズ関連項目

- 『子どもを診る 高齢者を診る』「先天性高度感音難聴―遺伝性難聴」p.78（工 穣, 宇佐美真一）

先天性サイトメガロウイルス感染症とガンシクロビル

本邦における先天性サイトメガロウイルス（CMV）感染児は全出生の約0.31％と推定されている．胎内感染の転帰はさまざまで，その臨床像は症例ごとに異なる．先天性感染児の24％になんらかの感染徴候が認められ（❶），生下時に無症候性の感染児の10～15％になんらかの遅発性障害が生じるため，最終的には感染児の3割超が症候性になると考えられる．これは全出生1,000人に1人（つまり全国で年間約1,000人）に相当する[1]．しかも，妊婦におけるCMV抗体保有率は減少傾向が続いており，妊娠中の初感染例が増えることが予想されるため，今後患者数は増加していくものと危惧されている．

遅発性症状や後遺症のなかで，感音難聴は頻度も高く重要である（❶）．出生後も進行性で，新生児聴覚スクリーニングでpassした子どもに遅発性に発症することもある．欧米の報告では，先天性感音難聴の21～25％は先天性CMV感染が原因と考えられており，非常に大きなインパクトをもっている[2]．本邦でも臍帯を用いた後方視的解析により，原因不明の高度難聴児の少なくとも10数％は先天性CMV感染によると推定されている[3]．精神運動発達遅滞やてんかんの発症も多く，自閉症（広汎性発達障害）や学習障害をきたす小児のなかにも先天性CMV感染が紛れ込んでいる．

適応と検査のポイント

■ 抗ウイルス療法の適応

症候性先天性感染児に対する抗ウイルス療法の目的は，①活動性病変（網膜炎，肝障害，血小板減少など）の沈静化と，②長期予後（聴力，発達など）の改善にある．

症候性先天性CMV感染児に対するガンシクロビル（GCV）による抗ウイルス療法が聴力予後（❷）[4]や発達予後を改善することが示され，診療方針に大きな変化が生じている．その後，プロドラッグであるバルガンシクロビル（VGCV）も同様に有効であることが示された．しかし，早期産児や低体重児におけるPK/PD（薬物動態学/薬力学）のデータがほとんどなく，副作用（短期的：骨髄抑制，長期的：動物実験における妊孕性や発癌性への影響の可能性）も問題となる．また現時点でこれらの薬剤はこの目的では保険適用外である．

したがって，これらの抗ウイルス薬の投与は原則的に，①治療開始時点で生後30日以内，②治療開始時点の体重が1,200g以上，③治療開始時点での修正在胎週数32週以上，としている．この3つの基準に合わない症例であえて治療を行う

❶ 先天性CMV感染症の臨床像

	出生時からみられる主な臨床像		遅発性に出現する主な臨床像
	中枢神経系	中枢神経系外	感音難聴 精神運動発達遅滞 てんかん 自閉症（広汎性発達障害） 学習障害
症状・徴候	小頭症 水頭症 痙攣 脈絡網膜炎 感音難聴	子宮内胎児発育遅滞 肝腫大 脾腫大 リンパ節腫大 紫斑	
検査異常	脳画像異常（石灰化など） 脳脊髄液の検査値異常	血小板減少，貧血 肝機能異常	

❷ 症候性先天性 CMV 感染新生児へのガンシクロビル（GCV）治療の聴力的予後への効果

		GCV 投与群（$n=24$）		非投与群（$n=19$）	
a	改善	4（17％）		0（0％）	
b	不変（聴力は正常のまま）	8（33％）	19（79％）	5（26％）	6（32％）
c	不変（聴力障害のレベルが同程度）	7（29％）		1（5％）	
d	増悪[注1]	5（21％）	5（21％）	13（68％）	13（68％）

注 1：先天性 CMV 感染に伴う難聴は，しばしば進行性である．
（a＋b＋c）vs（d）：$p=0.002$

（Kimberlin DW, et al. J Pediatr 2003[4]より改変）

❸ 先天性 CMV 感染児の診断法

		検体	生後 3 週未満	生後 3 週以降
ウイルス分離[注1]		血液	△	×
		尿・唾液[注2]	○	×
ウイルスゲノム検出（PCR）[注1]		血液	△	×
		尿・唾液[注2]	○	×
		ガスリー試験紙[注3]	／	△
		保存臍帯[注3]	／	△
CMV 特異 IgM の検出[注4]		血清	△	×

注 1：ウイルス分離も PCR も保険適用がない．
注 2：尿や唾液のほうが血液よりも検出率が高い．唾液の場合には母乳中のウイルスの混入に注意する．
注 3：これらは生後 3 週以内の検体であり，先天性感染を反映する．しかし感度は高くない．
注 4：保険適用があるが，感度は低く（感染児は約半数は偽陰性），特異度にも問題がある（時に偽陽性）．

際（たとえば重篤な活動性病変を伴う症例）は，薬剤血中濃度を測定して投与量を調整することが望まれるが，これも現在一般臨床レベルでは実施されていない．

■ 検査のポイント

症候性先天性 CMV 感染児に対しては抗ウイルス療法が考慮されるため，非典型例・軽症例でも先天性感染を疑い，確実に病原体診断を行うことが求められる（❸）．

先天性 CMV 感染の診断には，生後 3 週間以内に児から CMV を検出することが必須である．ウイルス分離は検出に通常数週間以上かかり迅速診断に適せず，かつ実施できる施設が限られている．PCR 法は高感度・迅速・特異的で，ウイルス分離よりも容易に実施できる．しかしウイルス分離も PCR も保険適用がないため，臨床現場では CMV-IgM が普及しているが，感度の低さ（感染児であっても CMV-IgM 陰性例が約半数）と偽陽性の出現が問題となっている．

長崎県では，新生児聴覚スクリーニングで発見される先天性難聴児に対する先天性 CMV 感染の診断を生後 3 週間以内に確実に行う体制（必ず耳鼻咽喉科から生後 3 週以内に基幹病院小児科へ紹介し，採尿して real-time PCR で CMV DNA の検出を行う）を構築し，早期確定診断とそれに続く早期抗ウイルス療法へつなげられるようにしている．「生後 3 週間以内」のタイミングを逸すると胎内感染の診断はできなくなるが，生後 3 週以内の児の状態を反映したガスリー試験紙や臍帯を検体として用いることで，（やや低感度ながら）後方視的に診断できるようになった（❸）．

抗ウイルス療法を行う場合は，ウイルス学的な効果を判定する意味で，定量的（real-time）PCR を実施する意義がある．通常，治療開始後数週間

以内にウイルス血症は検出できなくなる．

治療の方法

症候性先天性CMV感染児に対するGCVの6週間静注療法が有用であることが確立している[4]．一方で，長期にわたる静注療法は患者や家族への負担も大きいため，VGCVの経口投与も行われている．GCVに匹敵するPK/PDを示すことから同様の効果が期待されるが，現在国内でVGCVの小児用剤形が存在しないため，バリキサ®錠剤を潰して投与することになる．上述のように本剤が妊孕性や発癌性への影響を有する可能性があるために散剤としての投与がためらわれる場合には，懸濁液として処方する選択肢もある．しかしこの状態での薬剤安定性の明確なデータはない．

厚労科研研究班（古谷野班）では，先天性CMV感染児に対する抗ウイルス療法プロトコールを提示しており，

- VGCV経口投与（授乳後）16 mg/kg/回×2回/日
- または，GCV点滴静注6 mg/kg/回×2回/日

で6週間治療し，治療期間および終了後2週間まではウイルス量や副作用のモニターを厳重に行うように規定している[5]．

最近の研究では，VGCVの6か月投与が6週間投与の場合と比べて臨床的効果が勝り副作用は同程度だったため[6]，現在治療の主体はVGCVの6か月投与へと移ってきている．

（森内昌子，森内浩幸）

引用文献

1) Koyano S, et al. Screening for congenital cytomegalovirus infection using newborn urine samples collected on filter paper：Feasibility and outcomes from a multicenter study. BMJ Open 2011；1：000118.
2) Morton CC, Nance WE. Newborn hearing screening：A silent revolution. N Engl J Med 2006；354：2151-64.
3) Tagawa M, et al. Retrospective diagnosis of congenital cytomegalovirus infection at a school for the deaf by using preserved dried umbilical cord. J Pediatr 2009；155：749-51.
4) Kimberlin DW, et al. Effect of ganciclovir therapy on hearing in symptomatic congenital cytomegalovirus disease involving the central nervous system：A randomized, controlled trial. J Pediatr 2003；143：16-25.
5) 森内浩幸．先天性CMV感染治療プロトコール．小児感染免疫 2010；22：385-9.
6) Kimberlin DW, et al. Valganciclovir for symptomatic congenital cytomegalovirus disease. N Engl J Med 2015；372：933-43.

シリーズ関連項目

- 『子どもを診る 高齢者を診る』「先天性高度感音難聴─胎生期感染症」p.87（浅沼 聡）

突発性難聴に対するステロイド鼓室内投与療法

　突発性難聴は原因不明の急性感音難聴であり，近年その発生頻度は増加傾向にあるといわれている．本疾患の病態は疾患の定義上不明であるが，循環障害説，ウイルス感染説，自己免疫説などが提唱されている．治療はステロイド投与を基本とし，これに，循環改善薬，代謝賦活薬，ビタミン薬，抗凝固薬，血栓溶解薬，星状神経節ブロック，脱線維素原療法，プロスタグランジン製剤，インターフェロン，高圧酸素療法，carbogen，マグネシウム製剤など種々の治療法が併用される．

　しかし，原因が不明であることも相まって，決め手となる治療法は定まっていない．二重盲検治療試験により有効性が示された治療法は，ステロイド全身投与，ステロイド鼓室内注入，星状神経節ブロック，脱線維素原療法，マグネシウム製剤などに限られている．いずれの治療法にも一定の限界があり，2つ以上の治療法を併用することで有効性を高める試みが各施設でなされているが，複数の治療法の組み合わせの優劣についても結論が出ていないのが現状である．

　突発性難聴に対して現在最も広く行われている治療であるステロイド全身投与の有効性は，1980年代に無作為化二重盲検不活性プラセボ比較試験によって示された[1]が，2000年代に入ってから有効性を否定するデータも報告されており，必ずしも確立したものではない．無治療下の突発性難聴の聴力予後についても数少ないながら報告がある．Mattoxら[2]は突発性難聴患者の無治療群と治療群との間には差がなかったと報告したが，群割り付けなどの設定に問題があり，治療しなくてもよいとするにはエビデンスが不足している．

　American Academy of Otolaryngology-Head and Neck Surgery Foundationの突発性難聴診療ガイドライン[3]では，strong recommendationに該当する治療はなく，唯一のrecommendationが救済治療としてのステロイド鼓室内投与である．ちなみにこのガイドラインではステロイド全身投与と高圧酸素療法がoptionであり，抗ウイルス薬，血栓溶解薬，血管拡張薬，血管作動薬，抗酸化薬については投与すべきではないとされている．

ステロイド鼓室内投与療法

　ステロイド鼓室内投与療法は，正円窓を通して蝸牛内に高濃度のステロイドが移行することを利用した治療法であり，単独で行えば血中へのステロイド移行が非常にわずかであり，重症の糖尿病，高血圧，肝機能障害，消化性潰瘍などの基礎疾患があっても，合併症をほとんど心配することなく施行することができる．

　この治療法は1990年代後半から，内リンパ水腫，術後の内耳障害，髄膜炎後難聴，自己免疫性難聴，Ramsay Hunt症候群，突発性難聴など，種々の内耳疾患に対して行われてきた[4]．なかでも突発性難聴に対するステロイド鼓室内投与療法については，近年，相次いで報告がなされている．当初は，ステロイド全身投与など他の治療法で聴力改善効果のなかった症例に対する救済治療として行われたが，最近では第1選択治療としての報告も増えている．

　われわれが渉猟した限りでは，ステロイド鼓室内投与療法を突発性難聴に対する第1選択治療として行った無作為化臨床試験の報告は8報ある[5-12]．このうち4報はステロイド鼓室内投与療法が有効であることを示している[5,6,10,11]．Filipoら[10]はステロイド注入群と生食注入群との盲検比較検討を行い，治療開始から7日後の治癒率はステロイド注入群のほうが有意に高いことを見いだした．Ahnら[6]とGundoganら[11]はステロイド全身投与単独よりも鼓室内投与を加えたほうが有効性が増すことを報告した．さらにBattagliaら[5]はステロイド鼓室内投与療法単独の効果がステロイド全身投与を上回ることを示した．しかし残りの4報ではステロイド鼓室内投与療法の優位性は示されていない[7-9,12]．これら4つの治療試験

ではいずれも，ステロイド鼓室内投与療法を行った目的群ではステロイド全身投与を併用しておらず，ステロイド全身投与を行った対照群との比較検討の形となっている．

以上より，ステロイド全身投与＋鼓室内投与については有効性がほぼ確実であるが，ステロイド鼓室内注入単独の場合はステロイド全身投与単独に対しての優位性は確実ではないと解釈できる．解剖学的な要因から，鼓室内に投与したステロイドが正円窓に到達しない可能性があり，この弱点を補完するために全身投与の併用が必要なのかもしれない[13]．

ステロイド鼓室内投与の方法

■ 治療プロトコール

われわれは当科の治療成績の総括およびこれまでの論文報告などに基づき，2009年以降現在まで，ステロイド全身投与＋鼓室内投与療法を行っている[13]．これまでの報告例をみると，実際のステロイド鼓室内投与法にはいろいろなバリエーションがある．適応については，当初はもっぱら救済治療として行われ，American Academy of Otolaryngology-Head and Neck Surgery Foundationの推奨でも救済治療に位置づけられているが[3]，最近では第1選択治療としても積極的に行われている．

注入するステロイド薬の種類については，デキサメタゾン，プレドニゾロン，メチルプレドニゾロンなどの報告がある．われわれの施設ではこれまでの経験から，注入時に痛みを伴うことがほとんどないデキサメタゾンを使用している．投与間隔については毎日～週1回，総投与回数については3～8回とさまざまなプロトコールが報告されており，大きな幅がある．

われわれは当初，週1回合計4回投与を行っていたが，その後治療開始から7日間のうちに4回注入するというプロトコールに変更したところ有効性に差は認められなかった[14]．この治療法の主な合併症の一つである鼓膜穿孔の残存は注入の回数に依存すると考えられるため，現在われわれはday 1，2の2回のみの注入に切り替え，その治療成績について検討中である．

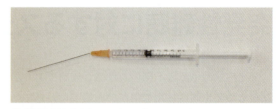

❶ 鼓室内注入用のシリンジ
1 mLのシリンジに23～25 G以下の細いカテラン針を付け，針は根元から20～30°ほど曲げておく．

■ 手技の実際

初回の鼓室内注入はイオントフォレーゼ麻酔もしくは鼓膜麻酔液麻酔下に行う．2回目以降は，鼓膜穿孔が開存している場合はそのまま無麻酔で行うが，閉鎖しているときは再度麻酔が必要となる．この場合はイオントフォレーゼ麻酔ではなく鼓膜麻酔液を使うほうがよい．微小な穿孔が存在しているとイオントフォレーゼ麻酔中にキシロカイン®が鼓室内に流入し，めまいを引き起こす危険性があるためである．2回目以降の麻酔の手順を省くためには，初回時に鼓膜チューブを留置したりCO_2レーザーで鼓膜穿孔を作成するなどの方法もある[15]．

注入は仰臥位で頸部を健側に45°捻転した姿勢で行う．麻酔液を十分に吸引・清拭して除去し，ポビドンヨード綿棒で消毒する．デキサメタゾン（1.65 mg/0.5 mL）溶液を1 mLのシリンジに充填し，23～25 G以下の細いカテラン針で後下象限または前下象限を穿刺する．針は根元から20～30°ほど曲げておくと視線が妨げられない（❶）．鼓膜チューブの孔を通して注入するときは針の先端部3 mmくらいを50～60°ほど曲げておく．急速に注入すると痛みやめまいを起こすことがあるので，10秒くらいかけてゆっくり注入する．突発性難聴ではほとんどのケースで鼓膜は正常なので，注入した液が透見でき，鼓室内が満たされて鼓膜が膨隆してくるのがわかる．鼓膜が過度に膨隆しない程度で注入を止め，針を引き抜くと，穿刺孔から注入した液の一部が流出してくる．

流出した余分な液は吸引・除去しておく．注入後は仰臥位で頸部を健側に 45°捻転した姿勢を 30 分間保つ．

今後の展望

ステロイド鼓室内投与療法の主な合併症は耳痛，めまい，鼓膜穿孔残存である．このうち最も問題となるのは鼓膜穿孔残存である．われわれがこれまで行ってきた合計 4 回注入のプロトコールでは，197 例中 13 例（6.6％）で鼓膜穿孔が残存した．注入の回数を減らすことにより鼓膜穿孔の残存が低減できるかどうかについては今後の検討課題である．Zhang ら[16]は鼓膜穿孔を避けるため，耳管経由のステロイド鼓室内注入法を提唱したが，手技的には必ずしも容易ではない．

ステロイド鼓室内投与療法は，現在，突発性難聴に対する最も有力な治療法であるが，基本的にステロイドの作用に依存しているため一定の限界があることもまた事実である．近年 Nakagawa ら[17]が発表したインスリン様成長因子鼓室内投与は，まったく新しい治療法であり，ステロイド抵抗性の突発性難聴に対する効果が期待される．

（鈴木秀明，大久保淳一，北村拓朗）

引用文献

1) Wilson WR, et al. The efficacy of steroids in the treatment of idiopathic sudden hearing loss : A double-blind clinical study. Arch Otolaryngol 1980 ; 106 : 772-6.
2) Mattox DE, et al. Natural history of sudden sensorineural hearing loss. Ann Otol Rhinol Laryngol 1977 ; 86 : 463-80.
3) Stachler RJ, et al. Clinical practice guideline : Sudden hearing loss talking points — executive summary. Otolaryngol Head Neck Surg 2012 ; 146（Suppl 1）: S1-35.
4) Parnes LS, et al. Corticosteroid pharmacokinetics in the inner ear fluids : An animal study followed by clinical application. Laryngoscope 1999 ; 109（Suppl 91）: 1-17.
5) Battaglia A, et al. Combination therapy（intratympanic dexamethasone ＋ high-dose prednisone taper）for the treatment of idiopathic sudden sensorineural hearing loss. Otol Neurotol 2008 ; 29 : 453-60.
6) Ahn JH, et al. Can intrarympanic dexamethasone added to systemic steroids improve hearing outcome in patients with sudden deafness? Laryngoscope 2008 ; 118 : 279-82.
7) Hong SM, et al. Hearing outcomes of daily intratympanic dexamethasone alone as a primary treatment modality for ISSHL. Otolaryngol Head Neck Surg 2009 ; 141 : 579-83.
8) Rauch SD, et al. Oral vs intratympanic corticosteroid therapy for idiopathic sudden sensorineural hearing loss : A randomized trial. JAMA 2011 ; 305 : 2071-9.
9) Filipo R, et al. Hyperbaric oxygen therapy with short duration intratympanic steroid therapy for sudden hearing loss. Acta Otolaryngol 2012 ; 132 : 475-81.
10) Filipo R, et al. Intratympanic steroid therapy in moderate sudden hearing loss : A randomized, tripple-blind, placebo-controlled trial. Laryngoscope 2013 ; 123 : 774-8.
11) Gundogan O, et al. Therapeutic efficacy of the combination of intratympanic methylprednisolone and oral steroid for idiopathic sudden deafness. Otol Neurotol 2013 ; 149 : 753-8.
12) Lim HJ, et al. Efficacy of 3 different steroid treatments for sudden sensorineural hearing loss : A prospective, randomized trial. Otol Neurotol 2013 ; 148 : 121-7.
13) Suzuki H, et al. Efficacy of intratympanic steroid administration on idiopathic sudden sensorineural hearing loss in comparison with hyperbaric oxygen therapy. Laryngoscope 2012 ; 122 : 1154-7.
14) Suzuki H, et al. Hearing outcome does not depend on the interval of intratympanic steroid administration in idiopathic sudden sensorineural hearing loss. Eur Arch Otorhinolaryngol 2016（in press）.
15) Kakehata S, et al. Comparison of intratympanic and intravenous dexamethasone treatment on sudden sensorineural hearing loss with diabetes. Otol Neurotol 2006 ; 27 : 604-8.
16) Zhang Q, et al. Nonivasive intratympanic dexamethasone treatment for sudden sensorineural hearing loss. Acta Otolaryngol 2012 ; 132 : 583-9.
17) Nakagawa T, et al. Topical insulin-like growth factor 1 treatment using gelatin hydrogels for glucocorticoid-resistant sudden sensorineural hearing loss : A prospective clinical trial. BMC Med 2010 ; 8 : 76.

シリーズ関連項目

・『急性難聴の鑑別とその対処』「ステロイド鼓室内注入療法について」p.240（欠畑誠治）

聴神経腫瘍の治療法 update

聴神経腫瘍の治療は，19世紀終盤のBalanceによる外科的処置に始まるとされる．20世紀に入っても，患側決定の難しさや外科処置による感染制御の問題もあって治療成績は惨憺たるものであった．当時は，いかにしたら命を救えるかが主眼であった．20世紀半ばに入って気脳写による患側決定や抗生物質の導入と相まって飛躍的に成績の向上をみた．しかし，聴力や顔面神経障害についてはさほど問題にされず，腫瘍が残れば少なからず再発することから，「腫瘍全摘のために顔面神経を犠牲にするのは，安い代価である」とさえいわれていた．20世紀半ば過ぎになってHouseにより手術に顕微鏡が導入され，従来の後頭蓋窩法に加えて経迷路法や小腫瘍を対象とした中頭蓋窩法が開発されて治療成績も改善してきた[1]．この後，顔面神経や聴力といったQOLに深くかかわる神経機能保存のために術中モニタリングが導入され，治療成績はさらに向上してきた．こうした背景のもとで患者の要求水準も高くなってきている．他方，聴覚・前庭生理学的検査法や画像診断法の進歩によって早期診断例が多くなり，ガンマナイフなどの照射療法の導入とともに，21世紀は，早期診断，機能保存を前提とした治療介入の時代に突入している．今や治療概念の過渡期にあると言って差し支えない．

こうした最近の潮流をふまえ，聴神経腫瘍の病態を適正に評価して，年齢や社会的要因も念頭に入れつつ十分な情報を患者に提供し，個人に適合し最も利益になる治療法のオプションを提供し，医師自身の意見も交えながら，最終的に治療法に対する判断を患者自身ができるようにサポートしなければならない．

早期診断のアルゴリズム

聴神経腫瘍患者のQOLは，早期診断にかかっている．聴神経腫瘍にかかわる臨床症状には多様性があって，いろいろな他疾患の顔（たとえば，突発性難聴，良性発作性頭位めまい症，メニエール病）を有するので慎重に対応しなければならない．蝸牛症状を主訴に受診する聴神経腫瘍患者が8割以上を占めるが，これを訴えてくる患者すべてにMRIを施行しても，聴神経腫瘍の診断率は1％弱であることも知られている．したがって，❶に示すようなアルゴリズムに沿ってトリアージを行い，見逃しと医療費の無駄を少なくするように努めなければならない．こうした対応で，最小3mm程度の聴神経腫瘍から発見可能である（❷）．

治療法

腫瘍の診断がついたら，いかに対応するかが問題となる．腫瘍の大きさ，随伴症状，社会的要因，患者の心理的な状況などを把握して対応策を検討することになる．具体的には，経過観察，照射療法，手術療法，化学療法の4つの方法がある（❸）．これらのうち，化学療法は少しずつ試みられてきているがまだ一般化されている方法ではない．しかし遠くない将来，間違いなく有用な方法として

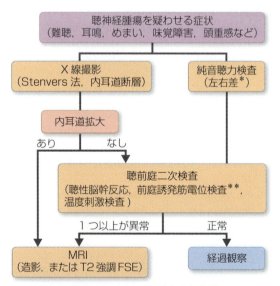

＊：1周波数領域以上で10dB以上の左右差
＊＊：oVEMPとcVEMP

❶ 聴神経腫瘍を疑ったときの検査アルゴリズム

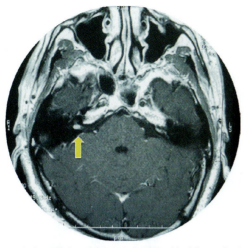

❷ 右内耳道内に限局する小腫瘍（矢印）の造影MRI所見

❸ 聴神経腫瘍に対する治療法のオプション

1. 経過観察
    年に1〜2回定期的にMRIを撮る
    聴覚・前庭機能の推移も観察する
2. 照射療法
    ガンマナイフ，（サイバーナイフ，Xナイフ）
3. 手術療法
    中頭蓋窩法（15 mm以内の小腫瘍例）
    経迷路法（高度難聴例に限定）
    retrosigmoid法
（4．化学療法）

用いられるようになるであろう．

各治療法のうち，どれを選択し，どのアプローチで手術し，照射療法でガンマナイフかXナイフかサイバーナイフのどれを選ぶかについてのコンセンサスはない．しかし，照射療法において最も多くの症例に施行され，その効果について詳細に検討されているのはガンマナイフである．したがって，ここで言う照射療法は，ガンマナイフをさしている．

■ 経過観察

聴神経腫瘍は良性腫瘍であるが，一般に緩徐に増大する．その成長速度はおおむね年間1〜2 mm程度とされているが，だいぶ個人差があって予想はつけがたい．一定速度で成長するもの，途中で成長が止まるもの，途中で成長速度が速まるもの，変わらないもの，そして，縮小するものすらある．個々の聴神経腫瘍患者が，どのパターンの経過をたどるかは，半年〜1年に1回MRIでフォローして確認する必要がある．

また経過観察では，単にサイズの変化だけではなく，難聴の進行の程度や，めまい等の臨床症状の変化にも気を配っていかなければならない．症状の出方によっては，なんらかの治療介入が必要となるからである．小さな腫瘍でも再発性のめまい発作を示す場合や，急速に難聴が進行し，しかもとくに後迷路性難聴の特徴を有する場合には，機能保存を目指した外科処置を施行することが望ましい．この場合，中頭蓋窩法かretrosigmoid法によるが，どちらを選択するにしても，術者の馴染んだアプローチを選択し，術中に機能保存のため聴覚と顔面神経のモニタリングを施行することは必須である．

臨床症状の進展がなく腫瘍径の増大もさほどないものに治療介入の必要はない．ただ，腫瘍があることになんらかの心因反応を示す患者に対しては，専門医の意見も参考にしながら外科処置も含めた具体的な対応策を検討する必要があるであろう．腫瘍が小さく，かつ聴力が残存している症例に経迷路法を選択するのは，回避すべきである．他のアプローチで聴力の維持が可能であり，かつ改善することすらあるからである．しかも，患者が最も気にかけるのは，聴力の悪化であるからである．

5年以上フォローしている場合，それ以降の増大はほとんどないともいわれている．小腫瘍で発見されたものをどのサイズまでフォローできるかが問題であるが，照射療法を選択するにしても，機能保存を目指した手術をするにしても，15 mmが一つの目安となるであろう（後述）．

■ 照射療法

照射療法の対象は，原則として30 mm以内の腫瘍とされている．照射療法は，その目的が腫瘍の増大阻止であって完治させるものではないこと，照射後の再発・再増大に対する外科処置での機能保存は難しくなること，きわめてまれながら悪性化する可能性もあること，などをしっかり説

❹ 聴神経腫瘍の手術法の比較

	機能保存		腫瘍径	術者
	聴力	顔面神経		
中頭蓋窩法	有利	有利	15 mm 未満	耳鼻科／脳外科
経迷路法	不可	有利	小〜中	耳鼻科／（脳外科）
retrosigmoid 法	有利	やや難	各サイズ可能	脳外科／（耳鼻科）

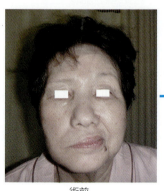 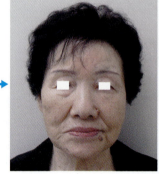 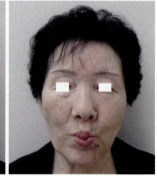

術前 　　　　　　　　　　　　　　　　　術後

❺ 聴神経腫瘍手術での顔面神経切断例に対する顔面神経‐舌下神経端側吻合例
術後，病的共同運動は目立たず，舌の運動障害もない．

明して施行すべきである．照射線量としては12 Gy が主流であり，この線量では顔面神経麻痺はほとんど惹起されない．蝸牛照射を回避する工夫により，聴力の維持されるものが多いが，長期的にはやや悪化する．

腫瘍は，照射後一過性に膨化し，その後徐々に縮小するが，その縮小効果に乏しいものや，まれに照射後に再増大するものもある．最近，こうした症例に再照射する例もあるが，その是非については今後の課題の一つである．照射療法は，一般に 60 歳以上の高齢者や，若い人でも治療法について一通り説明した後で希望する患者には適応される．

手術療法

手術療法の目標は，原則として完全切除と機能保存である．しかし，この双方を満足させることはハードルが高い．腫瘍が小さければ双方の目標を達成できる可能性は高いが，大きくなるほど機能保存は難しくなる．顔面神経や聴力のモニタリングの普及と進歩で成績は向上してきているが，この挑戦は今後も続く．最近，聴覚系のモニタリングの精度を上げて小腫瘍のうちに処理して良い成績をあげている報告もある[2]．大きな腫瘍で完全摘出を図ると聴覚系の機能にダメージを与えることから，部分ないし亜全摘をして術後に照射するという方法も試みられてきているが，この是非については今後十分に検討されなければならない．

手術法は，経迷路法，中頭蓋窩法（MCF），retrosigmoid 法の 3 つに大別される．それぞれの特徴を押さえてアプローチすることになるが，すべてのアプローチに習熟することは難しい．機能保存を目標とするならば，MCF か retrosigmoid 法による．手術する場合は 15 mm 以内に対応するのが望ましい．Sughrue らのメタアナリシスによると腫瘍径 15 mm を境にそれ以上の大きな腫瘍の機能保存率が明らかに有意に低下し，それ以降のサイズ間で機能保存率に差を認めていない[3] からである．聴力機能を高度に喪失した症例には経迷路法も適応される．症例によっては内耳道の開放が難しくなることもあるが，retrosigmoid 法はいろいろなサイズの腫瘍に最も応用のきくアプローチと言うことができる（❹）．

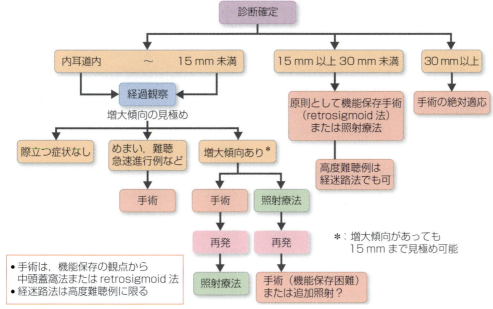

❻ 診断確定後の対応

外科処置の場合，術後に聴力が悪化したり，顔面神経麻痺を惹起させる可能性もあるので，十分なインフォームド・コンセントで対応しなければならない．術中に顔面神経の連続性が断たれたり，機能保存したにもかかわらず術後の機能回復が思わしくないときには，顔面神経-舌下神経端側吻合（❺）や，顔面神経本幹と舌下神経間の大耳介神経による側側吻合（supercharge）により機能回復を図ることも可能であり，そうした外科処置に習熟しておくことも望まれる．

以上の治療法に関する流れを❻に示した．

■ 化学療法

聴神経腫瘍に対する分子生物学的解析が進んで，アメリカを中心に分子標的薬の効果について検討されてきている．具体的には，ベバシズマブ（VEGF抑制薬）のほか，PTC299（VEGF合成阻害薬）やトラスツズマブ（ERBB2阻害薬）などが試みられており，ベバシズマブ（アバスチン®）で40％の縮小効果を得た症例もあるようである[4]．この分野の研究は進んできていて，そう遠くない将来，これらの薬剤を含めた新しい治療法が臨床の現場にも登場することが期待される．

以上述べてきたように，聴神経腫瘍の診断法の進歩と相まって治療法は少しずつ変遷してきていて，照射療法といったより保存的処置の施行例が外科処置に比べ増えてきている[5]．外科処置は残るが，今後さらにこの割合が変わってくると思われる．

（石川和夫）

引用文献

1) House WR, et al. Acoustic Tumors : Diagnosis and Management. 2nd ed. Singular Pub. Group ; 1997.
2) Nakatomi H, et al. Improved preservation of function during acoustic neuroma surgery. J Neurosurg 2015 ; 122 : 24-33.
3) Sughrue ME, et al. Hearing preservation rates after microsurgical resection of vestibular schwannoma J Clin Neurosci 2010 ; 17 : 1126-9.
4) Fong B, et al. The molecular biology and novel treatments of vestibular schwannomas. J Neurosurg 2011 ; 115 : 906-14.
5) Babu R, et al. Vestibular schwannomas in the modern area : Epidemiology, treatment trends, and disparities in management. J Neurosurg 2013 ; 119 : 121-30.

シリーズ関連項目

- 『めまいを見分ける・治療する』「聴神経腫瘍とめまい」 p.326（石川和夫）

人工内耳の機種選択における考え方

わが国に多チャンネル人工内耳が導入されて約30年が経過するが，1994年にコクレア（Cochlear）社，2000年にアドバンスト・バイオニクス（Advanced Bionics）社（当時はクラリオン），2006年にメドエル（MED-EL）社が加わって，3社の人工内耳が健康保険診療として選択可能な体制となっている．各社ともインプラントと電極アレイ，サウンドプロセッサすべての構成要素の小型化と高性能化が進められているが，残念ながら全埋め込み型の実用化には至っていない．

人工内耳の適応基準については，1998年に日本耳鼻咽喉科学会から公的な提案がなされ，このうち小児人工内耳については2006年および2014年と漸次適応拡大が進められてきた．手術年齢が満1歳以上（体重8 kg）となり，純音聴力レベルだけでなく，補聴器装用下の語音明瞭度，難聴遺伝子変異例への対応，さらには両側人工内耳への肯定的な見解が盛り込まれた．インプラントと人工内耳手術手技の低侵襲化を背景にして，成人人工内耳においても残存聴力のある例への適応拡大が進められている．

わが国では2014年に残存聴力活用型人工内耳（electric acoustic stimulation：EAS）が保険収載され，成人，小児ともに臨床使用が可能となった．本システムは従来の人工内耳の電気刺激に加えて音響刺激機能も兼ね備えたもので，低音域に残存聴力を有する高音急墜型聴力像を呈する難聴病態が主な対象となる．これまで補聴器の効果が不良にもかかわらず残存聴力のために人工内耳の適応がなかった難聴患者を救済する医療として有用である[1]．低音域からの音響情報が加わることにより電気刺激だけからの情報より聴取成績が優れ，とくに騒音下の聞き取りの向上にも寄与することが，わが国の多施設共同研究からも確認されている[2]．

人工内耳の機種選択

わが国で認可されている人工内耳の基本構造は体内・体外装置ともにほぼ共通であり，上述の適応基準に則って適切な手術，マッピング，リハビリテーションが行われる限り，現時点では3メーカー間での音声聴取成績に有意な差はないとされている．ただ，電極性能やプロセッサの音声処理法（コード化法）には各社独自のコンセプトで開発が展開されており，評価法によっては差が生じる可能性がある．現実には術者，言語聴覚士，患者それぞれのサイドで，経験的な「好み」が生じることは避けられないが，ユーザーである患者や家族の考えを尊重すべきことは当然である．その意味で医師や言語聴覚士はそれぞれの立場から患者ごとに必要とされる適切な情報提供を行うことが重要である．

■ 電極アレイ

インプラントの電極数は各メーカーで異なり，コクレア社は22個，アドバンスト・バイオニクス（以下，AB）社は16個，メドエル社は12個となっているが，電極の長さと電極数は無関係である．挿入電極のポジションが蝸牛軸側に寄るプリカーブ電極（コクレア社 Contour Advance™やAB社 HiFocus™ Mid-Scala）は短く（20 mm未満），外側壁側に寄るストレート電極（コクレア社 CI522，AB社 1j，メドエル社全電極）では長い．なかでもメドエル社製は従来から15 mm，24 mm，31.5 mmと電極長による選択が可能で，近年では細くしなやかな FLEX 電極（24 mm，28 mm，31.5 mm）が加わったことでさらに選択肢が増えた．今後さらに迷路骨化や奇形蝸牛，CSF gusher に特化した電極など，蝸牛の個体差にきめ細かく対応することが可能になると思われる．一方，耳硬化症などの迷路骨包病態を伴う例で問題となる人工内耳刺激による顔面痙攣は，蝸牛軸に近接するプリカーブ電極の使用に

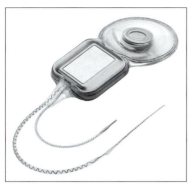

❶ Nucleus® Profile™ implant（コクレア社）

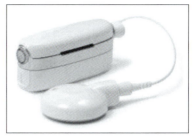

❷ 完全防水携帯型オーディオプロセッサ Neptune™（アドバンスト・バイオニクス社）

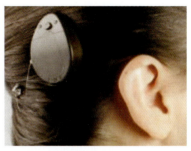

❸ コイル一体型オーディオプロセッサ RONDO®（メドエル社）

より回避できる場合がある．

　残存聴力を有する例への人工内耳適応拡大により，各社ともに内耳機能の温存を目指した電極の開発が行われているが，現時点ではメドエル社 FLEX24® が残存聴力活用型人工内耳として本邦で認可されている唯一の電極である．その電極性能を生かすためには低侵襲手術手技が不可欠であり，その目的を達成するためには蝸牛開窓より蝸牛窓アプローチのほうが有利とされ，細いストレート電極の選択が適している．

■ インプラントボディ（受信－刺激器）

　歴史的にはメーカーにより形状や材質が異なっていたが，現在では全社ほぼ同様の形状（従来からのコクレア社の基本構造）にそろった感がある．皮膚切開や埋め込み手技が共通化されたという意味ではメリットもあるが，シリコンアレルギーが疑われる例などへの対応が難しくなった．メドエル社の CONCERTO では台座に固定用のピンが付いたものと付いていないものが選択でき，術者の好みに任されている．またコクレア社の最新機種（Nucleus® Profile™）（❶）では本体の厚さが4 mm を切り，皮膚の薄い例には有利と思われる．

　人工内耳術後の MRI 検査については各社ともに制限が緩和され，コクレア社とメドエル社は1.5 T まででならマグネットを外すことなく撮像可となっている．メドエル社の最新型インプラント SYNCHRONY® では3 T まで撮像可能になるとされ，MRI 装置の高磁場化にどこまで追随できるか，メーカー側の対応を見守る必要がある．

■ サウンドプロセッサ

　日常的に身につける部分なだけに，操作性やデザインなどは患者側の機種選択に大きく影響する．各社とも耳かけ型を中心に小型化，薄型化，充電池装備などが図られてきた．耳かけ型は汗による故障の原因になりやすい部位への装着になるので，各社とも最新機種では防水・防塵機能強化が図られつつある．コクレア社製は防水カバーを購入することでプールや入浴時の装用が可能となっているし，AB社の携帯型プロセッサ Neptune™（❷）は完全防水が達成されており，水中装用も可能な機種として選択される場合もある．また，メドエル社の RONDO®（❸）はプロセッサとコイルが一体化されており，耳介から離して装着できるので，同側に耳かけ型補聴器の装用も可能となる．残存聴力を保存して人工内耳と同側の補聴器併用を目指す症例にも適している．

　プロセッサ機能に関しては各社とも数年ごとにソフトの改良が行われ，雑音抑制機能などの強化

がなされている．最新機種を望む患者にはメーカーの無償アップグレード対応を考慮しながら機種選択と手術日程の調整を行うこともある．また，アクセサリーとして共有できるBluetooth機器や補聴器システムとの互換性なども，患者の教育・職場環境や補聴器装用状況によっては機種選択の付加価値になりうる．

コクレア社とメドエル社の製品にはリモコンが付属しており，操作性のうえでも利点がある．コクレア社の"リモートアシスタント"は限定的ながらリモコンを用いたマップ調整もが可能となっており，家庭，教育施設，連携医療施設など，さまざまな状況での応用が進みつつある．遠距離患者への遠隔マッピングシステムの医療活用についても今後の各メーカーの取り組みが期待される．

骨導インプラント，人工中耳との関係

人工内耳の適応拡大が進むなか，他の人工聴覚器の開発も着実に進められている．2013年に骨導インプラントBaha®（コクレア社）（「9．人工中耳と骨導インプラント」❸参照〈p.29〉）が保険収載され，2015年には人工中耳Vibrant Soundbridge®（VSB）（メドエル社）（「9．人工中耳と骨導インプラント」❶参照〈p.28〉）の薬事承認がなされた．いずれもわが国では伝音・混合難聴に限定した形で進められているが，人工内耳適応とのかかわりからも，高度混合難聴に対する治療戦略が大きく変わりつつある[3]．気導閾値が90 dB以上でも骨導聴力が45 dB以内であればBaha®やVSBの適応があるし，VSBであれば1,000 Hzが50 dB，2,000 Hzと4,000 Hzが65 dB程度までカバーできる．それを超えると人工内耳の適応を検討する段階になるが，いずれも適切な耳科手術と補聴器適合を行った場合との比較のうえで選択すべき医療である．

鼓室形成術やアブミ骨手術など伝音再建術による補聴器装用効果の改善，骨導インプラント，人工中耳，そして人工内耳と，耳鼻咽喉科医が担うべき外科的聴覚管理の重要性は今後ますます大きくなるであろう．

（東野哲也）

引用文献

1) 東野哲也．人工内耳医療の動向―両側人工内耳と補聴器併用型人工内耳．耳鼻咽喉科・頭頸部外科 2010；82：267-74．
2) Usami S, et al. Hearing preservation and clinical outcome of 32 consecutive electric acoustic stimulation（EAS）surgeries. Acta Otolaryngol 2014；134：717-27．
3) 東野哲也．人工内耳と各種人工聴覚器との関係．MB ENTONI 2015；181：1-8．

シリーズ関連項目

- 『子どもを診る 高齢者を診る』「人工内耳の適応評価と成績」p.124（樫尾明憲）

25 残存聴力活用型人工内耳（EAS）

残存聴力活用型人工内耳（EAS）とは

　高音急墜の聴力像を呈する難聴患者は高音域の聴取能がきわめて悪いため補聴器のフィッティングが難しく，十分な補聴効果が得られない場合が多かった．一方，従来の人工内耳の適応（全周波数が 90 dB 以上の重度難聴）にも当てはまらず有効な治療法がなかった．近年，残存聴力のある低音部は音響刺激で，重度難聴の高音部は電気刺激で音を送り込む「残存聴力活用型人工内耳（electric acoustic stimulation：EAS）」が開発され，人工内耳の適応や可能性を広げるものとして注目されている（❶）．

　これは外耳道から入り中耳を経て内耳に達する通常の音の振動による情報と，人工内耳により直接聴神経に入れた電気的刺激による情報が聴覚中枢で融合され，それを聴き取るという画期的な医療技術である．その後，電極の改良，専用スピーチプロセッサの開発，手術法の改良が進められ，現在ヨーロッパではCEマーク（基準適合マーク）を取得，わが国でも2010年から高度医療（現在は先進医療（B）に制度の名称が変更されている）として実施され，アメリカ食品医薬品局（FDA）に先駆け，2014年から薬事承認，保険収載されている．現在，❷，❸の適応基準が用いられている．

低侵襲人工内耳手術による聴力保存 ——低侵襲手術をすることにより残存聴力の保存が可能である

　従来，内耳に電極を挿入することにより，もともとの内耳機能（基底板の振動による音響入力）は失われると考えられており，全周波数にわたり 90 dB 以上の重度難聴の患者が人工内耳の適応になっていた．ところが，1999 年 von Ilberg ら[1]が低音部に残存聴力を有する高音急墜型の聴力像を呈する難聴患者に対して，低音部は音響刺激で，高音部は人工内耳で聞き取るいわゆるEASを臨床的に応用し報告して以来，電極を挿入しても聴力が温存できることが知られるようになり，2000年代に入ってから残存聴力温存目的の低侵襲人工内耳手術が盛んに行われるようになった．

　EASは蝸牛への電極挿入と聴力温存という相反する目的を達成しなければならない点に技術上の難しさがあるが，近年，内耳に対する障害を最小限にするために，電極の改良，手術法の改良，ステロイドの使用が試みられ，残存聴力の保存が

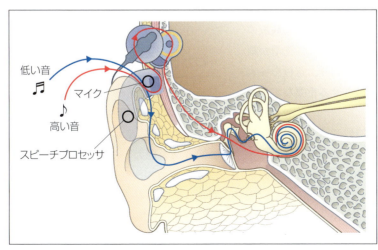

❶ EAS の原理

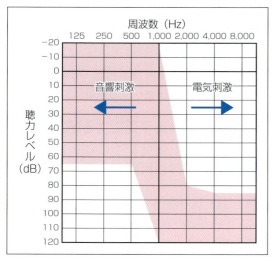

❷ EASの適応となる聴力像

❸ EASの適応

両耳とも以下の条件を満たす感音難聴患者
1）純音聴力検査
- 125 Hz，250 Hz，500 Hz の純音聴力閾値が 65 dB 以内
- 2,000 Hz の純音聴力閾値が 80 dB 以上
- 4,000 Hz，8,000 Hz の純音聴力閾値が 85 dB 以上

ただし，上記に示す周波数のうち1か所が 10 dB 以内の幅で外れる場合には対象とする．

2）補聴器装用下において静寂下での語音弁別能が 65 dBSPL で 60 ％未満であること．

可能になってきている．

■ 電極の改良──電極を挿入した部位でも基底板の可動性は保たれる

近年，直接的な蝸牛への機械的障害や基底板の振動に対する影響を少なくするために，先端が細くしなやかな電極が開発されており，電極を挿入した際の内耳への侵襲を軽減させる重要なポイントとなっている．

電極の挿入深度に関しては，EASの開発当初は電極挿入により基底板の可動性が障害されると考えられていたため電極を基底回転までに留める報告が多かったが，われわれは 24 mm あるいは 31.5 mm の長さの電極を full insertion した場合でも低音部の残存聴力が保存でき，電極の存在し

ている周波数帯でも基底板が機能する（聴力が保存可能である）ことを明らかにし報告した（❹)[2]．EASの対象になる患者は進行性の難聴を呈することが多いことと，手術に伴う急性あるいは遅発性の聴力障害への対応を考えると，より長い電極を安全に挿入するのが今後，最良の方法になると考えられる．

■ 低侵襲手術

正円窓アプローチによる電極挿入は，① 確実に鼓室階に電極挿入が可能である，② コクレオストミーと比較した場合に，側頭骨削開時間が短く，音響障害の低減が可能である，③ 前庭機能を温存可能である[2] といったメリットがあり，最近では人工内耳の標準的な手術手技になりつつある．

■ ステロイドの使用

浅い電極挿入でも電極の存在しない低音域の聴力低下が認められる症例があること，遅発性の障害が認められる症例もあることから，電極挿入に伴う炎症性サイトカインの誘導が起こることが推測されている．術中の正円窓を切開する前にデカドロン 6.6 mg を投与，術後は 6.6 mg/3.3 mg/3.3 mg/1.65 mg/1.65 mg と漸減投与1クールを実施している[2]．

これら電極の改良，手術法の改良，ステロイドの使用などに伴い聴力の温存成績が上がってきており，EASに関する最近のレビューによれば，聴力保存成績は 90～100 ％とする報告が多くなっている（❺)[3]．

わが国における成績

わが国で先進医療（B）として実施された EAS 24 症例の結果を ❻-a に示す[4]．個人差はあるものの，全例で術後も音響刺激が使用可能なレベルの低音域の聴力が温存されていた．また，術後 12 か月までの経過観察期間において聴力閾値の変化はあまりなく安定に保たれていた．EAS 装用下の閾値に関しては，音入れ後1か月後から，低音域から高音域まで平均して 35～40 dB の装用

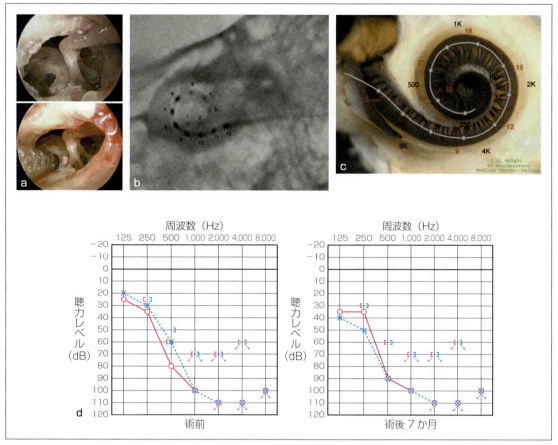

❹ 電極の挿入深度と残存聴力

(Usami S, et al. Acta Otolaryngol 2011[2]より)

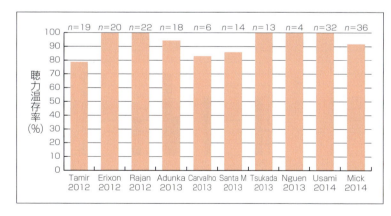

❺ EAS手術後の聴力温存率

(Hochmair I, et al. 2015[3]より)

閾値が得られており，十分な装用効果が得られている（❻-b）[4]．

また，日本語聴取能の改善に関しても，術前と比較して大幅な改善を認めた．術後から12か月後まで徐々に改善を認めており，日本語の聴取に有効であることが明らかとなった．また，音響刺激と電気刺激を組み合わせたほう（EAS）が電気刺激のみ（ES）よりも聴取成績が良好であり，音響刺激と電気刺激の併用の有効性が明らかとなった（❼）[4]．同様の結果は騒音下の語音，単

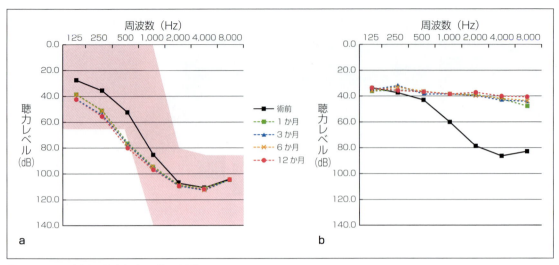

❻ EAS 24 症例の聴力温存と装用閾値

(Usami S, et al. Acta Otolaryngol 2014[4]）より)

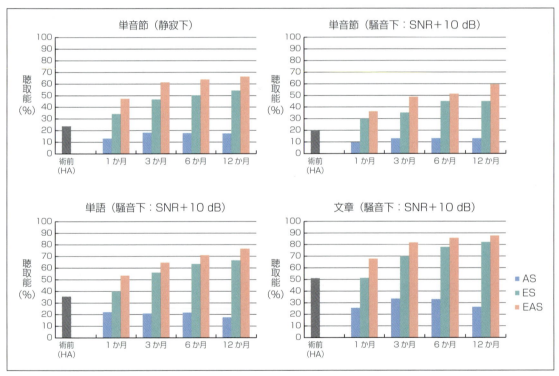

❼ EAS 24 症例の日本語聴取能
HA：補聴器装用，AS：音響刺激のみ，ES：電気刺激のみ，EAS：音響刺激と電気刺激．

(Usami S, et al. Acta Otolaryngol 2014[4]）より)

語,文章の聴取の結果においても認められており,EASの有効性が明らかとなった(❼)[4]).

遺伝子診断に基づく個別化医療──残存聴力およびその予後の予想が可能

EASの適応になる難聴患者は先天性進行性難聴患者あるいは後天性の難聴患者のなかに見いだされる.これらの患者は両側対称性のオージオグラムを呈することと,ほぼ同じような経過で進行することから,病因として遺伝的な背景が考えられている.現在までにEAS装用者のなかから,CDH23, SLC26A4, ACTG1, TMPRSS3遺伝子,ミトコンドリア遺伝子1555変異が見いだされているが,いずれの患者もEAS後に残存聴力が保存できており,術後の聴取能も良いことから,これらの遺伝子変異による難聴はEASの良い適応であることが確認できている[5-7].今後,遺伝子診断によりあらかじめ聴力型を予測することで,早期に適切な介入法を選択することが可能となることが期待される.

低侵襲人工内耳手術の重要性──すべての人工内耳に共通するコンセプト

蝸牛コルチ器を損傷することにより二次的にらせん神経節の変性が起きることが知られている.人工内耳の効果は言うまでもなく電気信号を受け取るらせん神経節細胞に依存する.したがって残存聴力を有さない症例においても,内耳の損傷は最小限にすべきで,EASと同様に低侵襲手術を行うことが望ましい.

感音難聴の根本的な治療法はいまだ開発されていないが,難聴の原因が遺伝子レベルで明らかになり,難聴のメカニズムが分子レベルで明らかになりつつある.近い将来,分子レベルでの情報をもとに新たな代替医療が開発されていくことが予想される.遺伝子治療に関してはアメリカではフェーズ1段階の治験が始まろうとしており,再生医療の応用も期待されている.将来的にそのような新しい医療にアクセスできるように蝸牛構造を正常なまま残しておくことは,すべての人工内耳に共通するコンセプトとして今まで以上に重要になってきている.

(宇佐美真一)

引用文献

1) von Ilberg C, et al. Electric-acoustic stimulation of the auditory system. New technology for severe hearing loss. ORL J Otorhinolaryngol Relat Spec 1999 ; 61 : 334-40.
2) Usami S, et al. Achievement of hearing preservation in the presence of an electrode covering the residual hearing region. Acta Otolaryngol 2011 ; 131 : 405-12.
3) Hochmair I, et al. Deep electrode insertion and sound coding in cochlear implants. Hear Res 2015 ; 322 : 14-23.
4) Usami S, et al. Hearing preservation and clinical outcome of 32 consecutive electric acoustic stimulation (EAS) surgeries. Acta Otolaryngol 2014 ; 134 : 712-27.
5) Usami S, et al. Patients with CDH23 mutations and the 1555A>G mitochondrial mutation are good candidates for electric acoustic stimulation (EAS). Acta Otolaryngol 2012 ; 132 : 377-84.
6) Miyagawa M, et al. Massively parallel DNA sequencing successfully identifies new causative mutations in deafness genes in patients with cochlear implantation and EAS. PLoS ONE 2013 ; 8 : e75793.
7) Miyagawa M, et al. The patients associated with TMPRSS3 mutations are good candidates for electric acoustic stimulation. Ann Otol Rhinol Laryngol 2015 ; 124 : 193-204.

両側人工内耳

人工内耳の両耳装用については，小児人工内耳適応基準（2014）[1]のなかで「3.B 音声を用いてさまざまな学習を行う小児に対する補聴の基本は両耳聴であり，両耳聴の実現のために人工内耳の両耳装用が有用な場合にはこれを否定しない」とあるように，両耳装用が公的に容認されている．両耳装用には，両耳加重効果，両耳スケルチ，頭部陰影効果，方向感や音源の認知の改善，片方が故障時にももう片方で聴取できる，音楽やテレビの音声の聴取しやすさ，両側耳鳴の軽減など多面的な効果が考えられる．

元来，人間だけではなく類人猿・動物でも多くは両耳聴（binaural hearing）である．成人では仕事や会議，多人数の場では効果的な，そして小児においては言語発達や良好な仲間関係に必須的な，戦略的概念といえる．人工内耳＋補聴器で両耳聴の効果が望めない場合は，両側に人工内耳を装用することはより良い効果につながる．筆者が留学していた1997年のドイツ・ヨーロッパにおいてはまだ報告はなかったが水面下では研究が進んでいたようで，世界初の両側人工内耳の画期的な成果が留学先のドイツ・ビュルツブルグ大学で仲間であったMüller助教授（現ミュンヘン大学人工聴覚器教授）から出された[2]．2000年ごろから両側人工内耳に関するシンポジウムやワークショップが世界中で盛んに行われ，さまざまな議論が交わされ，是非については2005年ごろには論争が終結し，両側人工内耳に関する妥当性・理解が深まっている．本邦においても2014年の小児人工内耳適応基準（2014）[1]に両側人工内耳に関する見解が記載された．本邦においては新しい医療戦略といえ，現在保険適用内で手術が可能である．

両側人工内耳の経験と頻度

筆者（神田）の施設は長崎大学医学部附属病院耳鼻咽喉科の提携医療機関であり筆者も同病院で人工内耳手術を行っているが，2014年までに施行した人工内耳手術総数は451耳で成人が137耳，小児が314耳（69.6％），そのなかで両側人工内耳は101人（成人4人，小児97人）であった．

両側人工内耳の効果

■ 両耳加重効果（binaural summation）

2つの耳で聞くために1つで聞くよりも加重された効果，すなわち1つの耳よりも2つの耳がより小さい音，遠方の音が聞こえることである．

筆者らの検討[3]でも，2011年5月までに施行した29例の両側小児人工内耳症例のうち言語獲得後の19例の小児のさまざまな語音聴取能検査において，語音明瞭度（67-S，単音節，70 dBSPLの提示音圧）において初回人工内耳（平均78.2％）よりも両側人工内耳で良かった（同83.6％）（$p < 0.05$）のはこの効果も関係がある．また最近の検討[4]でも，2014年までに施行した86例の両側小児人工内耳症例のうち言語獲得後の36例の小児の静寂下語音明瞭度検査において初回人工内耳（平均82.6％）よりも両側人工内耳で良かった（同85.6％）（$p < 0.05$）．

離れた場所からの友達や親，先生からの言語聴取が重要な小児の生活環境下において有益である．

■ 両耳スケルチ（binaural squelch）

中枢の聴覚システムは，それぞれの耳にたどりついた音声と雑音の混合音から効果的に雑音だけを取り除く機能があり，それが両耳スケルチと呼ばれている[5]．海外・本邦でも両側人工内耳の効果の一つに雑音下での聴取能改善[2-4,6]があげられている．聴覚システムは適応力に優れており，左右それぞれの耳におけるラウドネスバランスが不良なときに両耳スケルチ（中枢における雑音抑制）が機能すると報告されている[5]．

筆者らの検討[3]でも初回人工内耳よりも両側人工内耳において，雑音下語音明瞭度（67-S，単音節，SN比 = 80/70）で平均67.5％ → 75.3％（p

< 0.05)．雑音下単語了解度（TY-89，3音節，SN比＝80/70）で平均64％→86.7％（$p < 0.005$）と統計学的に有意に良好であった．また最近の検討（36例）[4]でも，80 dBSPL音源，70 dBSPLノイズ（雑音下）の条件で，単語了解度，語音明瞭度ともに初回人工内耳のみに比べ両側での聞き取りは顕著に改善し，有意差が大きく認められた（いずれも$p < 0.005$）．

われわれの脳の中には雑音と音声言語を分離する機能があり，雑音下において脳が聞きたい音をチョイスして言葉を理解したいときは音声言語を浮き上がらせて雑音聴取を抑制する働き[5]がある．両耳聴の大きなメリットだが，診察室での会話だけではわからない効果であり，詳細で丁寧な検査や診察が求められる．実際の日常生活では会議やパーティー，学校の昼食や休み時間，掃除の時間や放課後，グループ学習など雑音下の聴取を余儀なくされるシチュエーションも多く，1つの人工内耳だけでは日常会話に困っている人が多いのも事実であり，このようなケースでしばしば両側人工内耳の効果が著明に認められる．

■ 頭部陰影効果（head shadow effect）

言葉と雑音が異なる方向から到達する場合，SN比（言葉と雑音の比）は片方の耳が対側耳よりも良くなる[5]．検査としては右に人工内耳を装用している場合，右側からスピーチを，左側から雑音を負荷する．そして対側耳に人工内耳を装用させ，改めて同じ検査をする．両耳で効果があれば頭部陰影効果による効果を知ることができる．雑音下での語音聴取能改善の理由の一つにこの頭部陰影効果があげられている[5,6]．

筆者らの検討[3]でも，術側スピーカーより1m（提示音圧60 dBSPL）で初回人工内耳よりも両側人工内耳において，平均58.4％→76.5％（$p < 0.05$）と有意に良好であった．また最近の検討（36例）[4]でも，初回人工内耳のみでは，正面からの聞き取りは80.1％であるのに対し，反対側からの聞き取りは69.2％と有意に悪かった（$p < 0.05$）．対側人工内耳のみでは，正面スピーカーからの聞き取りは55.9％，術側スピーカーから

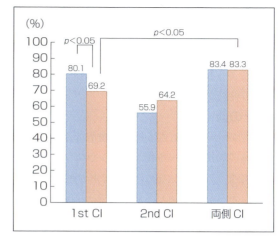

❶ 正面スピーカー，対側人工内耳側スピーカーからの平均語音明瞭度（67-S；60 dBSPL）の差
グラフ中の数字は％値を示す．■：正面スピーカー，■：対側人工内耳側スピーカー，1st：初回，2nd：対側，CI：人工内耳．

（吉田晴郎ほか．小児耳鼻咽喉科 2015[4]より）

は64.2％と双方とも聞き取りは悪かった．しかし，両側人工内耳を使用すると，対側人工内耳側からの聞き取りが，初回人工内耳のみでの69.2％に比べ83.3％と有意に改善された（$p < 0.05$）（❶）．初回人工内耳と反対側の音源からの音が聞こえにくいほど反対側の補聴器が活用できていない場合，両側人工内耳で効果がみられる．

■ 方向感，音源の認知の改善

音源定位とは音源の位置を知る能力である．ヒトは音源を認知する際に両耳の効果を働かせている．片耳の場合，非装用耳側からの聞き取りが困難だったり，騒音下で会話についていくことが難しい場合がある[5]．また，環境音が入りにくい場合は自動車がどこから来ているかわからないなど危険な状態をもたらす場合がある[5]．これはヒトがサルだった時代，あるいはもっと以前から，危険な生き物から逃れて生存するうえで大切に研ぎすまされてきた機能なのであろう．

両耳装用により，水平方向の方向感覚を守ることができる[5]．脳の中には両側の耳に達する音波の時間や強度の違いを知る領域があり，ここで左右からの情報を比較統合することにより音の方向を感知している．すなわち，音源定位をできるだ

け正しく活用するには左右の耳が同じ程度に活用できることが条件になる．人工内耳を両側にした場合はそれが一側人工内耳や一側人工内耳＋対側補聴器よりもはるかに左右の耳を同程度に活用できる可能性が増える．

■ その他

片方が故障してももう片方で聴取できる．

当施設のアンケートでは，CDやスマートフォンの音楽（75％）やテレビの音声が聴取しやすくなった（81％）という回答が多かった．

両側性耳鳴が軽減する可能性がある．

両側人工内耳の非適応

海外における人工内耳の非適応には，①体重が6 kg未満，②初回人工内耳で前庭機能障害，③親のサポートがない，④聴覚活用や聴覚口話（aural/oral）のコミュニケーション環境下にない，⑤一側あるいは両側の蝸牛の（電極が挿入できない）奇形，がある．本邦においては，とくに④に関して医師側が十分に患児の療育方法に熟知しておくことが肝要である．

両側人工内耳の注意点

両側人工内耳，対側人工内耳へ向かう際の注意点は年齢とインターバルである．当施設の検討[4]では，対側人工内耳のみの評価において，静寂下，雑音下ともに，対側人工内耳手術時年齢が7歳以上の群よりも7歳未満の群で平均単語了解度も平均語音明瞭度も有意に良かった（❷）．小児期の脳の可塑性を考慮すれば当然であるが，実際の臨床では7歳以上の小児で対側人工内耳手術の可能性について問われることも当然多く，その適応，非適応を決める術者には相当数の人工内耳手術数の経験が要求される．

とくに注意すべき点は希望者の対側耳が長い間non-user，すなわち補聴器不使用期間が長い場合である．そのような経験は少ないが，筆者は必ず補聴器を改めて適合し評価している．当施設では聴覚活用教育を行っているため初回手術後，反対側には積極的に補聴器を厳密に適合しなおしたう

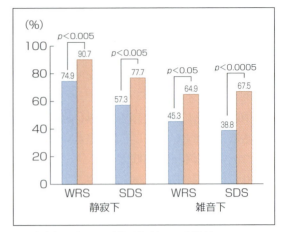

❷ 対側人工内耳の手術時年齢による比較
グラフ中の数字は％値を示す．■：7歳以上（15例），■：7歳未満（21例），WRS：平均単語了解度，SDS：平均語音明瞭度．
（Kanda Y, et al. Clin Exp Otorhinolaryngol 2012[3]より）

えで装用しており，人工内耳と補聴器のbimodal児は約86％である．しかし，年月とともに補聴器を装用しなくなる場合がある．補聴器を装用し装用閾値があり，なんらかの言葉の入力が少しでも入っていれば両側人工内耳にして改善する見込みがあるが，補聴器不使用（non-user）期間が長ければ長いほど，効果が出にくいので注意が必要である．一方で，13年間補聴器使用していなかった15歳の小児で，最近進歩の著しいデジタル補聴器を新しく適合し貸し出し，装用閾値が観察され，補聴器のみでの肉声の聴取や人工内耳＋補聴器のCDによる評価が初回人工内耳のみよりも改善したため対側人工内耳で改善できる見込みをもって行い，術後1年で左右同等の聴取能に改善できた児も経験している．補聴器不使用の理由，難聴の病態，患児のモチベーションなどによっても大きく左右される．日本聴覚医学会で提示された補聴器適合検査の指針（2010）にあるさまざまな評価方法を行い，音源やスピーカー位置を変えながら，それらの結果を両側人工内耳適応判定に活用している．

筆者はリハビリテーションの後に必ず一人ひとり診察して患者の成長を診ることを心がけているが，患者サイドの目線に立って，毎回毎回どのよ

うな点に満足してどのような点に困っているかを深く洞察することと，海外の最新の情報に敏感であることが，両側人工内耳の適応・非適応を知る近道であるように思う．

（神田幸彦，吉田晴郎）

引用文献

1) 日本耳鼻咽喉科学会．小児人工内耳適応基準（2014）．日耳鼻 2014；117：248-9.
   http：//www.jibika.or.jp/members/iinkaikara/artificial_inner_ear.html
2) Müller J, et al. Speech understanding in quiet and noise in bilateral users of the MED-EL COMBI 40/40+ cochlear implant system. Ear Hear 2002；23：198-206.
3) Kanda Y, et al. Bilateral cochlear implantation for children in Nagasaki, Japan. Clin Exp Otorhinolaryngol 2012；5 Suppl 1：S24-31.
4) 吉田晴郎ほか．小児人工内耳適応基準（2014）をめぐって―両側人工内耳について．小児耳鼻咽喉科 2015；36：326-30.
5) Dillon H. Hearing Aids. Thime；2001. 中川雅文監訳．補聴器ハンドブック．医歯薬出版；2004．p.357-8.
6) Schleich P, et al. Head shadow, squelch, and summation effects in bilateral users of the Med-EL combi40/40+ cochlear implant. Ear Hear 2004；25：197-204.

シリーズ関連項目

- 『子どもを診る 高齢者を診る』「人工内耳の適応評価と成績」p.124（樫尾明憲）

27 残存聴力がない例の人工内耳でも正円窓アプローチによる保存的手術に意味があるか

正円窓アプローチによる人工内耳手術

人工内耳手術では電極を蝸牛に挿入する必要があり，この医療は蝸牛基底回転の開始部近傍の骨包を削開して鼓室階への経路を開く蝸牛開窓（cochleostomy）を標準的方法として始まった．当初の手術適応は，聴力が失われて補聴器の装用効果がない重度難聴患者に限られており，蝸牛開窓に特別な注意は払われなかった．

しかし，人工内耳の性能と術後成績が向上すると，聴力が残っていて一定の補聴効果がある場合でも人工内耳の効果がこれを上回り，手術を行う例がでてきた．その典型が残存聴力活用型人工内耳（electric acoustic stimulation：EAS）で，この手術では手術侵襲を小さくして残存聴力を保存するために，細くて柔らかい電極を正円窓から挿入する手技が標準である．

そこで，残存聴力がない場合でもすべて正円窓アプローチにしたほうが内耳侵襲が低減できて良いのではないかという考え方がでてきた．本項では現時点の人工内耳手術における正円窓アプローチと蝸牛開窓の意義を整理し，筆者の考えを述べる．

正円窓アプローチの利点と問題点

正円窓アプローチの最大の利点は，電極を蝸牛に挿入する経路として最も非侵襲的であるということであろう．蝸牛に加える骨のドリル削開も，不要あるいは最小限ですむので，手術による蝸牛への振動や音響の影響を低減できる可能性がある．本邦のEASに関する多施設共同研究でも手術で聴力を失った例はなく，術後の聴力低下は250 Hzで平均20 dB程度にとどまっている[1]．

一方，正円窓アプローチが不利な点としては，使用できる電極アレー形態が細い直線型にほぼ限定されることがあげられる．たとえばスタイレットが入った彎曲型電極アレーは，正円窓から挿入するとhook portionの狭いスペースで電極の彎曲と逆に曲がる必要があり，蝸牛軸に過剰な抵抗や圧迫が加わるおそれがあるので原則として正円窓アプローチでは選択できない．

また，術後の電極アレー移動についてみると，彎曲型電極より鼓室階の外側に位置する直線型電極のほうが多い[2]，あるいは直線型のみでみられた[3]との報告がある．自験の電極アレー移動逸脱の1例も直線型のものであった（❶）．厳密な比較研究がないので断定はできないが，術後の長期経過で電極が抜ける方向に移動するリスクは直線型電極のほうが高い可能性がある．

蝸牛開窓の変遷，利点と問題点

以前は，ドリルによる蝸牛開窓で骨粉などが蝸牛内に入れば，後の骨化や線維化を予防するために微細な吸引などでこれを清掃することも行っていた．手術手技の細かい工夫が論文報告されることはまれで，確実な資料はないが，聴力が残っている例でも人工内耳手術を行う状況になり，蝸牛開窓も，以前より侵襲低減に留意して行われるようになっていると推測される．低侵襲手術の工夫としては，たとえば蝸牛内の直接的な吸引を避ける，生理食塩水やステロイド液の中で開窓する，開窓を必要以上に大きくしない，などが考えられる．現時点で蝸牛開窓について考える場合，このように侵襲を低減するなんらかの配慮のもとに行うことが前提となるであろう．

蝸牛開窓の最大の利点は基本的に彎曲型，直線型いずれの電極アレーでも挿入できることである．また，蝸牛開窓は相対的に正円窓の前方で行うので後鼓室開放からの手術視野確保が正円窓アプローチより容易で，蝸牛基底回転の鼓室階内部

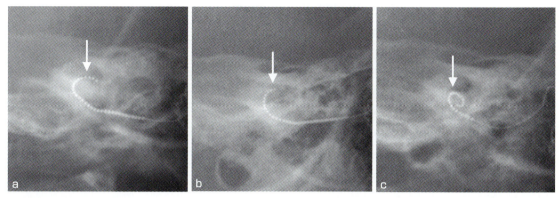

❶ 術後の電極アレー移動
直線型電極の挿入直後（a），3年後の電極アレー移動逸脱（b）と弯曲型への入れ替え後のX線像（c）．弯曲型電極は入れ替え術後8年の現在でも蝸牛内の位置に変化がない．

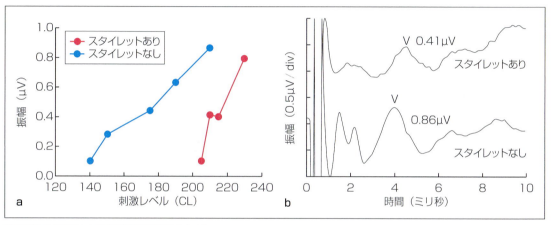

❷ 電極の位置による聴性脳幹反応のちがい
電極が蝸牛基底回転の外側にある（aの赤丸，bの上）より蝸牛軸に近接しているほう（aの青丸，bの下）が電気刺激聴性脳幹反応（EABR）の閾値が低くダイナミックレンジが広い．bのVはEABRのV波．
（Runge-Samuelson C, et al. Otol Neurotol 2009[7]より）

を直視して電極が挿入できる．

一方，蝸牛開窓で用いる弯曲型電極アレーの問題点として，電極が蝸牛基底板を貫通して中央階あるいは前庭階に逸脱する可能性があげられ[4]，電極アレーを無理に押し込まず，スタイレットの適切な抜去を含め基底回転の弯曲に沿ってスムーズに挿入する留意が必要である．また，手術による前庭機能低下についても正円窓アプローチに比べて蝸牛開窓のほうが耳石機能損傷のリスクが高いとの報告もある[5]．

蝸牛軸近接と外側壁位置での電気刺激

電気生理学的研究では，電極が鼓室階の外側にある状態より蝸牛軸に接近しているほうが刺激の閾値や周波数選択性で優位との結果がみられる[6]．また，弯曲型電極アレーのスタイレットを抜く前（つまり，電極が蝸牛鼓室階の外側にある状態）と抜いた後（電極が蝸牛軸に接近した状態）で電気刺激による聴性脳幹反応を比較すると，蝸牛軸に近い状態のほうが，閾値が低くダイナミックレンジが広い（❷）という報告もある[7]．

しかし，語音聴取成績について弯曲型電極アレ

ーと直線型を比較した論文では両者に差がみられていない[8]．正常蝸牛とまったく異なる人工内耳の音声符号化でも実用に耐える語音認知ができる基盤には大脳聴覚連合野の可塑性[9]があると推測され，たとえ人工内耳電極アレーの電気生理学的機能差があっても語音弁別の差としては反映されないのかもしれない．しかし，われわれの聴覚は語音の特徴だけでなく入力音に含まれる多様な情報を知覚しており，蝸牛軸と電極との距離によって生じる電気生理学的な差が語音弁別以外のなんらかの聴覚心理学的な効果に反映される可能性も否定はできない．

現状に基づく判断が現実的

正円窓アプローチで，将来の内耳再生医療のために内耳の構造を温存するという考え方もあるが，内耳再生医療が実用化されるためには，現状でも非常に高い人工内耳の効果をさらに超える聴覚が得られる必要があり，臨床応用へのハードルは高い．また，もし内耳再生医療が実現するとしても，それがどのような形になるか予測できないため，現在の人工内耳手術を正円窓アプローチで行うことが将来的に有利であるかどうかもわからない．

以上から，人工内耳手術術式の選択は必ずしも正円窓アプローチに限定せず，現在時点でわかっている各々のアプローチの利点と問題点を総合的に勘案して判断するのが現実的であると考える．

（内藤　泰）

引用文献

1) Usami S, et al. Hearing preservation and clinical outcome of 32 consecutive electric acoustic stimulation（EAS）surgeries. Acta Otolaryngol 2014；134：717-27.
2) Mittmann P, et al. Electrode migration in patients with perimodiolar cochlear implant electrodes. Audiol Neurootol 2015；20：349-53.
3) Dietz A, et al. Electrode migration after cochlear implant surgery：More common than expected? Eur Arch Otorhinolaryngol 2015 Jul 12.［Epub ahead of print］
4) Boyer E, et al. Scalar localization by cone-beam computed tomography of cochlear implant carriers：A comparative study between straight and periomodiolar precurved electrode arrays. Otol Neurotol 2015；36：422-9.
5) Todt I, et al. Does the surgical approach in cochlear implantation influence the occurrence of postoperative vertigo? Otolaryngol Head Neck Surg 2008；138：8-12.
6) Cohen LT, et al. Psychophysical measures in patients fitted with contour and straight nucleus electrode arrays. Hear Res 2006；212：160-75.
7) Runge-Samuelson C, et al. Electrically evoked auditory brainstem responses in adults and children：Effects of lateral to medial placement of the nucleus 24 contour electrode array. Otol Neurotol 2009；30：464-70.
8) Fitzgerald MB, et al. The effect of perimodiolar placement on speech perception and frequency discrimination by cochlear implant users. Acta Otolaryngol 2007；127：378-83.
9) Naito Y, et al. Increased cortical activation during hearing of speech in cochlear implant users. Hear Res 2000；143：139-46.

シリーズ関連項目

- 『子どもを診る 高齢者を診る』「先天性高度感音難聴―内耳奇形」p.95（岸本逸平，内藤　泰）

蝸牛神経欠損・低形成症例における人工内耳手術の有効性

　人工内耳は蝸牛内に挿入された電極から，蝸牛神経に電気刺激を加えることで音情報を伝達することを目的とする装置である．中途失聴者のほか，十分な補聴器効果の得ることができない先天性重度難聴児に対しても聴覚入力を可能とし，発話さらには読み書きなどを含めた言語力の獲得の可能性をもたらした．

　近年は内耳奇形症例に対しても積極的に人工内耳手術が行われるようになり，その有効性も示されている．また，画像診断技術の進歩により，HRCTにおいて内耳道狭窄症例に加えて，蝸牛神経管の狭窄症例の存在も報告されるようになった．さらに，MRIでは，内耳道内の神経の詳細な描写が可能となり，蝸牛神経の欠損・低形成症例は実に難聴症例全体の18％にものぼるということもわかってきた[1]．これら蝸牛神経の欠損・低形成症例に対する人工内耳手術は，1990年代までは適応外とされていたが，近年は一定の効果が報告されている．

　本項では，蝸牛神経欠損・低形成症例の診断のポイントおよびこれらに対する人工内耳の適応・有効性について概説する．

診断のポイント

　HRCTにおける内耳道および蝸牛神経管の狭窄所見は蝸牛神経の欠損・低形成を示唆するため，注意深く確認する必要がある（❶）．とくに蝸牛神経管単独の狭窄例は見逃しやすい．狭窄の目安は，報告者により若干異なるが，一般に蝸牛神経管の径が1.5 mm以下とされている[2]．

　HRCTで所見のない症例においても蝸牛神経の欠損・低形成が報告されており，蝸牛神経の欠損・低形成症例の検索にはMRIも併用するべきである．MRIの撮影方法としてはconstructive interference in the steady state（CISS）法やthree-dimensional fast-imaging employing steady-state acquisition（3D FIESTA）法が用いられる（❷）．蝸牛神経は内耳道内で腹側・尾側

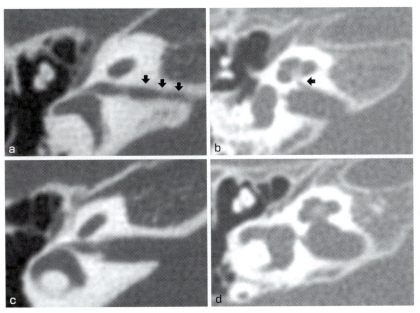

❶ HRCTによる内耳道狭窄および蝸牛神経管狭窄所見
a：内耳道狭窄所見（矢印）．
b：蝸牛神経管狭窄所見（矢印）．
c，d：正常所見．

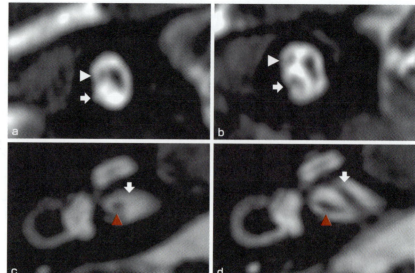

❷ MRIによる蝸牛神経欠損所見と正常所見
a：蝸牛神経欠損所見，水平断．
b：正常所見，水平断．
c：蝸牛神経欠損所見，軸位断．
d：正常所見，軸位断．
a，cで矢印で示す部位にあるべき蝸牛神経が欠損している．白矢頭：顔面神経，赤矢頭：下前庭神経．

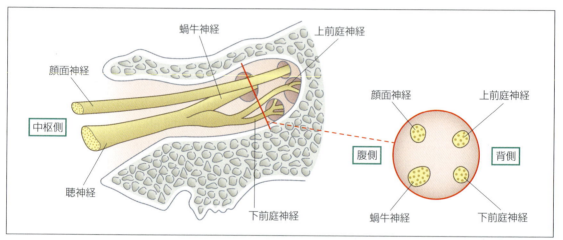

❸ 内耳道内における顔面神経，蝸牛神経，前庭神経の配置

に位置する（❸）．蝸牛神経欠損例は軸位断・水平断いずれにおいても蝸牛神経が確認できないもの，蝸牛神経低形成例は内耳道軸位断中央部において近接する顔面神経よりも蝸牛神経の径が小さいものと定義されることが一般的である[1]．

MRIにおける画像評価をもとに診断した蝸牛神経の欠損・低形成症例について，HRCT画像を検討した報告では，蝸牛神経の欠損・低形成症例では蝸牛神経管が狭窄している症例が多数を占めるが，1～2割程度の症例では蝸牛神経管の径が2mm以上であり，内耳道狭窄の所見については蝸牛神経欠損・低形成症例の50%に認められるにすぎなかったとされている[2]．HRCTのみでの診断では一部の蝸牛神経低形成・狭窄症例を見落とす可能性を示していることがわかる．とくに半規管の欠損や共通腔などの内耳奇形合併例，CHARGE症候群では蝸牛神経欠損・低形成が多いと報告されており[3]，これら症例ではMRIによる蝸牛神経の注意深い確認が必要である．

人工内耳の有効性

近年，蝸牛神経の欠損・低形成症例に対する人工内耳の報告は徐々に増加している．術後成績は全般的に蝸牛神経正常症例と比べて不良である．

人工内耳によって音反応が得られない，いわゆる無効症例も少なからず存在する．一方で，画像所見上，蝸牛神経の確認ができない蝸牛神経欠損例において，音反応が得られる症例が存在するのも事実である．ただし，音反応が得られたとしても音声聴取が可能となる症例は限定的で，聴覚単独で十分なコミュニケーションを実現できる症例は限られていると考えてよい．

Youngら[4]は，人工内耳を行った10例中3例は音反応が得られない無効症例で，3例はわずかな音反応を認めるにとどまり，1例は限定的な音声聴取が可能となり，音声聴取が可能となった症例は3例にすぎなかったと報告している．Wuら[5]は，13例中1例は無効症例で，3例はわずかな音反応を認めるにとどまり，4例は限定的な音声聴取，5例で音声聴取が可能となったと報告している．ただし蝸牛神経欠損例に限ると，実用的な音声聴取に至った症例は存在しなかったと報告している．

当科においても蝸牛神経欠損例に対して人工内耳を施行しているが，就学期に達した5症例について検討すると，1例を除き人工内耳により音反応が得られたが，単音節の聴取能はいずれも30％未満で，言語性知能指数に関しては全症例で通常人工内耳装用児と比べて大きく劣っている結果となっており，聴覚単独でのコミュニケーションは困難な状況である．人工内耳の適応にあたっては，予後の不確実性を家族に十分説明したうえで，過度な期待をもたせるのではなく，手話などの視覚的言語を併用した療育など，現実的な目標を確認した後に適応決定する必要がある．

術後の効果予測に関してもいくつか報告がある．たとえば，術前の補聴器効果が良好なほど，蝸牛神経の欠損例よりも低形成例のほうが，予後良好であるという報告[1]があるが，必ずしも予後を保証するものではない．また，電気刺激聴性脳幹反応（electrically evoked auditory brainstem response：EABR）の測定が術前の予後評価として試みられており，その有効性が報告されている[1]．しかしながら，EABR反応が認められない場合でも神経が残存し，一定の人工内耳効果を認める場合もあり，結果の解釈には注意が必要とも述べられている．

海外では蝸牛神経低形成・狭窄症例に対して，蝸牛神経より中枢側の蝸牛神経核に電極をおく聴性脳幹インプラント（auditory brainstem implant：ABI）の適応も検討がなされている．Collettiら[6]は，蝸牛神経低形成・狭窄でABIを行った症例は人工内耳症例に比べて聴取状況の改善が認められたと報告している．しかしながら人工内耳よりも侵襲は大きなものとなるため，本邦において保険適用となるまでにはさらなる検証が必要と考えられる．

（樫尾明憲）

引用文献

1) Vincenti V, et al. Cochlear implantation in children with cochlear nerve deficiency. Int J Pediatr Otorhinolaryngol 2014；78：912-7.
2) Yan F, et al. The cochlear nerve canal and internal auditory canal in children with normal cochlea but cochlear nerve deficiency. Acta Radiol 2013；54：292-8.
3) Giesemann AM, et al. Improved imaging of cochlear nerve hypoplasia using a 3-Tesla variable flip-angle turbo spin-echo sequence and a 7-cm surface coil. Laryngoscope 2014；124：751-4.
4) Young NM, et al. Pediatric cochlear implantation of children with eighth nerve deficiency. Int J Pediatr Otorhinolaryngol 2012；76：1442-8.
5) Wu CM, et al. Impact of cochlear nerve deficiency determined using 3-dimensional magnetic resonance imaging on hearing outcome in children with cochlear implants. Otol Neurotol 2015；36：14-21.
6) Colletti L, et al. The Therapeutic dilemma of cochlear nerve deficiency：Cochlear or brainstem implantation? Otolaryngol Head Neck Surg 2014；151：308-14.

シリーズ関連項目

- 『子どもを診る 高齢者を診る』「先天性蝸牛神経低形成・無形成症—内耳の形態的異常を随伴しない」p.76（伊藤 健）
- 『子どもを診る 高齢者を診る』「先天性高度感音難聴—内耳奇形」p.95（岸本逸平，内藤 泰）
- 『子どもを診る 高齢者を診る』「人工内耳の適応評価と成績」p.124（樫尾明憲）

29 一側聾と人工内耳または BAHA

新生児聴覚スクリーニング検査の普及により一側性難聴と診断される頻度が増加してきている.一側性高度難聴児は言語発達遅滞や学業成績への影響,人間関係のトラブルを生じることがあり,突発性難聴による成人発症の一側性高度難聴は,生活面のQOLの低下とハンディキャップを招き,何かしらの介入が必要な場合がある[1].最近海外では,一側聾に対する治療法として人工内耳や骨固定形補聴器(bone anchored hearing aid:BAHA)が行われている.

一側聾の影響

一側聾の場合,患側からの聞き取りの困難,騒音下の聞き取りの低下,音源定位の困難がよく指摘されている(❶).雑音と会話音の音源が異なる場合,両耳から入った音の時間差,強度差,周波数スペクトルの違いで雑音下でも会話音を聞き分けることができる(スケルチ効果).一側聾ではこの機能が失われ,さらに頭部陰影効果により患側からの1,000 Hz以上の周波数の音が健側に届くあいだに10～16 dB低下するため,患側からの聞き取りの困難,騒音下の聞き取りの低下,音源定位の困難を招くとされている.

また,言語発達遅滞や学業成績への影響を指摘する者もあり,一側性難聴であっても日常生活に支障をきたすことがある.HHIA (Hearing Handicap Inventory for Adults)を使用してハンディキャップについてのアンケート調査を実施したところ,両側性感音難聴者は重度ハンディキャップを,突発性難聴は一側性難聴であっても中等度のハンディキャップを自覚しているという結果であった[1].成人発症の一側聾症例(❷)では,社会生活,日常生活におけるQOLの低下を伴う.

一側聾への治療方法

■ CROS型補聴器

一側聾に対してはこれまで特別な対応がなされてこなかった.限られた施設では難聴耳側にマイクを,良聴耳側に補聴器を装着するCROS (contralateral routing of signals)型補聴器が使用されている.難聴耳側から話しかけられた音をマイクで拾い,良聴耳側で聞き取ることで頭部陰影効果を改善することができる.しかし,見た目の問題や装用の不便さから実際には使用されていないのが現状である.

■ BAHA

海外では骨固定形補聴器(BAHA)が一側聾の多くの患者に対して実施されている.BAHAは音声や環境音をサウンドプロセッサーに取り込み,振動に変換し,側頭骨に固定したインプラントを介して内耳にその振動を伝達することで聞き取るシステムである(「9.人工中耳と骨導インプラント」❸参照〈p.29〉).2002年,一側聾への適応がアメリカFDAで承認されている.

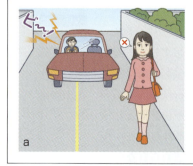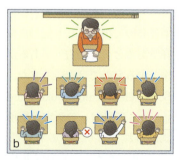

❶ 一側聾によるハンディキャップ
音の方向感がわからなくなったり(a),集団での聞き取りが困難となったり(b)しやすい.

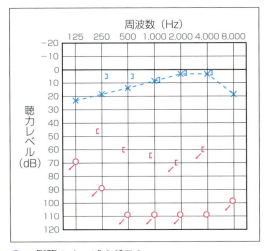

❷ 一側聾のオージオグラム
左耳は正常聴力だが，右耳は聾の状態．

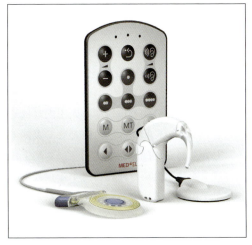

❸ 一側聾に対して当科で実施された人工内耳システム

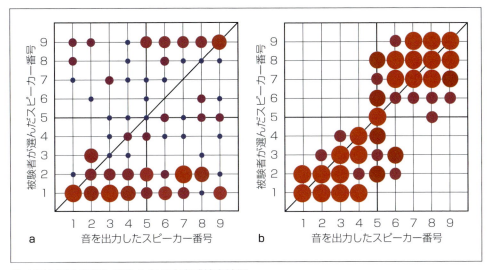

❹ 人工内耳の術前と術後1年の方向感検査結果
術前（a）は提示された音がすべて良聴耳側から聞こえるのに対し，術後1年（b）は提示された音と聞き取れた音の方向の一致がみられるようになった．
●が大きいほど，選択した回数が多いことを示す．

 難聴耳側にBAHAを装着することで音声情報を頭蓋骨を介して良聴耳で聞き取ることができる．良聴耳から直接受け取る音と難聴耳側から骨導を介して受け取る音を区別することが可能となり，36％で音源定位の改善をみたとの報告[2]もある．しかし，難聴耳側からの聴取困難の改善や雑音下の語音聴取改善は多くみられるが，音源定位の改善に関しては不良な報告[2]も多い．

人工内耳

 2012年ヨーロッパのグループが，一側聾に耳鳴を伴った症例に対し人工内耳埋め込み術（❸）を実施し，耳鳴，雑音下の聞き取り，音源定位が改善されたと報告し[3]，その後同様な報告が欧米を中心にみられるようになった．2013年には言語習得後の一側聾に対する人工内耳がEUの基準適合マーク（CEマーク）の承認を受けた．
 CROS型補聴器やBAHAとの比較では，人工

内耳のほうが雑音下の語音聴取や音源定位の検査で有意な改善がみられている[4]．小児の一側聾にも人工内耳は海外で実施されている．小児期に実施したほうが，両耳聴の効果が得られやすいとの報告もある．

　本邦においては一側聾に対する人工内耳は適応基準に合致しないため，保険医療として実施できない．しかし，共同臨床研究「同側に耳鳴を伴う一側高度または重度感音難聴に対する，人工内耳の装用効果に関する研究」としてその有効性の評価を行っているので，将来的には可能になるだろう．本研究の検討では雑音下の語音聴取と方向感の改善がみられている．詳細は今後報告される論文を参照されたい．当科で人工内耳を実施した症例の方向感検査（❹）では，術前はすべての音が良聴耳側に偏っていたのが，術後1年経過すると両耳で聞き取るため，方向感の改善がみられるようになった．

（岩崎　聡）

引用文献

1) 岩崎　聡．聴覚に関わる社会医学的諸問題「一側性難聴者の抱える社会医学的問題」．Audiology Japan 2013；56：261-8．
2) 岩崎　聡．BAHA の聴覚医学的問題．Audiology Japan 2010；53：177-84．
3) Buechner A, et al. Cochlear implantation in unilateral deaf subjects associated with ipsilateral tinnitus. Otol Neurotol 2010；31：1381-5．
4) Kitterick PT, et al. Comparison of the benefits of cochlear implantation versus contra-lateral routing of signal hearing aids in adult patients with single-sided deafness：study protocol for a prospective within-subject longitudinal trial. BMC Ear Nose Throat Disord 2014；14：7-18．

シリーズ関連項目

- 『子どもを診る 高齢者を診る』「一側聾」p.72（伊藤　健）

めまい患者の体平衡ストラテジー

めまいと空間認知

 自己が空間の中でどのような位置に存在するのかを認知することを空間認知といい，空間認知に必要な感覚を空間識と呼ぶ．空間認知には視覚，前庭覚，体性感覚からの入力が重要で，これら末梢感覚は中枢へ入力後，統合，蓄積される．個体が動くと空間識に関与するこれらの感覚系には動きに応じていろいろな組み合わせで感覚が入力する．運動に伴う視覚，前庭覚，体性感覚の入力の組み合わせが，過去に蓄積された組み合わせと比較され，マッチした場合は空間認知が維持される．マッチしなかった場合（ミスマッチ）は空間認知が破綻しめまいを生じる．ミスマッチ入力が繰り返されると新たな入力パターンとして蓄積される．この仮説は健常者の動揺病発症メカニズムとして提唱されたものだが[1]，前庭機能異常においても空間識の異常から空間認知が破綻し，めまいを発症すると考えられる．

 たとえば，左右逆転プリズム眼鏡を装着して歩行すると，ある運動で引き起こされる前庭入力は装着前と同じであるにもかかわらず，装着後は視覚入力の方向が逆転するため，ひどいめまい，ふらつき，自律神経症状を生じる[2]．これは，視覚入力と前庭入力の組み合わせパターンが逆転プリズム装着前に蓄積されたパターンとミスマッチしたために，空間認知が破綻しめまいを生じた例である．逆転プリズムを装着してしばらく過ごすと，歩行可能となる．生体が中枢での可塑性を発揮させ，新規入力パターンに適応した結果である．逆転プリズムからの視覚入力と運動に伴う前庭入力が新しいパターンとして認知され蓄積された結果，めまいが消失するわけである．

視覚，前庭覚，体性感覚の相補的作用とめまいリハビリテーション

 視覚，前庭覚，体性感覚の3つの感覚系は空間認知に際して互いに相補的に作用することが報告されている．たとえば，サルの末梢前庭を破壊した場合，頸部の体性感覚刺激が注視を安定させることが報告されている[3]．逆に，重度の糖尿病性神経障害で体性感覚が麻痺した患者では，前庭反射が亢進していることが知られている[4]．また，先天盲患者では，姿勢制御に関する前庭系および体性感覚系の感受性が亢進していることが報告されている[5]．

 臨床上多くの場合，めまい（＝空間認知の破綻）はこれら3つの感覚入力のうち前庭覚の障害で起こっており，破綻した空間認知を補うために視覚あるいは体性感覚への依存が強化されると考えられる．すなわち，前庭性めまいに対し，視覚あるいは体性感覚を強化することでめまいを緩和できる可能性が考えられる．実際，めまいのリハビリテーション（以下，リハビリ）に取り入れられている視標追跡やめまい体操は，それぞれ視覚入力や運動時の体性感覚を強化して効果を発していると考えられる[6]．

 では，前庭性めまいのリハビリを考えるうえで，視覚刺激と体性感覚刺激のどちらが有意に作用するのであろうか？ それらは疾患によって決まっているのであろうか？ あるいは個人の特質として決まっているのであろうか？ そうだとすれば，個々に応じたテーラーメード的なリハビリを行うことでより大きな効果を得られるのではないだろうか？

重心動揺の視覚依存と体性感覚依存

 起立時の姿勢制御にも空間識による維持機能が働いており，やはり前庭覚，視覚，体性感覚に依存している．重心動揺検査を軟らかいクッションの上で行うことで（＝ラバー負荷），体性感覚入力を遮断あるいは抑制することができる．ラバー負荷時の姿勢制御に働く感覚系は視覚と前庭覚である．逆に閉眼時の姿勢制御に働く感覚系は体性

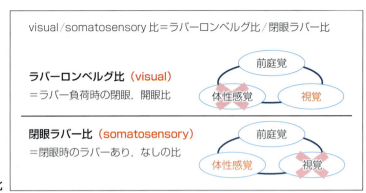

❶ visual/somatosensory 比

❷ 疾患別 visual/somatosensory 比, CP%, 年齢

		V/S 比	CP%	年齢中央値（範囲）
めまいなし群	Bell 麻痺（n=23）	1.361 ± 0.587	−2.591 ± 29.324	63（24-80）
	zoster sine herpete（n=6）	1.271 ± 0.915	43 ± 53.364	63（36-69）
	突発性難聴（n=39）	1.2 ± 0.427	16.611 ± 17.714	57（23-88）
めまいあり群	メニエール病（n=37）	0.983 ± 0.312	24.63 ± 26.94	61（22-81）
	前庭神経炎（n=5）	0.654 ± 0.23	45.2 ± 20.278	61（51-74）
	めまい症（n=42）	1.108 ± 0.52	7.692 ± 4.91	61（14-82）
	前庭障害のある慢性めまい（n=25）	0.989 ± 0.344	41.24 ± 24.117	64（36-77）

CP：半規管機能低下, zoster sine herpete：無疱疹性帯状疱疹.

（Okumura T, et al. Acta Otolaryngol 2015[8]より）

感覚と前庭覚である.

よって, ラバー負荷時の重心動揺の閉眼, 開眼の比（ラバーロンベルグ比）は重心動揺の視覚依存度の指標となり, 閉眼時の重心動揺のラバー負荷, ラバーなしの比（閉眼ラバー比）は重心動揺の体性感覚依存度の指標となる[7]. どちらの検査にも前庭入力が平衡維持に関与している. ラバーロンベルグ比と閉眼ラバー比のさらに比（＝visual/somatosensory 比：V/S 比）をとると, 前庭入力が相殺され, 重心動揺が視覚依存なのか, あるいは体性感覚依存なのかを推定することができる（❶）[8].

各種めまい疾患あるいは突発性難聴や顔面神経麻痺などめまいを伴わない末梢性疾患で V/S 比を検討すると, めまいなし群で V/S 比が高く, めまいあり群では V/S 比が低下していることが判明した（❷）[8]. また, 厳密には健常人ではないが, 前庭機能異常もめまいもない群を正常コントロールと考えると, これらの群で V/S 比が高く姿勢制御は視覚依存していた[8]. 実際, 健常人を用いた研究では姿勢制御は視覚依存していると報告されている[9]. 前庭機能異常を認め, めまいの自覚もある群で V/S 比が低下していることから, めまいを発症すると姿勢制御が体性感覚依存へシフトすると考えられる[8]. 面白いことにこのシフトは, 前庭機能障害のないめまい症でも認められていた. すなわち, 姿勢制御はめまい発症前の時点ですでに強く視覚依存しているため, めまい発症後にはその原因にかかわらずそれ以上視覚への依存度が高められず, 別のストラテジーとしての体性感覚依存へシフトしたものと考えられる.

前庭性めまい患者の体平衡ストラテジー

前述のように, 姿勢制御は健常時では強く視覚依存しており, めまい発症後は低下した前庭覚を

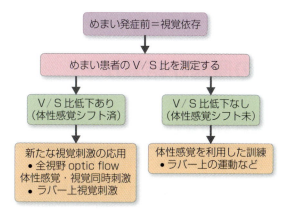

❸ 前庭性めまい患者の体平衡ストラテジー

補うために体性感覚への依存が強まっていることが判明した．このような体平衡ストラテジーのシフトにより，めまいを発症していないケースが存在することがわかっている[8]．

しかし，体性感覚依存へシフトした後もめまいが残存する場合はどのように対処すればよいだろうか？　難しい問題ではあるが，めまい患者では前述のように健常時にすでに視覚依存していて視覚系の「伸びしろ」がないために，めまい発症時の空間識補正のストラテジーが体性感覚依存へシフトしたと考えられる．したがって，健常時には経験しなかったような新たな視覚刺激，たとえば全視野を用いたoptic flow刺激などを用いて視覚系による姿勢制御を強化することができるのではないだろうか？　あるいは，ラバー負荷による体性感覚刺激と前述のような視覚刺激を同時に与えるようなリハビリが有効ではないだろうか？

前述のようにめまい患者では平均すると体性感覚依存へシフトしているが，全例がそうとは限らない．体性感覚シフトがみられないめまい患者には体性感覚刺激を用いたリハビリが有効と考えられる．よって，V/S比の検討を通してめまい患者の姿勢制御のストラテジーを判断し，個々に応じた適切なめまいリハビリを選択すべきと考えられる（❸）．

（堀井　新，奥村朋子）

引用文献

1) Reason JT. Motion sickness adaptation: A neural mismatch model. J Roy Soc Med 1978；71：819-29.
2) Takahashi M, et al. Locomotion and motion sickness during horizontally and vertically reversed vision. Aviat Space Environ Med 1991；62：136-40.
3) Sadeghi SG, et al. Neural correlates of sensory substitution in vestibular pathways following complete vestibular loss. J Neurosci 2012；32：14685-95.
4) Horak FB, Hlavacka F. Somatosensory loss increases vestibulospinal sensitivity. J Neurophysiol 2001；86：575-85.
5) Schwesig R, et al. Postural control in subjects with visual impairment. Eur J Ophthalmol 2011；21：303-9.
6) Horak FB. Postural compensation for vestibular loss and implications for rehabilitation. Restor Neurol Neurosci 2010；28：57-68.
7) Fujimoto C, et al. Assessment of diagnostic accuracy of foam posturography for peripheral vestibular disorders: Analysis of parameters related to visual and somatosensory dependence. Clin Neurophysiol 2009；120：1408-14.
8) Okumura T, et al. Somatosensory shift of postural control in dizzy patients. Acta Otolaryngol 2015；135：925-30.
9) Silfies SP, et al. The effects of visual input on postural control of the lumber spine in unstable sitting. Hum Mov Sci 2003；22：237-52.

シリーズ関連項目

- 『めまいを見分ける・治療する』「重心動揺検査の臨床的意義は？」p.134（山本昌彦，吉田友英）
- 『めまいを見分ける・治療する』「めまいの運動療法，リハビリテーションはどのように行うか②」p.289（水田啓介）

画像からみたメニエール病
—内リンパ水腫はメニエール病の原因か結果か？

内リンパ水腫はメニエール病の原因か結果か？

　メニエール病における内リンパ水腫と症状の時間的経過は❶のように内リンパ水腫が形成されてから症状が出てくる．したがって，内リンパ水腫はメニエール病の原因か結果かと聞かれると原因である．しかし，内リンパ水腫があっても症状のない無症状内リンパ水腫（asymptomatic endolymphatic hydrops）は多く，また蝸牛症状だけの蝸牛型メニエール病や前庭症状だけの前庭型メニエール病において，蝸牛，前庭ともに水腫がある例も多く，内リンパ水腫と症状との関係は不明な点が多い．

内リンパ水腫はメニエール病のマーカーか？

　Merchantら[1]は側頭骨病理標本の検討から，内リンパ水腫はメニエール病の原因というよりマーカーと考えるべきだと述べた．メニエール耳では全例に内リンパ水腫が認められたが，内リンパ水腫があっても症状がない例があり，内リンパ水腫そのものが症状を起こしているのではないとした．❶から考えれば，内リンパ水腫はメニエール病の前段階あるいは必要条件という見方もできる．内リンパ水腫がメニエール病の原因あるいは原因のもとになっていると考えて，とくに矛盾はない．

水腫MRI撮影法

　内リンパ水腫画像は，8倍に薄めたガドリニウム造影剤を鼓室内に投与し24時間後に3テスラMRIを用いて3D-FLAIR（3-dimensional fluid-attenuated inversion recovery）画像を撮ることから始まった[2]．鼓室内投与の画像はきれいでガドリニウム投与量は静脈内投与に比して1/100程度であるが，off-labelの使用法である（❷）．ガドリニウム静脈内投与では，ガドリニウムの外リンパへの移行量が少ないので，より良い画像になるよう新しい撮影法が開発されてきた．❸，❹で示したHYDROPS（hybrid of reversed image of positive endolymph signal and native image of positive perilymph signal）画像もその一つである[★1]．

内リンパ水腫と症状の関係

　メニエール病のめまい発症のメカニズムに膜破裂説がある．内リンパ腔の薄い膜が破裂してカリウム，ナトリウムなど電解質濃度に突然の異常が起こり，めまいが発症するとするものである．しかしながらわれわれは，めまい直後にMRI水腫画像を撮っても内リンパ腔がつぶれていたり，通

★1　このHYDROPSは撮影法であり，当科では内リンパ水腫（ハイドロップス）と区別するため「ヒドロップス」と発音している．

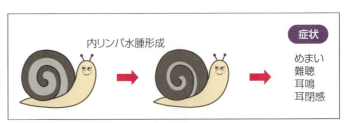

❶ 内リンパ水腫と症状
メニエール病では内リンパ水腫が形成されてから症状が出る．蝸牛の濃いらせんは内リンパ腔を示している．矢印は右向きになっているが左向きも確認されている．

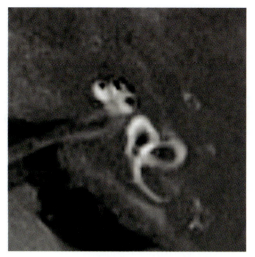

❷ 左メニエール病確実例（66歳女性）
左鼓室内に8倍に希釈したガドリニウム造影剤注入24時間後のMRI．蝸牛にも前庭にも著明な水腫を認める．ガドリニウム造影剤鼓室内投与では，静脈内投与に比べて一般に良い画像が得られる．3D real IR（3D real inversion recovery）画像．

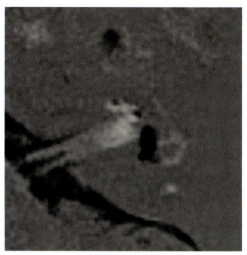

❸ 左メニエール病確実例（55歳女性）
造影剤通常量静脈内投与4時間後の撮影．HYDROPS画像．蝸牛にも前庭にも著明な内リンパ水腫を認める．前庭内リンパ腔はきわめて大きく，周囲の外リンパ腔を圧迫し，黒くみえる内リンパ腔周囲の白くみえる外リンパ腔を確認しづらくしている．

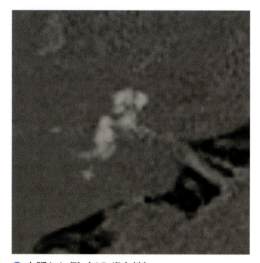

❹ 水腫なし例（42歳女性）
左メニエール病確実例の健側である右側MRI．❸と同じ撮影条件であるが，黒くみえる内リンパ腔は目立たたない．蝸牛水腫は蝸牛軸が最も大きくみえるスライス，前庭水腫は，外側半規管が3分の2回転以上してみえる最も下方（足側）のスライスで判断しているが，この右耳内耳は，他のスライスも含めて，蝸牛，前庭ともに水腫なしと判断された．

常外リンパ腔に認められるガドリニウムが内リンパ腔にも認められた例を経験していない．破裂説では大部分のめまいは説明できないと考えている．

❶での矢印は，水腫形成から症状出現に向かっている．われわれは水腫MRIを複数回撮った症例から，この矢印は一方向性ではなく逆向きもあることを見いだした[3]．保存的治療でも水腫が軽減する例では症状も軽快する例が多い．

今後の展望

内リンパ水腫とメニエール病は密接な関係があることは，MRIからも明らかとなった．しかし，水腫だけでは症状は説明できない．無症状内リンパ水腫も予想以上に多いことがわかってきた．内耳水腫部位と蝸牛症状，前庭症状との関係も明確ではないが，前庭型メニエール病では前庭水腫が強く水腫の部位と症状とに関係はある[4]．

今後，MRIによる内リンパ水腫撮影が一般化すれば，より多くの症例で水腫の形態的評価が行われることになると思う．MRIによる水腫の形態的評価は，蝸牛の基底回転，上方回転，卵形嚢，球形嚢，半規管膨大部など部位的に行うことが可能である．メニエール病における水腫程度の評価は，今後，メカニズムの解明，予防法や治療法に役立つことが期待される．

（中島　務，吉田忠雄）

引用文献

1) Merchant SN, et al. Pathophysiology of Ménière's syndrome: Are symptoms caused by endolymphatic hydrops? Otol Neurotol 2005;26:74-81.
2) Nakashima T, et al. Visualization of endolymphatic hydrops in patients with Meniere's disease. Laryngoscope 2007;117:415-20.
3) Suga K, et al. Changes in endolymphatic hydrops in patients with Ménière's disease treated conservatively for more than 1 year. Acta Otolaryngol 2015;135:866-70.
4) Kato M, et al. Endolymphatic hydrops revealed by magnetic resonance imaging in patients with atypical Meniere's disease. Acta Otolaryngol 2013;133:123-9.

シリーズ関連項目

- 『めまいを見分ける・治療する』「めまい診療における脳CT・MRIの適応と意義」p.81（内藤　泰）

video head impulse test（vHIT）

video head impulse test（vHIT）は，低侵襲，短時間，かつ生理的な刺激条件で半規管機能低下（canal paresis：CP）を評価できる検査法である．従来行われてきた head impulse test（HIT）と比べ，客観的であり，前庭眼反射（vestibulo-ocular reflex：VOR）の利得を算出することにより定量的に半規管機能を評価できる．また，HITでは検出しづらかった一部の catch up saccade（CUS）が検出できるなどの利点を有する．

HIT とは？

HIT は 1988 年に Halmagyi と Curthoys が報告[1]した回転刺激検査の一つである．被検者に検者の鼻先などの固定した指標を注視してもらい，検者が被検者の頭部を急速に 10～20°回旋させて行う．VOR により指標を固視したままでいられれば半規管機能正常と判定する．半規管機能低下のある被検者の場合には，VOR 低下により眼位と指標にズレが生じ，これを補うための急速眼球運動がみられる．この急速眼球運動は catch up saccade（CUS）と呼ばれ，頭位回旋直後に検者が CUS を確認できれば，CP ありと判定する．

HIT は特別な器具が必要なく，また低侵襲に行える半規管機能検査である[2]が，検査結果の判定が主観的であることや，CP の検出感度が低い[3]ことなどが開発当初からの課題であった．

HIT から vHIT へ

上記の課題を大きく克服した検査法である vHIT が 2009 年に報告された[4]．2016 年 3 月現在，vHIT 用の検査機器は欧米の数社から販売されている．当科で用いている vHIT 用機器（ICS Impulse®）は，ハイスピードカメラと加速度センサーを備えた約 60 g の軽量ゴーグルと，解析ソフトの入ったノート型 PC，さらに両者を接続する有線回路から成り（❶），被検者の眼球運動と頭位情報をリアルタイムに解析できる．これに

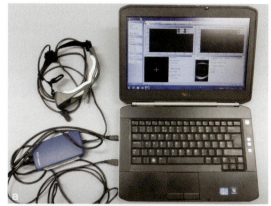
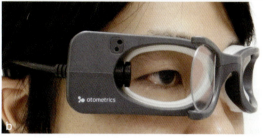

❶ vHIT の装置
a：vHIT 装置（ICS Impulse®）．1 秒間に最大 250 フレームの高速撮影が可能な高速カメラと，頭位情報を得るための 3 軸加速度センサーを有する軽量ゴーグル，vHIT 用ソフト OTOsuite を内蔵するノートパソコンで構成されている．
b：被検者にゴーグルを装着した様子．

より，肉眼での判定に頼っていた CUS の有無や，CP の判定を客観的に行えるようになった．

vHIT の特徴

■ 低侵襲，短時間で行える半規管機能検査

HIT を温度刺激検査，振子様回転検査などの半規管機能検査と比較すると，侵襲が少なく，短時間（慣れれば 5 分程度）で行えるため，外来やベットサイドなどで比較的簡単に検査できる．そのため，外来で半規管機能の改善の具合を定期的にフォローすることなども比較的容易である．

■ 生理的な半規管刺激で CP が判定できる

半規管は頭部回転に反応するセンサーであり，日常生活においてどの方向に頭部を回転させて

も，必ず両側の半規管が刺激される．しかしながら本邦で半規管機能検査として頻用されている温度刺激検査は，一側の半規管を温度で刺激する非生理的な検査である．これに対してvHITは，生理的な回転刺激でCPが判定できるという長所を有する．

■ 客観的，定量的な検査

肉眼での判定に頼っていたHITでは，判定が主観的であり，定性的な評価しかできなかった．これに対しvHITでは，それぞれハイスピードカメラと加速度センサーから得られた頭位，眼位情報により，①VOR利得（VOR gain）が自動計算されるので，半規管機能の定量評価ができ，②解析結果から第三者が客観的にCPを判定することができ，さらに③肉眼では確認が困難であった頭位回転中のCUSであるcovert catch up saccade（CCUS）が検出できるので，温度刺激検査と比較した検査感度はHITの34～35％から41～68.8％に向上した．

■ 垂直半規管の機能評価ができる

温度刺激検査では主に水平半規管の機能しかわからないが，vHITでは回転刺激の方向を変えることで，水平半規管の評価だけでなく，垂直半規管の評価もできる．そのため，詳細な病態の把握や，既存のめまい疾患の原因を探る一助となると考えられる．また，前庭誘発筋電位（VEMP）と同時に行うことで，半規管，耳石器のどこに病巣があるのかを左右別に評価できるようになった．

実際の検査法

■ 適応

CPが疑われる症例に検査を実施する．頸椎疾患などにより頸部の可動性が低下している症例や，頸部回旋により痛みや神経症状が出現する症例は適応外である．瞳孔中心を安定して確認できないと検査ができないため，眼瞼下垂がある患者や眼裂が狭い患者への検査は困難である．またvHITは日本で医療機器認定されていないことから保険適用はない．

■ 装置

vHITを行うには，専用の検査機器が必要である．2016年現在，われわれの知る限り本邦で使用されているvHIT専用機器は，ICS Impulse®（デンマーク製）とEyeSeeCam®（ドイツ製）がある．当科で用いているICS Impulse®は1秒間に最大250フレームの高速撮影が可能な高速カメラと，頭位情報を得るための3軸加速度センサーを有する軽量ゴーグル，vHIT用ソフトOTOsuiteを内蔵するノートパソコンで構成されている．

■ 検査方法

左右の水平半規管を評価する「lateralモード」について説明する．被検者を椅子に座らせ，カメラ付きゴーグルを装着させ，1～1.2 m前方の指標を注視してもらう．検者は被検者の頭部を両手で把持し左右いずれかの方向へ10～20°，急速（100°／秒以上の角速度）に頭部を回転させる．このとき，被検者が回転方向を予測しないために，頭部回転の方向・タイミングはランダムに行う必要がある．

lateralモードのほかに，左前半規管と右後半規管の平面で検査する「LARPモード」，左前半規管と右後半規管の平面で検査する「RALPモード」がある．検査法の詳細は省略する．

■ 判定（❷）

CPの判定項目にはVOR gainとCUSの2つがある．まだ学会等が定めたCPの判定基準は存在しないが，VOR gainの低下と有意な振幅をもつCUSの両方がみられる場合には，CPありと考えてよい[5]．VOR gainの平均値が，lateralモードでは0.8未満，LARP・RALPモードでは0.7未満をVOR gain低下としている．CUSであっても，振幅が頭部の最大角速度に満たないものは，tiny（もしくはsmall）CUSと呼ばれ，健常者や一側CPの対側でもみられることから，CP判定の基準から除外している．

vHITは，CPを客観的，定量的に解析できる非常に優れた検査である．検査時間が5分程度と短いため，忙しい外来診療中にも半規管機能検査

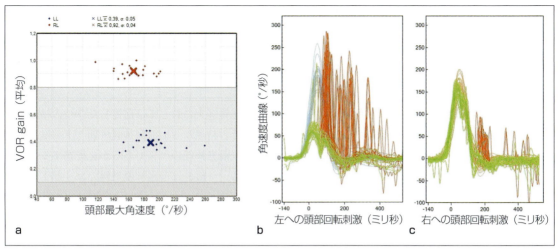

❷ vHIT 検査結果の例(左前庭神経炎)
左右の水平半規管機能を評価する lateral モードである.
a:分散図. 検査ごとの頭部最大角速度と VOR gain が示されている(右は赤, 左は青). VOR gain の平均値が×印で示されており, グラフ上に数値が記載されている. 右は 0.92, 左は 0.39 であり, 左 VOR gain の低下を認める.
b, c:b は左へ, c は右への頭部回転刺激を行った際の頭位と眼位の角速度曲線である. b では, 頭部回転刺激中から回転後に, 頭部の最大角速度を超えた catch up saccade (CUS) がみられており, CUS ありと判定する. c では, 頭部の最大角速度に満たない tiny CUS であり, CUS なしと判定する.

ができ, 検査機器が小さく移動ができるため, ベッドサイドでの検査も可能であり, 臨床現場で有用な検査となりえる. 本邦ではこの検査はまだ保険収載されていないため, 臨床研究での使用にとどまっている[6,7]が, 欧米ではすでにこの検査は日常臨床で使用されており, 温度刺激検査に代わる検査として期待されている. 今後, めまい平衡分野の進歩に大いなる貢献が期待できる検査である.

(杉崎一樹)

引用文献

1) Halmagyi GM, Curthoys IS. A clinical sign of canal paresis. Arch Neurol 1988 ; 45 : 737-9.
2) 千原康裕. Head Impulse Test. 臨床検査 2008 ; 52 : 1479-82.
3) Harvey SA, et al. Relationship of the head impulse test and head-shake nystagmus in reference to caloric testing. Am J Otol 1997 ; 18 : 207-13.
4) Weber KP, et al. Impulsive testing of semicircular-canal function using video-oculography. Ann N Y Acad Sci 2009 ; 1164 : 486-91.
5) Beynon GJ, et al. A clinical evaluation of head impulse testing. Clin Otolaryngol 1998 ; 23 : 117-22.
6) 新藤 晋ほか. 両側前庭機能高度低下症例の検討―温度刺激検査と vHIT の比較検討から両側前庭機能低下症の診断基準を考える. Equilibrium Research 2015 ; 74 : 527-33.
7) 新藤 晋ほか. video Head Impulse Test と温度刺激検査の相互評価. Equilibrium Research 2015 ; 74 : 541-51.

シリーズ関連項目

・『めまいを見分ける・治療する』「前庭眼反射の見方とその解釈」p.104 (船曳和雄)

上前庭神経炎，下前庭神経炎

前庭神経炎は突発的に生じ，24時間以上持続する強い回転性めまいを主訴とする疾患である．めまいはその後浮遊感に移行し，平衡障害とともに数週間～数か月続くことが特徴であり，患者は残存する浮遊感や平衡障害に悩まされる．蝸牛症状（難聴・耳鳴）や神経症状は伴わず，めまい発作は反復がないことから，典型的な例では診断は比較的容易である．

診断のための検査と評価

温度刺激検査

外側半規管から上前庭神経系の機能を評価できる．

前庭誘発筋電位（vestibular evoked myogenic potential：VEMP）

① cervical VEMP（cVEMP）：頸筋（胸鎖乳突筋）から記録するVEMPで，球形嚢から下前庭神経系の機能を評価できる．
② ocular VEMP（oVEMP）：外眼筋（下斜筋）から記録するVEMPで，主に卵形嚢から上前庭神経系の機能を反映すると考えられている．

head impulse test（HIT）

被検者に固定した指標を注視するように指示したうえで，頭部を急速に20°程度左右方向に回転する．健常であれば指標を固視できるが，外側半規管機能低下があれば患則に頭部を動かす際に固視がされず，その後衝動運動で指標に視線が向く．頭部を動かす方向で全半規管機能を評価可能ではあるが，左右方向に動かす場合には外側半規管機能から上前庭神経機能を反映する．温度刺激検査との違いは，HITが高周波への反応を評価していることである．

自覚的視性垂直位（subjective visual vertical：SVV）

暗室で自覚的な垂直位を測定し，真の垂直位とのずれを計測する．SVVは主に卵形嚢機能を反映する．

障害部位

前庭神経炎に対しては前述した5つの検査を行い，その結果から上前庭神経単独，下前庭神経単独，全前庭神経の障害であるかを推察することができる．一般的に前庭神経炎例では一部下前庭神経の炎症もきたすが，主に上前庭神経の障害をきたし，全前庭神経の炎症であることが報告されている[1]．上前庭神経炎が多いという臨床検査所見からの障害神経診断は，前庭神経炎患者の側頭骨病理で上前庭神経の全もしくは部分萎縮を示す所見と合致すると思われる．

一方，Halmagyiら[2]は難聴がなく急性めまいを訴えた症例を検討し，正常温度刺激検査反応と正常な外側半規管のHITに加え，cVEMP検査と後半規管のHIT結果から下前庭神経のみの機能低下を示し，下前庭神経炎として初めて報告した．Chiharaら[1]は前庭神経炎71例中下前庭神経炎と診断した例は13例（18.3％）で，臨床的特徴は上前庭神経炎例と下前庭神経炎例では差はなかったとは述べている．Kimら[3]が提唱した下前庭神経炎の診断基準を❶に示す．

投薬治療

前庭神経炎に対して，急性期には急性めまいに対する治療が行われるが，疾患特異的な治療としてステロイド投与が実施されることがある．また，長期的に改善しない平衡障害に対してリハビリテ

❶ 下前庭神経炎の診断基準

1. 悪心/嘔吐，平衡障害を伴う急性めまい
2. 自発的回旋・下眼瞼向き眼振
3. 後半規管でのHIT異常
4. cVEMP異常
5. 前および水平半規管での正常HIT
6. 正常温度刺激検査
7. 神経学的検査および脳MRI検査で中枢病因が除外できる

（Kim JS, et al. J Neurol 2012[3]より改変）

❷ 平衡訓練実施のポイント

1. 訓練項目は症例に応じ必要と思われる項目を選択する
2. 訓練強度は最大努力の40〜50%で，症例に応じて程度を決め，症状を悪化させない程度に行う
3. 簡単なものから，slowからquick，弱くから強く行わせる
4. 1日2〜3回，毎日行う
5. 症例に応じ目的を達成するあるいは訓練効果が一定になるまで行い，目的達成後は維持を図るようにする
6. 訓練と薬の併用は適切に行う

❸ 平衡訓練方法

1. ベッド上の訓練
    1) Eye exercises
        眼前の指尖を注視する
        振子様に動く指尖を見る
        衝動的に動く指尖を見る
    2) Head exercises
        左右を向く
        前屈後屈をする
2. 座位の訓練
    1) Eye exercises
    2) Head exercises
        1)，2)はベッド上と同様
    3) Body exercises
        座ったまま肩をまわす
        座ったまま肩を上下する
        前屈して前の物を取る
3. 直立訓練
    1) 両脚直立
    2) マン直立
    3) 単脚直立
4. 足踏訓練
    1) 物につかまって足踏みをする
    2) 上肢を挙上して足踏みをする
5. 歩行訓練
    1) 座位から起立して歩行する
    2) 歩行後方向転換をする
6. 自動回転訓練
7. 階段・スロープの昇降訓練

ーションが実施される．

前庭神経炎の原因は不明であるが，ステロイドを投与する目的は抗炎症作用による前庭神経の腫脹（側頭骨内の機械的神経圧迫を招く）の軽減である．4つの無作為化比較試験からのメタアナリシスの検討（149例）で，ステロイド投与は温度刺激検査所見の改善には有効であるが，長期的には臨床症状の改善には寄与していないと述べられている[4]が，Kitaharaら[5]は2年後のめまいによる生活の質の低下を抑制したことを示している．現状ではステロイドの臨床症状改善への効果に関しては高いエビデンスがないことを認識し，副作用を考慮して患者と相談し使用を検討するのがよいと考える．

めまい急性期には強いめまい感，悪心，嘔吐症状をきたす．この症状を減弱させることは発症直後には重要で，抗ヒスタミン薬，抗コリン薬，制吐薬，抗不安薬などを一般的に使用する．これらの薬剤に関する報告では，前庭神経切断ネコを用いた実験で，術後ベタヒスチン（メリスロン®）投与群は非投与群より有意に静的および動的平衡障害が早期に改善することを観察し，ベタヒスチンは前庭代償を促進させる効果があると述べている．しかしジメンヒドリナート（ドラマミン®）は長期投与で前庭代償の遅延があるとの実験動物での報告があるように，長期投与は効果を考慮し慎重に検討するべきである．

平衡訓練

Struppら[6]は39例の前庭神経炎患者を，平衡訓練を実施する群と実施しない対照群に無作為に分けて，SVVや身体動揺を比較検討した．治療30日後にSVVに両群に差はなかったが，平衡訓練実施群で閉眼の重心動揺長は有意に短縮した．この結果から，平衡訓練は前庭脊髄代償を促進することを示している．

われわれが実施している平衡訓練方法のポイントを❷にまとめた．❸のような訓練項目のうち，とくに障害を認める項目を抽出し訓練を指導する．1日10分，1日2回の訓練を自宅で実施することとし，最初は2週後に，その後は1か月ごとに診察し，その際には日常生活におけるめまい・平衡障害調査と平衡機能検査を行い，改善の有無を確認している．

（水田啓介）

引用文献

1) Chihara Y, et al. Clinical characteristics of inferior vestibular neuritis. Acta Otolaryngol 2012;132:1288-94.
2) Halmagyi GM, et al. Inferior vestibular neuritis. Ann N Y Acad Sci 2002;956:306-13.
3) Kim JS, Kim HJ. Inferior vestibular neuritis. J Neurol 2012;259:1533-60.
4) Fishman JM, et al. Corticosteroids for the treatment of idiopathic acute vestibular dysfunction (vestibular neuritis). Cochrane Database Syst Rev 2011;11:CD008607.
5) Kitahara T, et al. Steroid effects on vestibular compensation in human. Neurol Res 2003;25:287-91.
6) Strupp M, et al. Vestibular exercises improve central vestibulospinal compensation after vestibular neuritis. Neurology 1998;51:838-44.

シリーズ関連項目

- 『めまいを見分ける・治療する』「前庭神経炎の前庭機能とめまいの特徴は？」p.177（水野正浩）
- 『めまいを見分ける・治療する』「めまいの運動療法，リハビリテーションはどのように行うか②」p.289（水田啓介）

34 耳石器障害によるめまいと前庭誘発筋電位(VEMP)

末梢前庭器は，角加速度を検知する3つの半規管（前・後・外側半規管）と直線加速度を検知する2つの耳石器（卵形嚢と球形嚢）によって構成され，前庭動眼反射や前庭脊髄反射を通じて，固視の維持や体平衡の維持に役立っている（❶）．一側の半規管が急性に障害されると眼振の出現とともに回転性のめまいを生じることは，温度刺激検査における外側半規管刺激や，さまざまな末梢前庭疾患の解析などから明らかであるが，耳石器障害によるめまいの症状や眼振の性状などについては明らかでない．

これまで耳石器の機能評価には大規模な実験設備が必要であったが，前庭誘発筋電位（vestibular evoked myogenic potential：VEMP）の出現によって，耳石器の機能を簡便に評価することが可能となり，メニエール病をはじめとするさまざまな末梢前庭疾患においても耳石器が障害されていることや，耳石器障害によって生じるめまいの特徴が徐々に明らかになってきた．

本項では，VEMPの原理と記録法，そしてVEMPによって明らかになってきた耳石器障害によるめまいの特徴について概説する．

VEMP

VEMPは，強大な音響刺激によって誘発される前庭由来の筋電位で，主に胸鎖乳突筋から記録される前庭誘発頸筋電位（cervical VEMP：cVEMP）と，外眼筋より記録される前庭誘発眼筋電位（ocular VEMP：oVEMP）とに大別される[1]．VEMPは現時点では保険適用外の検査である．

cVEMP

cVEMPは，音響刺激がアブミ骨直下にある耳石器を刺激し，それが前庭神経を通じて脳幹の前庭神経核に達し，同側の前庭脊髄路を経由して胸鎖乳突筋に到達することによって生じる．耳石器のうち，主に球形嚢の機能を反映する．

cVEMPでは，関電極を胸鎖乳突筋の筋腹中央，不関電極を胸骨上端外側に貼付して筋電図を記録する（❷）．刺激は気導，骨導刺激のいずれでも記録可能であるが，気導刺激では，通常105 dBSPLのクリック音（0.1ミリ秒）あるいは500 Hzのトーンバースト刺激を用いて，50～100回程度加算する．cVEMPは抑制性の筋電位なので，記録中は胸鎖乳突筋を緊張させる必要がある．

cVEMPの正常波形は，潜時13ミリ秒付近に

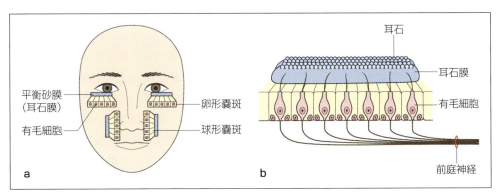

❶ 耳石器の配置と構造
a：卵形嚢，球形嚢の配置．
b：耳石器の構造．

（岩﨑真一．Pharma Medica 2013[1]をもとに作成）

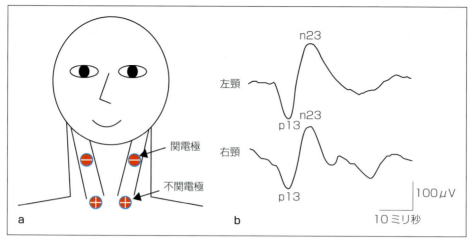

❷ 前庭誘発頸筋電位（cVEMP）
a：cVEMP 記録の際の電極の位置．
b：cVEMP の波形．

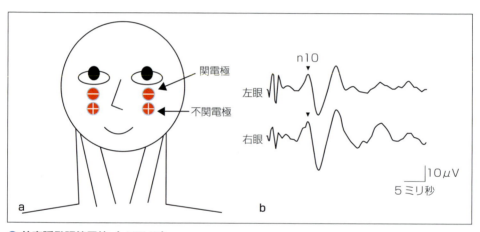

❸ 前庭誘発眼筋電位（oVEMP）
a：oVEMP 記録の際の電極の位置．
b：oVEMP の波形．

ピークをもつ陽性波（p13）と潜時 23 ミリ秒にピークをもつ陰性波（n23）から成る二相性の波形として記録される．

cVEMP は，同側の球形嚢由来の反応であり，一側の球形嚢に障害がある場合，同側の cVEMP の振幅の減少や反応消失あるいは潜時の延長がみられる．

oVEMP

oVEMP は，音響刺激が耳石器を刺激し，それが前庭神経を通じて脳幹の前庭神経核に達し，脳幹内で交叉して対側の動眼神経へと伝わり，対側の下斜筋に到達することによって生じる．耳石器のうち主に卵形嚢の機能を反映する．

oVEMP の記録には，関電極を下眼瞼の直下，不関電極はその約 2 cm 下方に貼付する（❸）．刺激は気導，骨導刺激のいずれでも記録可能であるが，気導刺激よりも骨導刺激のほうが安定した記録が可能である．骨導刺激を行う場合は強力な骨導刺激機（Mini-shaker；Brüel & Kjær，など）を，前額正中に当てて，刺激を行い，30～50 回程度加算する．oVEMP は下斜筋由来の興奮性の反応であり，記録中被検者に上方を注視させ，下

斜筋を収縮させたほうが，より大きな電位を記録できる．

oVEMPの正常波形は，潜時10ミリ秒付近にピークをもつ陰性波（n10）として記録される．正常の場合は両側でほぼ対称なn10が記録される．一側の卵形嚢に障害のある場合は，障害とは対側のn10の振幅が低下するか，あるいは無反応となる．

耳石器障害によるめまい

耳石器障害によって生じるめまいの性状についてはいまだ明らかにされていない．回転加速度を検知する半規管の障害によって回転性めまいを生じることから，直線加速度を検知する耳石器の障害では，上下方向あるいは左右方向への直線的なめまいを生じるものと考えられている．

耳石器由来のめまい症状として古くから知られているものに，drop attack（Tumarkin's otolithic crisis）がある．これは，意識を消失することなく生じる，突然地面に押しつけられるような感覚で，両側メニエール病の患者などにおいて，耳石器が突然刺激されることによって生じると考えられている．実際，drop attack を有するメニエール病患者では，cVEMP の異常が多くみられる[2]．

一方，左右に傾いている感覚や下方に落ちていく感覚など，耳石器由来のめまいを疑わせる症状を訴える患者では，oVEMP や cVEMP の異常が多くみられることが近年報告されており[3,4]，耳石器の障害のみによって生じるめまい疾患として"特発性耳石器障害"という概念も提唱されている．

筆者らが，温度刺激で半規管の異常がみられず，VEMPのみが異常を呈する患者のめまいの性状について検討を行ったところ，oVEMPのみが異常を呈する患者では数分〜数十分のふらつきを訴える症例が多く，cVEMPのみが異常を呈する患者では回転性めまいを訴えるものが多数を占め，典型的な耳石器由来とみられる症状を呈する患者はそれほど多くなかった[5]．耳石器由来のめまいは，機能から想像されるよりも多彩であることが示唆される結果であり，今後のさらなる検討が待たれる．

（岩﨑真一）

引用文献

1) 岩﨑真一．前庭誘発筋電位（VEMP）について：前庭（耳石器）機能のより詳細な評価．Pharma Medica 2013；10：15-8．
2) Ozeki H, et al. Vestibular drop attack secondary to Meniere's disease results from unstable otolithic function. Acta Otolaryngol 2008；128：887-91．
3) Murofushi T, et al. Assessment of the otolith-ocular reflex using ocular vestibular evoked myogenic potentials in patients with episodic lateral tilt sensation. Neurosci Lett 2012；515：103-6．
4) Seo T, et al. Vestibular evoked myogenic potentials of undiagnosed patients. Auris Nasus Larynx 2008；35：27-30．
5) Iwasaki S, et al. Clinical characteristics of patients with abnormal ocular/cervical vestibular evoked myogenic potentials in the presence of normal caloric responses. Ann Otol Rhinol Laryngol 2015；124：458-65．

シリーズ関連項目

- 『実戦的耳鼻咽喉科検査法』「耳鼻咽喉科診療所で行うめまい検査と病診連携」p.149（重野浩一郎）
- 『めまいを見分ける・治療する』「VEMPの臨床的意義は？」p.143（瀬尾　徹）

人工前庭の原理と開発の現況

一側の前庭障害によって生じるめまい・平衡障害に対しては，前庭リハビリテーションなどによる前庭代償の促進により症状の軽快が期待できるが，両側の前庭障害に対しては，リハビリテーションの効果も限定的であり，有効な治療がないのが現状である．

両側の前庭障害に対する新たな治療の一つとして，人工前庭の開発が行われている．本項では，人工前庭の原理と現在の状況について概説する．

人工前庭の原理

人工前庭の開発の基礎となる研究は，CohenとSuzukiによる半規管の電気刺激の研究にさかのぼる．彼らは，ネコなどを対象とした動物実験で，前・後・外側半規管の膨大部を個別に刺激した際の眼球運動の解析を行い，半規管の個別刺激によって引き起こされる眼球運動の軸が，刺激された半規管の属する平面に対して垂直になることを示した（❶）[1]．さらに，複数の半規管を刺激した場合に引き起こされる眼球運動の軸は，各々の半規管刺激によって引き起こされる眼球運動の軸のベクトルを加算することによって得られることも明らかにした．

これらの研究をもとに，現在開発中の人工前庭では，頭部に埋め込んだ加速度計により頭部の動きを解析し，そのデータをもとに3つの半規管の膨大部を電気刺激することによって，適切な前庭動眼反射を引き起こす（❷）．

両側の前庭を破壊したチンチラやサルを用いた動物実験では，人工前庭によって，三次元方向の前庭動眼反射を正常の動物とほぼ同様に引き起こすことに成功している（❸）[2]．

人工前庭開発の問題点と現状

人工前庭はいまだ開発研究の段階であり，解決すべき課題が山積している．

個別の半規管刺激の困難さ

現在開発が進められている人工前庭では，人工内耳で用いられる刺激電極と類似した電極を3つの半規管膨大部に挿入して，電気刺激を行ってい

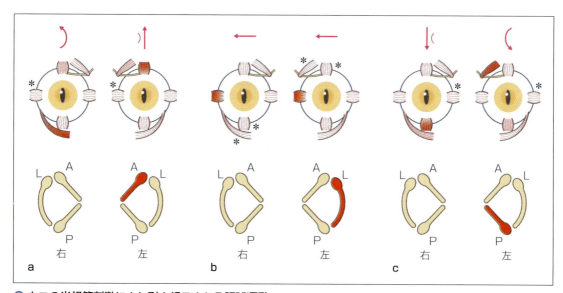

❶ ネコの半規管刺激により引き起こされる眼球運動
各々の半規管を刺激すると半規管面に対しほぼ平行な面内での眼球運動が引き起こされる．
a：左耳前半規管刺激．b：左耳外側半規管刺激．c：左耳後半規管刺激．
(Cohen B, et al. Ann Otol Rhinol Laryngol 1964[1]をもとに作成)

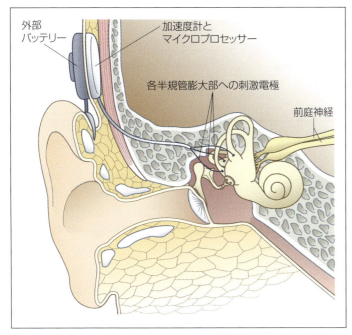

❷ 人工前庭の概略
頭部に埋め込んだ三次元の加速度計によって，頭部の動きを解析し，マイクロプロセッサーで電気信号に変換の後，各々の半規管膨大部に埋め込んだ刺激電極で半規管を刺激し，前庭動眼反射を引き起こす．

る．3つの半規管膨大部は比較的近接した位置にあるため，強い電気刺激を行うと，単一の半規管刺激を行った場合でも，別の半規管にも刺激が伝わってしまう．また，半規管膨大部にも障害が及んでいる場合には，前庭神経節を直接刺激することによって前庭動眼反射を引き起こす必要があるが，前庭では，人工内耳と比較して，刺激電極と前庭神経節の距離が非常に大きいため，単一の半規管のみを刺激することはさらに困難になる．これらの問題点に関しては，刺激プログラムの改良や脳の可塑性を利用することによって，解決が図られつつある．

■ 手術侵襲の問題

現在の人工前庭の電極は半規管に開窓して，膨大部に挿入される．この内耳開窓や電極を挿入することの侵襲によって感音難聴が生じうる．実際，チンチラへの人工前庭挿入実験においても，過半数の動物に高度難聴が生じたことが報告されている[3]．近年，人工内耳においては低侵襲の電極の使用や術式の改良によって蝸牛の機能維持が図られるようになっており，人工前庭においても電極や手術手技の改良により，内耳機能の維持を図る必要がある．

■ 入力機器の開発の遅れ

頭部の加速度を三次元的に解析するためには少なくとも3つの加速度計が必要である．感知した加速度を電気信号に変換するためには複雑な信号処理が要求されるため，現在開発中の人工前庭の入力機器は比較的大きく，頭蓋内に埋め込むことは困難である．また，加速度計の消費電力も人工内耳よりはずっと大きいため，長時間装着するには消費電力の少ない入力機器の開発も必要である．

■ 耳石器に対する刺激の問題

現在開発が進められている人工前庭はいずれも半規管に対する刺激のみが行われ，耳石器の刺激については考慮されていない．頭部を動かしたときの動揺視の解消には半規管の刺激のみでも有効であるものの，体動時のふらつきや平衡障害を解消するには耳石器障害へのアプローチも必要になってくる．角加速度に対して一方向性の反応を示す半規管とは異なり，耳石器は分水嶺を境に動毛の向きが異なるため二方向性の反応を示すことから，耳石器に対する人工前庭を開発するには，半規管刺激に比べてより高度な工夫が必要である．

現時点で，本格的な三次元の人工前庭をヒトに

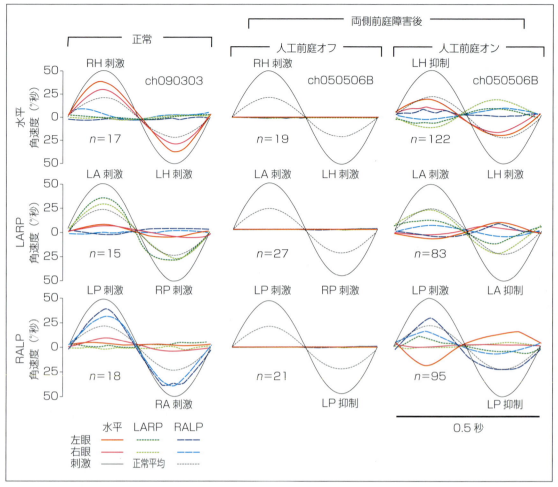

❸ 両側前庭破壊後に人工前庭を装着したチンチラの前庭動眼反射
両側前庭を破壊したチンチラでは，人工前庭オフの状態では頭部を動かしても前庭動眼反射は誘発されないが，人工前庭オンにすると前庭動眼反射が誘発される．
水平：水平方向に頭部を回転させた際の眼球運動．
LARP：左前右後方向（left anterior right posterior）に頭部を回転させた際の前庭動眼反射．
RALP：右前左後方向（right anterior left posterior）に頭部を回転させた際の前庭動眼反射．

(Fridman GY, et al. Anat Rec 2012[2])より)

装着した報告はなされていない．メニエール病患者に対する迷路破壊術中に，試験的に電極を半規管膨大部に挿入したことや，一側メニエール病患者のめまい発作の抑制を目的に，患側の半規管に電極を挿入したことなどが報告されているのが現状である[4]．人工前庭のヒトでの実用化に向けて，今後の発展が待たれる．

（岩﨑真一）

引用文献

1) Cohen B, et al. Eye movements from semicircular canal stimulation in cat. Ann Otol Rhinol Laryngol 1964；73：153-69.
2) Fridman GY, Della Santina CC. Progress toward development of a multichannel vestibular prosthesis for treatment of vestibular deficiency. Anat Rec 2012；295：2010-29.
3) Tang S, et al. Effects of semicircular canal electrode implantation on hearing in chinchillas. Acta Otolaryngol 2009；129：481-6.
4) Rubinstein JT, et al. Clinical, scientific, and regulatory roadmap for a human vestibular implant. ARO Midwinter Meeting；2011.

加齢性平衡障害とリハビリテーション

めまいの治療には薬物治療以外の選択肢としてリハビリテーション（以下，リハビリ）がある[1]．めまいリハビリは，視刺激，前庭刺激，深部感覚刺激の反復刺激で構成され，小脳の中枢代償を促進させる効果に基づく[2]が，高齢者ではこの代償が起きにくいとされる．リハビリの種類は座位，立位，仰臥位に分かれ，加齢性平衡障害[3]には不得意な立位リハビリを中心に施行させ，短所を伸ばすことが重要である[1,3]．

加齢性平衡障害に推奨したい3つのリハビリ

■「ゆっくり横」[1]（❶）

動体視力の落ちた加齢性平衡障害患者には，まずはここから開始させる．小脳の滑動性眼球運動を利用している．

頭を動かさないように，利き腕の反対の人差し指で顎を固定する．伸ばした利き腕の立てた親指の爪を指標として左右に腕をゆっくり動かす．慣れてきたら腕を動かす速度を速くしていくことが望ましい．

■「50歩足踏み」[1]

肩の高さに両手をあげ，開眼で50歩足踏みをさせる．ふらつきの強い患者は開眼足踏みのみで構わない．安定した固くて平らなところで行うこと．閉眼はペアで行って転倒の防止が確実にできる環境のみで行う．ふらつきが大きい患者に対してはさらに「立つ，座る」「立位開脚，立位閉脚」「片足立ち」を指導する[1,3]．とくに，片足立ちは壁に手や指をつけて構わないので，30秒間片足をしっかりあげさせる．

■「5 m継ぎ足歩行」[1]

踵とつま先をつけて継ぎ足を守らせて5 m歩行から開始させる．すべてのリハビリ施行時に共通するのは，させられている意識を捨て，治すという自覚をもち，声を出して訓練をすることである[1,3]．1日3回，間隔をあけて施行することが有効である．

まとめ

当院ではリハビリは座位7種，立位6種，歩行4種，仰臥位6種の計23種類のレッスンを患者の状態により組み合わせて，段階的に行っている[1]．

本項では加齢性平衡障害治療の基本的リハビリについて解説した．本疾患は加齢に伴う運動器症候群を合併していることが多く，ロコモ体操[4]も併せて取り入れるべきである．転倒防止に注意し

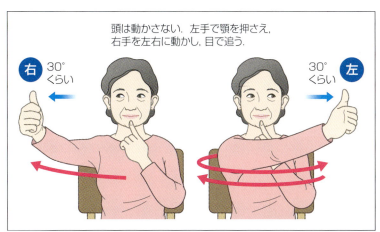

❶ ゆっくり横：高齢者の動体視力回復トレーニングの初期トレーニング
利き腕が右腕の例．

ながら，明日からの診療に役立てて頂きたい．

（新井基洋）

> 引用文献

1) 新井基洋．めまいは寝てては治らない―実践！めまいを治す23のリハビリ．中外医学社；2012．p.2-68.
2) 新井基洋ほか．めまい集団リハビリテーションの治療成績．Equilibrium Research 2010；69：225-35.
3) 新井基洋．めまいリハビリ実践バイブル―めまいと不安を治す12分の習慣．中外医学社；2013.
4) 中村耕三，藤田博暁．寝たきりを防ぐ！ロコモ体操．NHK出版；2013．p.52-3.

> シリーズ関連項目

- 『めまいを見分ける・治療する』「めまいの運動療法，リハビリテーションはどのように行うか①」p.285（新井基洋）

前庭性片頭痛

片頭痛あるいは頭痛一般とめまいの関連については古くから記載がみられる[1]．しかし，片頭痛そのものによって引き起こされるめまい，すなわち，片頭痛の病態生理それ自体が引き起こすめまいである前庭性片頭痛という疾患概念は比較的新しいものである．片頭痛に関連するめまいについては，これまでにも，片頭痛性めまい（migrainous vertigo）[2,3]，片頭痛関連（性）めまい（migraine-associated vertigo）[4,5]などの呼称も用いられてきたが，近年，国際頭痛学会とBarany Societyとから，vestibular migraineとしてその診断基準が刊行された[6,7]．この診断基準を収載した国際頭痛分類第3版βの日本語版[8]において「前庭性片頭痛」の訳語が用いられており，本項ではそれに従うこととする．

また，片頭痛に関連するめまいとして，国際頭痛分類第3版βには，良性発作性めまい（benign paroxysmal vertigo）（1.6.2）と脳幹性前兆を伴う片頭痛（migraine with brainstem aura）（1.2.2）も収載されている．これら，とくに良性発作性めまいと前庭性片頭痛の関係については十分議論が尽くされているとは言いがたいのが現状である．本項では，良性発作性めまいおよび脳幹性前兆を伴う片頭痛におけるめまいについては扱わず，前庭性片頭痛に限って述べるものとする．

診断基準

片頭痛に関連するめまいの診断基準は，各研究者によって異なる基準が用いられていたが，2013年に国際頭痛分類第3版βに，その診断基準が，前庭性片頭痛（vestibular migraine）としてAppendixに収載された（A1.6.6）[6,8]．また，同じ診断基準が，めまい平衡医学の国際学会であるBarany Societyと国際頭痛学会のconsensus documentとしても公表された[7]．❶にその診断基準（確実例）を示す．

この診断基準の要点を述べると，確実例と診断

❶ 前庭性片頭痛（vestibular migraine）の診断基準（確実例）

A．CとDを満たす発作が5回以上ある
B．現在または過去に「前兆のない片頭痛」または「前兆のある片頭痛」の確かな病歴がある
C．5分〜72時間の間で持続する中等度または重度の前庭症状がある
D．発作の少なくとも50％は以下の3つの片頭痛の特徴のうち少なくとも1つを伴う
　1．頭痛は以下の4つの特徴のうち少なくとも2項目を満たす
　　a）片側性
　　b）拍動性
　　c）中等度または重度
　　d）日常的な動作により頭痛が増悪する
　2．光過敏と音過敏
　3．視覚性前兆
E．ほかに最適なICHD-3の診断がない，または他の前庭疾患によらない

（日本頭痛学会・国際頭痛分類委員会訳．国際頭痛分類第3版beta版（日本語版）．医学書院；2014[8]より）

するためには，5回以上，5分〜72時間持続する中等度以上の前庭症状があり，国際頭痛学会の診断基準を満たす片頭痛があり，そのめまい発作の半数以上に，片頭痛症状が合併していることが必要である．なお，疑い（probable）例の基準は，❶の確実例の基準B，Cのうち，一方のみを満たすものとされている．この診断基準における前庭症状は，かなり幅広く認められており，自発性めまいのほかに，頭位性めまい，視覚誘発性めまいなどを含む．また，中等度の前庭症状とは，その症状のため日常生活に影響が生じるもの，重度とは，通常の日常生活が不可能なものを指すとされている．実臨床上は，メニエール病と片頭痛の併存なのか前庭性片頭痛なのか，その鑑別が困難な症例が出てくるものと考えられる．

症状，病巣，病態

前庭性片頭痛の臨床症状は多彩である．めまいの性状に関しては，回転性めまいが多いが，浮動性めまいを訴える症例もある．めまいの持続時間

❷ 想定される前庭性片頭痛の病態

1. 血管収縮による虚血
2. 拡延性抑制と同様の機序による神経障害
3. 神経ペプチドなどの放出による神経原性炎症に起因する障害
4. 3.により二次的に生じた内リンパ水腫
5. アロディニア（異痛症）と類似の感作（sensitization）
6. イオンチャンネル異常

（室伏利久．耳鼻咽喉科・頭頸部外科 2009[2]より）

については，数時間程度の症例が多いが，数分のものから，1日以上続くものまで，さまざまである．蝸牛症状についても，高度の難聴はまれとされるが，発作時に耳鳴や耳閉感のある症例はしばしば認められる．めまいと頭痛の順序に関しては，めまいが先行することは少なく，同時か頭痛が先行することが多い[1,2,4,9]．また，長期経過としては，頭痛が発症して数年以上してからめまいが生じるようになることが多い[10,11]．

病巣や病態生理については未確定であるが，前庭性片頭痛と診断される症例は多様であり，さまざまな病巣，病態の症例が混在しているものと推定される．❷に筆者の想定する前庭性片頭痛の病態生理仮説を示す[2,4,9]．

治療

前庭性片頭痛の治療法について確立したガイドラインはないが，片頭痛そのものの予防治療が有効であると考えられ，薬物治療が主体となる[9,10]．カルシウム拮抗薬のロメリジンのほか，バルプロ酸や漢方薬である呉茱萸湯，アミトリプチリンやセロトニン再取り込み阻害薬（SSRI）系の抗うつ薬なども用いられるが，その有効性については今後さらなる検証が必要である．

片頭痛の頭痛発作の頓挫薬であるトリプタン系薬剤は5-HT$_{1B/1D}$受容体のアゴニストであり，血管を収縮させるとともに，神経ペプチドの放出を抑制すると考えられ，神経ペプチド仮説が前庭性片頭痛の病態生理の主体であれば，めまい発作の頓挫にも有効であることが期待される．しかし，トリプタン系薬剤の一つであるゾルミトリプタンによる無作為化比較試験では，その有効率は38％（プラセボでは22％）で，そのめまい発作に対する有効性についての結論は出ていない[12]．

おわりに

前庭性片頭痛は，依然謎の多い病態であり，今後の診断上，治療上の進展が期待される．

（室伏利久）

引用文献

1) Kayan A, Hood D. Neuro-otological manifestations of migraine. Brain 1984；107：1123-42.
2) 室伏利久．片頭痛性めまい―その病態の解明にむけて．耳鼻咽喉科・頭頸部外科 2009；81：737-45.
3) Neuhauser H, et al. Migrainous vertigo：Prevalence and impact on quality of life. Neurology 2006；67：1028-33.
4) 室伏利久．めまいの新しい疾患概念―片頭痛関連めまい．Equilibrium Research 2011；70：172-5.
5) Murofushi T, et al. Does migraine-associated vertigo share a common pathophysiology with Meniere's disease? Study with vestibular evoked myogenic potential. Cephalalgia 2009；29：1259-66.
6) Headache Classification Committee of the International Headache Society (IHS). The International Classification of Headache Disorders. 3rd ed (beta version). Cephalalgia 2013；33：629-808.
7) Lempert T, et al. Vestibular migraine：Diagnostic criteria. J Vestib Res 2012；22：167-72.
8) 日本頭痛学会・国際頭痛分類委員会訳．国際頭痛分類第3版beta版（日本語版）．医学書院；2014.
9) 室伏利久．片頭痛関連めまい．JOHNS 2016；32：393-5.
10) Iwasaki S, et al. Migraine-associated vertigo：Clinical characteristics of Japanese patients and effect of lomerizine, a calcium channel antagonist. Acta Otolaryngol Suppl 2007；559：45-9.
11) Lempert T, von Brevern M. Migrainous vertigo. Eggers SD, Zee D, eds. Vertigo and Imbalance：Clinical Neurophysiology of the Vestibular System. Handbook of Clinical Neurophysiology. Vol.9. Elsevier；2009. p.440-50.
12) Neuhauser H, et al. Zolmitriptan for treatment of migraineous vertigo：A pilot randomized placebo-controlled trial. Neurology 2003；60：882-3.

シリーズ関連項目

- 『めまいを見分ける・治療する』「片頭痛に伴うめまいとはどのようなものか？」p.204（室伏利久）

38 顔面神経麻痺に対するネットワーク型神経再建術

これまで顔面神経を再建する際にはinterpositional-jump graft[1]などが行われてきた．これらの術式では顔面神経本幹を切断するため，顔面神経が明らかに切断され完全麻痺に陥っている症例が適応となり，後遺麻痺症例や麻痺回復の可能性が少しでもある症例は適応外となっていた．しかし，2007年にYamamotoらは後遺麻痺などの神経再建法としてネットワーク型神経再建術を報告し注目されている[2]．

本術式の概念は，端側神経縫合と神経移植を用いて複数の神経間にネットワークを作成し，残存する双方の神経機能を温存しながら損傷した神経に向かって軸索再生を促す再建方法とされている．つまり単に移植神経の配置の形状をさしているわけではなく，多種多様な形状（❶）があり耳下腺癌切除時の顔面神経即時再建などにも用いられる[3,4]．本項では後遺麻痺の再建に用いられる顔面神経本幹を切断しない2か所の端側神経縫合を介したネットワーク型神経再建術（❶-a）について述べる．

適応と検査のポイント

適応は茎乳突孔よりも中枢側の障害で発症した顔面神経麻痺のうち後遺麻痺となった症例などで，具体的にはBell麻痺，Hunt症候群，外傷性顔面神経麻痺や術後性麻痺などがあげられる．後遺麻痺の程度としては決まったものはなく，筆者らはHouse-BrackmannのgradeⅣ以下（柳原法で22点以下）がよい適応と考えているが，今後の検討課題である．また，神経を再建しても表情筋の萎縮が進んでいると顔面の動きが回復しないため，麻痺発症から2年以内に手術を行うことが望ましいとされている．

検査としては表情筋スコアや電気生理学的検査を行うことはいうまでもないが，頸部の手術を行うため頸部CT検査は行うほうがよい．

手術方法のポイント

手術はinterpositional-jump graftと同様の手技で行うが，顔面神経本幹は神経上膜を切除し（epineural window），舌下神経は1/3を切断（partial neurectomy）する．採取した神経をその2か所で端側縫合するように移植する（❶-a）．具体的なポイントを下記に示す．

①神経縫合部にテンションがかからないようにする．

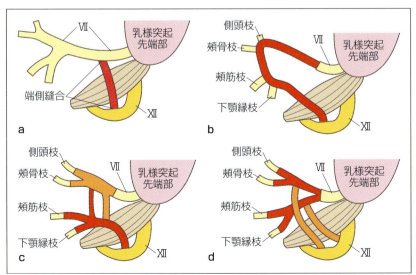

❶ ネットワーク型神経再建術
a：顔面神経（Ⅶ）と舌下神経（Ⅻ）の2か所で端側神経縫合を行う．後遺麻痺の再建に用いられる．
b〜d：耳下腺癌摘出術時に行われる即時再建．さまざまな形に移植神経が配置される．

②神経縫合部に肉芽や結合織が侵入しないように密着させて縫合する．
③舌下神経側は大耳介神経端を切断部の中枢側に向けるように縫合する．
④舌下神経の切断では神経刺激装置で確認しながら振幅が1/3になるまで行う．
⑤長い神経移植が必要となるため，大耳介神経を用いる際は胸鎖乳突筋の内側まで同定し採取する．

術後と成績

術後は約1週間で退院となり，以後，外来にてリハビリテーションを行っている．リハビリテーションはinterpositional-jump graftのリハビリテーションと同様に舌を用いた方法で行っている．

Yamamotoらの報告ではHouse-Brackmannのgrade II～IIIまで回復するとされている[2]．当科でも同様の結果で，病的共同運動も軽度のものを認めるのみであった[5]．

(山田啓之，羽藤直人)

引用文献

1) May M, et al. Hypoglossal-facial nerve interpositional-jump graft for facial reanimation without tongue atrophy. Otolaryngol Head Neck Surg 1991；104：818-25.
2) Yamamoto Y, et al. Surgical rehabilitation of reversible facial palsy：Facial-hypoglossal network system based on neural signal augmentation/neural supercharge concept. J Plast Reconstr Aesth Surg 2007；60：223-31.
3) 古川洋志，山本有平．端側神経縫合とネットワーク型再建．JOHNS 2014；30：1471-4.
4) 古川洋志ほか．北大形成外科における顔面神経再建時の端側縫合と，表情筋の神経二重支配の検証―「ネットワーク型再建」の定義について．Facial N Res Jpn 2012；32：29-31.
5) 山田啓之ほか．当科で行ったネットワーク型神経再建手術の3例．Otol Jpn 2015；25：647.

シリーズ関連項目

- 『実戦的耳鼻咽喉科検査法』「実戦的顔面神経機能検査」p.162（古田　康）

ウイルス性顔面神経麻痺の後遺症を予防する

　ウイルス性顔面神経麻痺は比較的予後の良い疾患であり，後遺症を発症する割合はBell麻痺では10％程度，Hunt症候群では20～30％程度と必ずしも高くないが，後遺症は社会でのコミュニケーションに重要な顔面表情の異常であり社会的な損失のほか，兎眼，口角麻痺による摂食の困難など生活に困難が生じることから，適切なマネジメントにより予防する必要がある．

　ウイルス性顔面神経麻痺に対する急性期のマネジメントは確立している一方で，亜急性期，慢性期のリハビリテーションについてはレベルの高いエビデンスがなく，コンセンサスは確立していない[1]．本項では本邦の専門施設で一般に行われている方法を解説する[1,2]．

顔面神経麻痺の病態

　顔面神経麻痺は神経の伝導が障害されることで生じるが，障害に至る病態はいくつかある．広く用いられるSeddonの分類（1943）では，一過性伝導障害は軽度麻痺に伴う一過性麻痺に相当し，中度，高度と重症度が上がるに従いウイルス性炎症による軸索断裂，神経断裂を伝導障害の病態としてもつ神経の割合が上昇する．なかでも神経断裂は，断裂部で神経再生が困難なこと，断裂部で本来の支配表情筋とは異なる表情筋へと続く神経へ軸索が迷入する神経迷入，それに続き本来とは異なる表情筋を支配する過誤支配を生じうることから，後遺症の発症に結び付きやすい病態である．

　顔面麻痺スコア（柳原法）が8点以下，発症後ENoG（electroneurography）が10％以下，神経興奮性検査（NET）で無反応（あるいは患側と健側の閾値差が3.5 mA以上）を満たす高度の顔面神経麻痺では，強いウイルス性神経炎を反映して神経断裂による伝導障害が生じている神経の割合が多く，再生困難による不全麻痺の残存，神経迷入による病的共同運動の発症が生じやすい．

急性期のマネジメント（発症～1か月）

　急性期の適切なマネジメントは，後遺症を残さないために最も重要である．早期のステロイド治療の有効性は2つの大規模無作為割付試験の結果[3,4]により確立しており，また，抗ウイルス薬の有効性も指摘される[5]．これらの薬物治療は開始が早いほど予後改善効果が大きいことが明らかにされており，後遺症を予防するためにはこれらの薬物治療を発症後すみやかに開始することが重要である．

　「顔面神経麻痺診療の手引き」[6]では，柳原法で8点以下の重度麻痺にはプレドニゾロン換算で120～200 mg，10点以上20点以下の中度麻痺には60 mg，22点以上の軽度麻痺には30 mgを10日間で漸減し，また，Bell麻痺であれば単純ヘルペス，Hunt症候群であれば帯状疱疹類似のそれぞれの病態に合わせ，保険適用される用量・期間の抗ウイルス薬を併用することを推奨している．その際，ウイルス性神経炎の増悪とともに発症後1～2週間かけて症状は徐々に悪化することを念頭に，治療を柔軟に変更する必要があることにも留意する．

　中度・高度麻痺例では病態の正確な評価のためENoGまたはNETの施行を考慮する．また，回復不良が予想される重症例に対しては，顔面神経減荷術の施行のため，専門施設への紹介を考慮する．

亜急性期のマネジメント（発症後2～4か月）

　亜急性期のマネジメントの目標は，①前述の3種の伝導障害（一過性伝導障害，軸索断裂，神経断裂）を改善し，左右差のない表情筋運動に近づけること，②神経断裂部で生じた神経迷入による筋の過誤支配を可能な限り抑制しつつ，随意分離運動を強化することで病的共同運動の発生を抑制

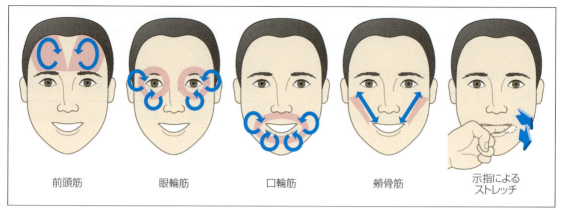

❶ 顔面マッサージの一例
顔面上方から下方へ向け，順に表情筋のマッサージ・ストレッチを行う．示指を口内に入れると口周りのストレッチが容易である．

前頭筋　眼輪筋　口輪筋　頬骨筋　示指によるストレッチ

すること，そして，③遷延する神経麻痺により生じる顔面表情筋の筋短縮が主体となる神経性拘縮を可能な限り予防すること，にある．高いエビデンスレベルに基づいた薬物治療はなく，適切な理学療法を指導することがマネジメントの主眼となる．

強い顔面表情筋の動きや低周波刺激による筋刺激は過誤支配の強化による病的共同運動や筋力強化の繰り返しによる筋短縮を誘発するため行わない．

例として当院では，蒸しタオルやホットパックを用いて顔面を5分ほど温めた後に，10分以上の顔面の用手的マッサージ，ストレッチを1日3回以上行い，拘縮を予防するよう指導している（❶）．なお，ENoGが40％以上の軽度麻痺例，あるいはENoGが10～40％の中度麻痺例のなかで，早期に改善する症例では表情筋の理学療法をせずとも治癒が見込める．

慢性期のマネジメント：顔面表情筋のリハビリテーション（発症後4か月～）

軸索断裂，神経断裂が生じると，神経の軸索が再生し，発症後3～4か月で顔面表情筋に到達する．前述の顔面表情筋の温熱療法，マッサージ，ストレッチを継続しつつ，過誤支配を抑制するため，鏡を用いたバイオフィードバック法が用いら

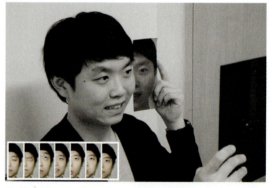

❷ 鏡を用いたバイオフィードバック法の工夫の一例
2つの鏡を用いることで，健側を反転させ，患側と同じイメージを作成することで左右差がある部分が理解しやすくなる．
(Lee JM, et al. J Plast Reconstr Aesthet Surg 2015[7]より)

れる（❷）．この方法は，「ウー」「イー」「プー」と発音するように口を動かした際に，過誤支配による眼裂の狭小化を鏡で確認し，意識して左右対称となるよう表情筋を動かす訓練を行い，口を動かした際に目の動きが生じる病的共同運動を抑制する方法である．同時に，左右差が生じる顔面の動きを自覚し，随意運動が左右対称になるよう訓練を行う．

一方，麻痺が高度な場合，おおむね発症後1年程度は回復がみられるが，その後は症状が固定することが多く，これらの方法によっても後遺症が残存することがある．後遺症として顔面痙攣が生

じた場合には，ボトックス®による表情筋治療が保険適用となる．治療に際しては，ボトックス®の筋弛緩作用により副次的に拘縮が改善することから，投与後に再度，鏡を用いたバイオフィードバック法による訓練を行い，さらなる病的共同運動の改善を試みる．

（稲垣　彰，村上信五）

引用文献

1) 羽藤直人．リハビリテーションによる機能回復 顔面神経麻痺．日耳鼻 2015；118：266-69．
2) 栢森良二．顔面神経麻痺リハビリテーションの新しい展開．日耳鼻 2014；117：86-95．
3) Engstrom M, et al. Prednisolone and valaciclovir in Bell's palsy：A randomised, double-blind, placebo-controlled, multicentre trial. Lancet Neurol 2008；7：993-1000.
4) Sullivan FM, et al. Early treatment with prednisolone or acyclovir in Bell's palsy. N Engl J Med 2007；357：1598-607.
5) de Almeida JR, et al. Combined corticosteroid and antiviral treatment for Bell palsy：A systematic review and meta-analysis. JAMA 2009；302：985-93.
6) 日本顔面神経研究会．顔面神経麻痺診療の手引― Bell麻痺と Hunt 症候群．2011 年版．金原出版；2011．
7) Lee JM, et al. Half-mirror biofeedback exercise in combination with three botulinum toxin A injections for long-lasting treatment of facial sequelae after facial paralysis. J Plast Reconstr Aesthet Surg 2015；68：71-8.

シリーズ関連項目

- 『耳鼻咽喉科 最新薬物療法マニュアル』「抗ウイルス薬の使い方」p.66（本田耕平，石川和夫）
- 『耳鼻咽喉科 最新薬物療法マニュアル』「顔面神経麻痺には全例抗ウイルス薬を使うべきか」p.74（村上信五）
- 『耳鼻咽喉科 最新薬物療法マニュアル』「ステロイド／主な耳鼻咽喉科疾患での実際例」p.83（中丸裕爾）

第2章 鼻・副鼻腔

オスラー病の鼻出血に対するエストリオール軟膏

オスラー病（遺伝性出血性毛細血管拡張症〈hereditary hemorrhagic telangiectasia：HHT〉）は皮膚・粘膜の毛細血管拡張や多臓器の動静脈奇形を特徴とする常染色体優性遺伝の疾患である．本邦での頻度は1/5,000〜8,000人とされ，反復する難治性の鼻出血を呈する．2015年7月に厚生労働省の指定難病に認定され，耳鼻科を受診する患者が増加傾向にある．

治療として出血時にはパッキングを中心にレーザー，電気凝固などが行われるが，処置中に別の部位から出血したり，すぐに再出血を繰り返したりして管理には難渋する．また約50％は加齢とともに鼻出血が増悪するとされ，比較的高齢の患者では粘膜焼灼術を繰り返し受けた結果，鼻中隔穿孔をきたしていることも多い．

HHT関連鼻出血（HHT-related epistaxis）に対するホルモン治療は1950年代から報告があるが，その効果については合意が得られていない．局所のエストロゲン治療については2003年にSadickらがアルゴンプラズマ焼灼後の鼻粘膜に対するエストリオール軟膏治療を行い，扁平上皮化生を誘導することで鼻出血を低減させる効果があるという報告を行った[1]．本邦でも少数だがHHT関連鼻出血に対して有効であったとする症例報告がなされている[2]．当科では有効性と安全性を評価する目的で，2015年にHHT関連鼻出血に対するエストリオール軟膏の臨床治験を行った．以下，HHT関連鼻出血に対するエストリオール軟膏治療の適応と効果，副作用について述べる．なお，保険適用はない．

診断基準と重症度分類

①自然かつ反復性の鼻出血，②末梢血管拡張症，③内臓病変，④家族歴（HHTと診断されている一親等の血縁者）の4項目のうち，3項目以上を満たすものを確実例と診断する（❶）[3]．鼻腔，口唇，舌，手指，耳介などに特徴的な末梢血管拡

❶ HHTの臨床診断基準

基準	記述
鼻出血	自然で再発性
末梢血管拡張症	多発性，特徴的な部位：鼻腔，口唇，口腔，手指
内臓病変	胃腸末梢血管拡張症，肺・肝・脳・脊髄の動静脈奇形
家族歴	上記診断基準による一親等のHHT家族歴

確実：3つ以上の所見が存在する場合．
疑い：2つの所見が存在する場合．
可能性は低い：所見が1つ以下または存在しない場合．
（Faughnan ME, et al. J Med Genet 2011[3]より）

張（❷）が認められれば診断は容易であるが，若年者では末梢血管拡張が目立たないこともある．そのため，家族歴がある若年者は無症状でも遺伝子検査で否定されない限り，疑い例として扱ったほうがよい．

指定難病における鼻出血の重症度は頻度，持続時間，程度，貧血や輸血歴の有無から判断されるが，中等症以上で指定難病の申請対象となる（❸）．鼻出血はHHT患者の90％以上が有する頻度の高い症状であり，85％以上が週に1回以上の出血を繰り返していると報告されている[4]．

遺伝子型にもよるが脳，脊髄，肺，消化管などに動静脈奇形（AVM）を合併することがあり，当科では現在，頭部MRI・MRA，胸腹部の造影CTによるAVMスクリーニングを行っている．

治療の実際

0.1％エストリオール軟膏は，エストリオール，白色ワセリン，オリーブ油から成る単純な組成であり（❹），1回0.5gを片側鼻腔に綿棒を用いて1日2回，患者自身が塗布する．

臨床治験での治療効果判定はepistaxis severity score（ESS）を用いて行った[5]．このスコアでの評価項目は❸とほぼ同じであるが，それ

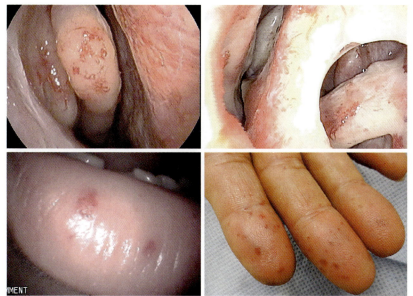

❷ HHT患者の所見（鼻腔,
　口唇, 指尖部）

ぞれの点数に係数を乗じ，0〜10点で評価できるように調整されている．治療前後のESSの比較を行ったところ，治療2か月の時点で83％（10/12例）に有意なスコアの低下を認めた．効果がみられなかった2例はともにESS 8点以上の重症例であった．ESSの臨床における最小重要差（minimal important difference：MID）は0.71であると報告されており[6]，今回の平均1.05のスコア低下は臨床的にも意義があると判定した．以上より，とくに軽症〜中等症のHHT関連鼻出血に対して，エストリオール軟膏は出血頻度と持続時間を低下させ，有用な治療法の一つであると考えられる．

　これまで文献的には副作用の報告はないが，当科での検討では男性の1例で乳房緊満感，閉経後の女性の1例で性器出血を認めた．いずれの症例においても一時的な休薬で症状は消失したが，これらの症例では血清エストリオール値は臨床治験開始前と比較して明らかに増加していた．そのため，たとえ局所投与であってもエストリオールは鼻腔粘膜から吸収されていると判断した．他施設では副作用の報告がないことから，当科では今後は投与量の調整や軟膏基剤の見直しなども検討している．

❸ 指定難病におけるHHT関連鼻出血の重症度

	頻度	持続時間	程度
軽症	週1回未満	＜5分	軽症 （にじみ出る）
中等症	週1回以上	＜15分	中等症 （あふれ出る）
重症	週2回以上	≧15分	重症 （貧血あり, 輸血歴あり）

頻度，持続時間，程度のなかで最も重い重症度基準（申請前3か月間の平均）を満たすグレードを選択して，鼻出血全体の重症度とする．

❹ 0.1％エストリオール軟膏組成

エストリオール	0.03 g
白色ワセリン	24 g
オリーブ油	6 g

　HHT関連鼻出血に対するエストリオール軟膏は出血頻度と持続時間を低減させ，治療の侵襲度が低く比較的容易に開始することができる有望な治療法である．しかし，血清エストリオール値の上昇を認める症例があり，治療を開始する際にはエストリオールによる全身的な副作用のモニタリングが推奨される．また，長期的な効果や副作用

の有無についてもまだ不明な点が多く,さらなる症例の集積と検討が必要である.

（井之口豪,髙原慎一,福田有里子）

引用文献

1) Sadick H, et al. Estriol induced squamous metaplasia on the nasal mucosa in patients with hereditary hemorrhagic telangiectasia. Arch Med Res 2005；36：468-73.
2) 南 和彦ほか.エストリオール軟膏を局所使用したオスラー病例.日鼻誌 2013；52：1-7.
3) Faughnan ME, et al. International guidelines for the diagnosis and management of hereditary haemorrhagic telangiectasia. J Med Genet 2011；48：73-87.
4) Silva BM, et al. Lifestyle and dietary influences on nosebleed severity in hereditary hemorrhagic telangiectasia. Laryngoscope 2013；123：1092-9.
5) Hoag JB, et al. An epistaxis severity score for hereditary hemorrhagic telangiectasia. Laryngoscope 2010；120：838-43.
6) Yin LX, et al. The minimal important difference of the epistaxis severity score in hereditary hemorrhagic telangiectasia. Laryngoscope 2016；126：1209-32.

one airway, one diseaseの概念とは？

上気道と下気道における炎症性病態の相互の関連性は、鼻副鼻腔炎症性疾患の治療が適切に行われると下気道の炎症病態が改善するという臨床的事象から、臨床現場では以前から注目されていた[1-4]。1999年のWHOのワークショップで初めて"one airway, one disease"という概念が提唱され、2001年にコンセンサスレポートであるAllergic Rhinitis and its Impact on Asthma（ARIA）が出版された。その中で、アレルギー性鼻炎と気管支喘息が共通の病態を有し、相互に影響しあっていることが、疫学的な根拠[5]や病態の免疫学的共通性[6]に基づいて報告された。

臨床的意義

この概念は、元来、鼻腔から肺の下気道末梢までを一つの臓器としてとらえ気道の炎症病態の治療にあたるべきだとする考え方を強調したものである。近年、好酸球増多を伴う上気道と下気道の炎症性疾患に対してone airway, one diseaseあるいはunited airwayというパラダイムが提唱され、一般化しているように見受けるが、必ずしも十分に学問的根拠に基づいて体系化されたものとはいえない。アレルギー性鼻炎と気管支喘息の関係については多くの解説書がある。一方、その概念が疫学的にも臨床的にも近年最も強調されるべき難治性の炎症病態は好酸球性気道炎症であり、好酸球性副鼻腔炎を適切に治療すると下気道の喘息症状が改善するという臨床的事実が知られており、実地臨床において重要な情報となっている。安場らは、微粒子のステロイドによる経鼻呼出を行うことで、上気道と下気道の症状が改善することを報告している[7]。さらに神田らは喘息合併好酸球性副鼻腔炎患者に対する有効性を報告している。

有効性の機序

上気道の炎症を治療すると下気道の炎症も改善するメカニズムに関しては、①いわゆるnaso-bronchial reflex（NBR）による神経性炎症の減少、②鼻副鼻腔で産生分泌される炎症性メディエーターの下気道への流入の減少、③炎症性メディエーターの循環系を介した全身への播種の減少などが想定されているが、十分に解明されているわけではない[8]（❶）。

今後の基礎的ならびに臨床的研究の展開により、さらなるパラダイムシフトが可能であろう。

（川内秀之）

引用文献

1) Proctor DF. The upper airways. I. Nasal physiology and defense of the lungs. Am Rev Respir Dis 1977；115：97-129.
2) Yan K, Salome C. The response of the airway to nasal stimulation in asthmatics with rhinitis. Eur J Respir Dis 1983；128：105-9.
3) Jankowski R, et al. Incidence of medico-surgical treatment for nasal polyps on the development of associated asthma. Rhinology 1992；30：249-58.

❶ one airway, one diseaseの概念からみた鼻副鼻腔と肺の炎症における相互作用
（Togias A. J Allergy Clin Immunol 2003[8]より改変）

- 鼻閉による口呼吸 → 吸気の温度と湿度の低下
- 鼻・気管支の反射（nasobronchial reflex）
- 鼻副鼻腔粘膜からの分泌物の下気道への流入
- 上気道炎症と下気道炎症における全身的な相互作用

4) Watson WT, et al. Treatment of allergic rhinitis with intranasal corticosteroids in patients with mild asthma：Effect on lower airway responsiveness. J Allergy Clin Immunol 1993；91：97-101.
5) Bousquet J, et al. Allergic Rhinitis and its Impact on Asthma（ARIA）2008 update. Allergy 2008；86：8-160.
6) Bergeron C, Hamid Q. Relationship between asthma and rhinitis：Epidemiologic, pathophysiologic, and therapeutic aspects. Allergy Asthma Clin Immunol 2005；15：81-7.
7) 安場広高．難治性喘息における，末梢気道閉塞と副鼻腔炎の関係と，HFA-BDP経鼻呼出法による治療．臨床免疫・アレルギー科 2011；55：210-5.
8) Togias A. Rhinitis and asthma：Evidence for respiratory system integration. J Allergy Clin Immunol 2003；111：1171-83.

> シリーズ関連項目

- 『風邪症候群と関連疾患』「アレルギー性鼻炎，気管支喘息」p.135（青井典明）

local allergic rhinitis の概念

アレルギー性鼻炎の診断で重要なことは，まずは臨床症状である．当科では副鼻腔炎などの手術症例で，採血や皮内テストを実施してアレルギー性鼻炎の合併（背景因子）に関する検討を基本検査としてほぼ全例に対して手術前に行っているが，それらで陽性を示してもくしゃみ，水様性鼻漏，鼻閉（花粉症を含むアレルギー性鼻炎の3主徴）などの症状がまったくない例もある．これらは，臨床症状がないのでアレルギー性鼻炎とは診断されない．逆に鼻症状に関する問診や鼻粘膜局所の所見からアレルギー性鼻炎の合併が疑われる例でも，採血や皮内テストですべて陰性を示しアレルギー性鼻炎の診断に至らない例がある．本項では，後者の問題について，まずは「鼻アレルギー診療ガイドライン」（以下，ガイドライン）[1]でも取り上げられている「非感染性・非アレルギー性鼻炎」を確認し，その後，近年注目されているlocal allergic rhinitis（LAR）の概念について述べたい．

非感染性・非アレルギー性鼻炎

くしゃみや水様性鼻漏などは，外界からの刺激，ウイルスなどの感染でも起こる症状である（❶）．温度や化学物質などによる外界からの刺激や，老人性鼻炎などは加齢現象も含めた生理的な反応といえ，必ずしも疾患とはいえない．ウイルス感染によるいわゆるかぜ症候群の一部としての鼻炎はその後細菌感染に移行し，水様性鼻漏に代わって（粘）膿性鼻漏もみられるようになることも少なくない．こうした生理的反応あるいは感染性鼻炎とは鼻炎で，かつ（I型）アレルギー反応によらない鼻炎としてガイドラインでは好酸球増多性鼻炎と血管運動性鼻炎があげられている（❷）．

非感染性の鼻炎のうち，アレルギー性鼻炎と非アレルギー性鼻炎の罹患率の比はおおむね9対1で，圧倒的にアレルギー性鼻炎のほうが多い．さらに非アレルギー性鼻炎における好酸球増多性鼻炎と血管運動性鼻炎の罹患率の比はおおむね3対

❶ 鼻炎の分類

1. 感染性
    a. 急性鼻炎，b. 慢性鼻炎
2. 過敏性非感染性
    a. 複合型（鼻過敏症）：
        i）アレルギー性：通年性アレルギー性鼻炎，季節性アレルギー性鼻炎
        ii）非アレルギー性：血管運動性（本態性）鼻炎，好酸球増多性鼻炎
    b. 鼻漏型：味覚性鼻炎，冷気吸入性鼻炎，老人性鼻炎
    c. うっ血型：薬物性鼻炎，心因性鼻炎，妊娠性鼻炎，内分泌性鼻炎，寒冷性鼻炎
    d. 乾燥型：乾燥性鼻炎
3. 刺激性
    a. 物理性鼻炎，b. 化学性鼻炎，c. 放射線性鼻炎
4. その他
    a. 萎縮性鼻炎，b. 特異性肉芽腫性鼻炎

2の過敏性非感染性鼻炎は過敏性亢進があるが，a. i）のアレルギー性を除くと本来の意味の炎症ではない．鼻炎の分類から除き，アレルギー性鼻炎類縁疾患，過敏性疾患とする方が合理的だが，臨床における便宜的な使用も許容されると考えて分類に入れた．血管運動性鼻炎は国際分類では原因不明として本態性と呼ばれているが，今までの慣習に従ってこの名称を使った．4a，4bは1bの慢性鼻炎に入るべきだが現在では数も少なく，便宜的に2つに分類した．
（鼻アレルギー診療ガイドライン作成委員会編．鼻アレルギー診療ガイドライン―通年性鼻炎と花粉症―2016年版（改訂第8版）．ライフ・サイエンス；2015[1]）より）

❷ **アレルギー性鼻炎と非アレルギー性非感染性鼻炎の鑑別**

	アレルギー性		非アレルギー性**	
	通年性アレルギー性鼻炎	花粉症	好酸球増多性鼻炎	血管運動性鼻炎
発症年齢	小児 (3〜10歳代)	青年* (10〜20歳代)	成人	成人
性	♂≧♀	♂<♀	♂≦♀	♂≦♀
鼻症状	典型	典型	非典型	非典型
他のアレルギー合併	多い	多い	眼症状少ない	眼症状少ない
鼻汁好酸球	増加	増加	増加	陰性
皮膚テスト,血清特異的IgE抗体	陽性	陽性	陰性	陰性
鼻過敏性	亢進	亢進	やや亢進	やや亢進
頻度	約60%	約50%	約2%	約7%

*:花粉症の発症は,低年齢化が最近認められている.
**:非アレルギー性は成人発症が多く,鼻症状は非典型的で,アレルギー検査陰性からアレルギーと鑑別できる.
(鼻アレルギー診療ガイドライン作成委員会編.鼻アレルギー診療ガイドライン―通年性鼻炎と花粉症―2016年版(改訂第8版).
ライフ・サイエンス;2015[1]より)

7で,血管運動性鼻炎のほうが多いと考えられている.

非アレルギー性鼻炎の共通点は,アレルギー性鼻炎の症状はあるが,皮膚テスト,血清特異的IgE抗体価などの検査で原因抗原が何も引っかかってこないことである.しかし,この非アレルギー性鼻炎のなかに,鼻粘膜局所でのアレルギー反応に基づくアレルギー性鼻炎がある可能性が話題となっている.その鼻炎がLARである.

local allergic rhinitis (LAR) の疾患概念

IshizakaがIgEを報告してから約10年後の1975年,Hugginsらが最初にLARの文献的報告を行った[2].これは,ダニによるアレルギー性鼻炎症状を有する症例で,皮膚テストや血清特異的IgEでダニに対する感作を認めなかったが,ダニ抗原による誘発テストは陽性で鼻汁中にダニ特異的IgE産生を認めた症例であった.2000年代に入って,Poweらは,皮膚テストや血清特異的IgE抗体検査では陰性の「非アレルギー性」鼻炎症例のなかに鼻粘膜局所でのみI型アレルギー反応を有する症例があると考え"entopy"と命名した[3].この名前自体はその後さほど定着していない.2012年には,RondónらによってLARの概念,病態生理と臨床的取り扱いが総説としてまとめられている[4].

鼻粘膜局所での特異的IgE抗体の産生はあるのか,あるいは産生場所はさておき存在するだけなのだろうか.現在,鼻粘膜で抗原特異的なIgEが産生されていることを支持する報告がある.たとえば,抗原誘発テストで,鼻汁中の特異的IgEとトリプターゼ,eosinophil cationic proteinは増加する[5].さらには,これを鼻粘膜の肥満細胞やB細胞,形質細胞などの分布による組織学的な検討で支持する報告もある[6].ただし,現時点で吸入抗原に対する特異的IgEの産生と分布が鼻粘膜と末梢血中とのあいだでどのような機序で成り立っているのか詳細は不明である.

以上の経緯や到達点をもとにLARの疾患概念を要約すると,①アレルギー性鼻炎様の症状を有し,②皮膚テストまたは血清特異的IgE抗体検査で抗原特異的抗体を証明できないが,③鼻粘膜局所で吸入抗原を原因とする「I型アレルギー反応あり」のエビデンスが認められる鼻炎のことであり(❸),その症状出現のメカニズムはI型アレルギー反応であるということになる[4,7].診断上問題となるのは③を証明する方法であるが,抗

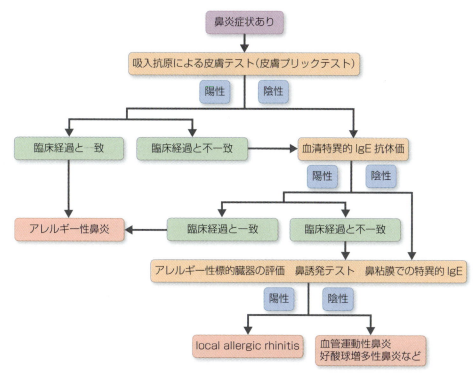

❸ local allergic rhinitis（LAR）の診断

(Rondón C, et al. J Allergy Clin Immunol 2012[4])より改変)

原ディスクによる誘発テスト陽性を示すことが最も臨床現場で行いやすい．しかし，誘発テストで過剰産生される鼻汁や下鼻甲介粘膜を用いた検討を可能な限り追及し，誘発テスト結果がどの程度局所での特異的 IgE の産生や存在と一致しているか，今後しばらくは本邦においても併せてみていく必要がある．

そもそも LAR の頻度はどの程度なのか今のところ明言するのは難しいが，ヨーロッパを中心として鼻炎症例全体のなかでは 25％程度との報告がある一方で，皮膚テストが陰性でかつ血液中の特異的抗体価が検出されない場合の 47％がダニの，62.5％が花粉による LAR の可能性が指摘されている[8-12]．最近の当科での鼻科手術例を対象とした予備的な検討では，これまで非感染性，非アレルギー性鼻炎と考えられていた鼻炎の 1/4 程度は LAR の可能性がある．少なくとも「さほどまれな病態（疾患）ではない」といえる．今後，母集団の年齢層も含めた特徴や，診断基準や方法によっても大きく変わってくるであろう．

結語

ARIA[13]（Allergic Rhinitis and its Impact on Asthma）では診断名としての正式の記載はなく，病態も含めて議論の存在が認知されている段階である．しかし，LAR は今後アレルギー性鼻炎の診断学に少なからぬ影響を与える可能性がある．鼻粘膜局所での感作や IgE 産生と全身的なアトピー体質とどのように関係しているのか．小児におけるアレルギーマーチの病態解明の観点からも重要である．アレルギー性鼻炎のなかでも大きな部分を占める花粉症は，国や地域によって多種多様である．欧米の報告を参考としつつも，本邦における LAR の疫学や病態解明をこれからしっかりやっていく必要がある．そして，アレルギー性鼻炎やアトピー疾患の予防と治療に生かしていかなければならない．

（松根彰志）

引用文献

1) 鼻アレルギー診療ガイドライン作成委員会編．鼻アレルギー診療ガイドライン―通年性鼻炎と花粉症―2016年版（改訂第8版）．ライフ・サイエンス；2015．
2) Huggins KG, Brostoff J. Local production of specific IgE antibodies in allergic-rhinitis patients with negative skin tests. Lancet 1975；2（7926）：148-50.
3) Powe DG, et al. 'Entopy'：localized mucosal allergic disease in the absence of systemic responses for atopy. Clin Exp Allergy 2003；33：1374-9.
4) Rondón C, et al. Local allergic rhinitis：Concept, pathophysiology, and management. J Allergy Clin Immunol 2012；129：1460-7.
5) Bellussi L, et al. Do tryptase, ECP and specific IgE measurement by nasal incubation increase the specific nasal provocation test sensitivity? Int J Immunopathol Pharmacol 2004；17：201-8.
6) Smurthwaite L, et al. Persistent IgE synthesis in the nasal mucosa of hay fever patients. Eur J Immunol 2001；31：3422-31.
7) Rondón C, et al. Local allergic rhinitis：Concept, clinical manifestations, and diagnostic approach. J Investig Allergol Clin Immunol 2010；20：364-71.
8) Rondón C, et al. Prevalence and clinical relevance of local allergic rhinitis. Allergy 2012；67：1282-8.
9) Carney AS, et al. Atypical nasal challenges in patients with idiopathic rhinitis：More evidence for the existence of allergy in the absence of atopy? Clin Exp Allergy 2002；32：1436-40.
10) Rondón C, et al. Local IgE production and positive nasal provocation test in patients with persistent nonallergic rhinitis. J Allergy Clin Immunol 2007；119：899-905.
11) Rondón C, et al. Seasonal idiopathic rhinitis with local inflammatory response and specific IgE in absence of systemic response. Allergy 2008；63：1352-8.
12) Wedbäck A, et al. Seasonal non-allergic rhinitis（SNAR）：A new disease entity? A clinical and immunological comparison between SNAR, seasonal allergic rhinitis and persistent non-allergic rhinitis. Rhinology 2005；43：86-92.
13) ARIA日本委員会監修，ARIA日本語版編集委員会作成．ARIAガイドライン2010　日本語版― ARIAガイドラインの理解を深めるために．協和企画；2012．

シリーズ関連項目

- 『実戦的耳鼻咽喉科検査法』「実戦的アレルギー検査」p.168（松原　篤）
- 『風邪症候群と関連疾患』「アレルギー性鼻炎，気管支喘息」p.135（青井典明）

4 ハウスダストアレルギーの機序

　ハウスダスト（室内塵）は，ダニ，カビ，細菌などのアレルゲンの混合物の総称である．ハウスダストアレルギーとして，アトピー型喘息，通年性アレルギー性鼻炎，アトピー性皮膚炎などがあげられる．

ダニ由来プロテアーゼによる気道炎症の誘導

　ハウスダストのうち，チリダニ（コナヒョウヒダニ〈*Dermatophagoides farina*〉やヤケヒョウヒダニ〈*Dermatophagoides pteronyssinus*〉）の死骸や脱皮殻および糞などのチリダニ由来成分がアレルギー性疾患の主要抗原とされている．

　コナヒョウヒダニ由来のアレルゲン（Der f）およびヤケヒョウヒダニ由来のアレルゲン（Der p：❶）には，Der p 1・Der f 1に代表されるシステインプロテアーゼやDer p 3・Der f 3のようなセリンプロテアーゼが同定されている[1]．これらプロテアーゼは，単に獲得免疫細胞に認識されてIgEを誘導する抗原性をもつだけでなく，そのプロテアーゼ活性によって，上下気道の上皮細胞のtight junctionを破壊することにより，体内への抗原の侵入を可能にさせる[1]．また，プロテアーゼは上皮細胞自体を破壊し，それに伴って，未感作な個体でも炎症を誘導することが明らかになってきた．

　Der p 1のホモログで植物由来のシステインプロテアーゼであるパパイン（papain）は工業的に使用され，その際，パパインに曝露された従業員に喘息が頻発し，職業性喘息の原因物質とされた経緯がある[2]．このパパインを抗原に未感作なマウスに単回吸入させるだけで，喘息様の気道炎症が誘導される[3]．この気道炎症は，マウスへのパパインの吸入は長くても3日間（1日1回）であるため，パパイン特異的なT細胞やIgEは誘導されず，T細胞やB細胞，NKT細胞といった獲得免疫細胞が存在しない*Rag2*遺伝子欠損マウスにおいても誘導される[3,4]．

　獲得免疫細胞が関与しないこのパパインによる気道炎症の誘導機序は，パパインによって気道上皮細胞が破壊されると核内に存在するサイトカイン，インターロイキン（IL）-33が放出される．あ

❶ ヤケヒョウヒダニの主要アレルゲン

アレルゲン	生物学的活性	作用
Der p 1	システインプロテアーゼ	tight junctionの破壊，線維芽細胞の増生，コラーゲン産生，平滑筋の増加，好酸球，マスト細胞からの脱顆粒
Der p 2	MD関連脂質認識ドメイン	TLR4にリポ多糖結合蛋白を提示するときに作用し，炎症関連遺伝子の発現を活性化
Der p 3	セリンプロテアーゼ（トリプシン）	tight junctionの破壊，線維芽細胞の増生，コラーゲン産生，平滑筋の増加，好酸球，マスト細胞からの脱顆粒
Der p 4	α-アミラーゼ	?
Der p 6	セリンプロテアーゼ（キモトリプシン）	tight junctionの破壊，線維芽細胞の増生，コラーゲン産生，平滑筋の増加，好酸球，マスト細胞からの脱顆粒
Der p 9	セリンプロテアーゼ	tight junctionの破壊，線維芽細胞の増生，コラーゲン産生，平滑筋の増加，好酸球，マスト細胞からの脱顆粒
Der p 13, 15, 18	キチナーゼ	?
Der p 14	アポリポフォリン	末梢単核球からのIL-4, IL-13の分泌
Der p 20	アルギニンキナーゼ	?

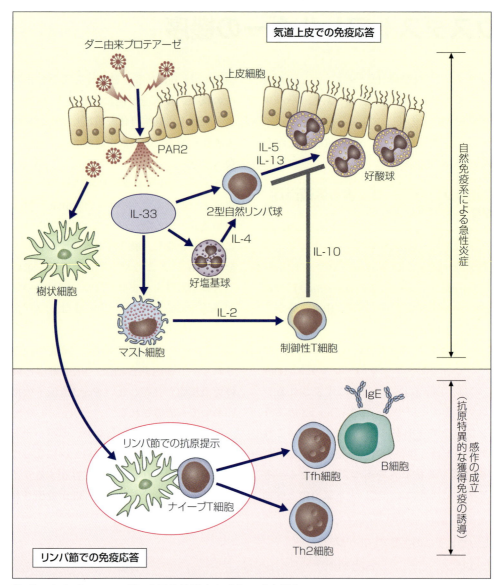

❷ ダニ由来プロテアーゼによる急性炎症と感作の成立機序

るいは，パパインが気道上皮細胞上のプロテアーゼ活性化受容体2（protease-activated receptor 2：PAR2）の活性化を介してIL-33を誘導する（❷）．IL-33は直接2型自然リンパ球（Group 2 innate lymphoid cell：ILC2）を活性化する，あるいは，好塩基球からのIL-4産生を誘導し，IL-4を介してILC2を間接的に活性化する．活性化されたILC2は大量のIL-5やIL-13を産生し，気道への好酸球の浸潤を引き起こす[3,5]（❷）．一方で，IL-33は，マスト細胞（肥満細胞）からIL-2を誘導し，そのIL-2が制御性T細胞の増殖を促す．制御性T細胞が産生するIL-10がIL-33依存的なILC2の増殖およびサイトカイン産生を抑制することにより，炎症が収束することが明らかにされている[3]（❷）．

感作の成立とその後のアレルギー性炎症の誘導

このパパインによる急性炎症が誘導された後，パパインは抗原として樹状細胞などに取り込まれ

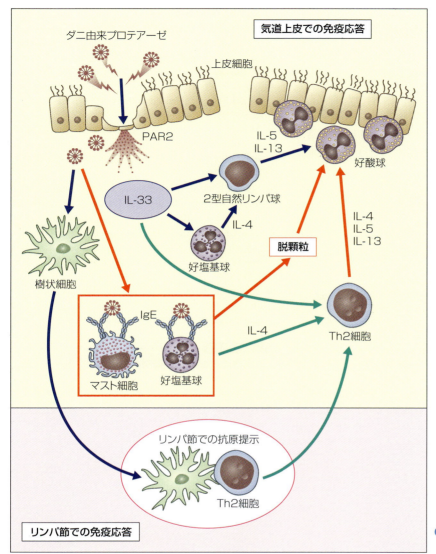

❸ 抗原感作成立後の獲得免疫応答

た形でリンパ節へ運ばれ，抗原特異的なT細胞の誘導およびIgEの産生といった獲得免疫の成立，言い換えれば，抗原への感作の成立に至る（❷）．

感作が成立した個体では，パパインの再曝露の際には，上述したプロテアーゼとしての作用を介した非獲得免疫応答に加え，抗原として，IgE依存的なマスト細胞や好塩基球の活性化やTh2細胞依存的な獲得免疫応答を惹起することによってアレルギー性炎症を誘導する[6]（❸）．抗原特異的なIgEが産生された感作後では，IL-33を介した

マスト細胞による制御性T細胞の誘導よりも，抗原とIgEの複合体形成による脱顆粒応答のほうが早いため，マスト細胞は炎症抑制ではなく，炎症誘導へ寄与すると考えられる（❸）．マウスでの卵白アルブミンによるアレルギー性疾患モデルでは，IL-33のほかに，上皮細胞が産生するサイトカイン thymic stromal lymphopoietin（TSLP）およびIL-25は，抗原感作の際，樹状細胞の活性化を介してTh2細胞の分化にかかわるほか，感作後の抗原再曝露による炎症時に，炎症局所でのTh2細胞の活性化を介して好酸球の浸

潤を誘導する[1]．

　したがって，TSLPおよびIL-25は，ハウスダストアレルギーの炎症誘導にも関与が予期されたが，ダニ抗原によるマウスの喘息様気道炎症や鼻炎モデルの炎症誘導には，TSLPとIL-25の寄与は小さく，IL-33が主要な炎症誘導因子であることが明らかにされている[7,8]．喘息や鼻炎，結膜炎などの患者を対象に行われたゲノムワイド関連研究の結果，これらアレルギー疾患に共通してIL-33とIL-33受容体遺伝子の関与が指摘されている．

　今後，IL-33の生理作用の解明がさらに進むにつれ，ハウスダストアレルギーの発症機序の解明も進むものと期待される．

（中西わか子，中江　進）

引用文献

1) Gregory LG, Lloyd CM. Orchestrating house dust mite-associated allergy in the lung. Trends Immunol 2011；32：402-11.
2) Milne J, Brand S. Occupational asthma after inhalation of dust of the proteolytic enzyme, papain. Br J Ind Med 1975；32：302-7.
3) Morita H, et al. An interleukin-33-mast cell-interleukin-2 axis suppresses papain-induced allergic inflammation by promoting regulatory T cell numbers. Immunity 2015；43：175-86.
4) Oboki K, et al. IL-33 is a crucial amplifier of innate rather than acquired immunity. Proc Natl Acad Sci U S A 2010；107：18581-6.
5) Motomura Y, et al. Basophil-derived interleukin-4 controls the function of natural helper cells, a member of ILC2s, in lung inflammation. Immunity 2014；40：758-71.
6) Sokol CL, et al. A mechanism for the initiation of allergen-induced T helper type 2 responses. Nat Immunol 2008；9：310-8.
7) Chu DK, et al. IL-33, but not thymic stromal lymphopoietin or IL-25, is central to mite and peanut allergic sensitization. J Allergy Clin Immunol 2013；131：187-200.
8) Nakanishi W, et al. IL-33, but not IL-25, is crucial for the development of house dust mite antigen-induced allergic rhinitis. PLoS One 2013；8：e78099.

シリーズ関連項目

- 『実戦的耳鼻咽喉科検査法』「実戦的アレルギー検査」p.168（松原　篤）
- 『風邪症候群と関連疾患』「アレルギー性鼻炎，気管支喘息」p.135（青井典明）

アレルギー性鼻炎に対する舌下免疫療法

アレルギー疾患のなかでもアレルギー性鼻炎は，典型的Ⅰ型アレルギー疾患なので抗原特異性が発症の条件となる．このため抗原特異性をもつ根治的治療と認識されているのはアレルゲン免疫療法のみで，アレルギーの感作にかかわる誘導相に治療効果が作用する．皮下免疫療法（SCIT）は1911年にNoonがLancetにイネ科花粉症に対し初めて報告し，多くの二重盲検比較試験でも臨床効果が確立されている[1]．しかし残念ながらわが国では，アナフィラキシーなどの副作用の面からかアレルギー性鼻炎に対しSCITは限られた施設だけで行われているのが現状であり，欧米よりも普及していない．一般的にこの免疫療法を広めるために，現在，より安全な新しい舌下免疫療法（SLIT）が注目を集めている．

舌下免疫療法（SLIT）のエビデンス

SLITはヨーロッパで高い有効性を示し，これを評価した二重盲検比較試験のどれをとってもアナフィラキシーの報告はない[2]．これまでの論文ではSLIT 115例で喘息1例，下痢1例程度であった．喘息発作の詳しい記載はないが，アナフィラキシーではないことが記されている．

また，国際的には臨床的にSCITとSLITを比較する検討もある．はじめに1999年に出された論文では，ダニに対する喘息と通年性アレルギー性鼻炎をもった症例36例を無作為化して評価している．SCITとSLITはどちらも鼻炎症状は減少させたが，喘息症状はSCITのみで改善したと報告された[3]．しかし論文中では試験前の喘息点数がSCIT群で高く，最終の喘息点数は両治療群で差が認められなかった．また，シラカバ花粉症58例を無作為化してSCIT 19例，SLIT 14例，プラセボ15例とに分けている．これも症例数が少ないが，シーズン前の症状をSCIT，SLITとも良くしている．また，プラセボに対しての有意性が確認されている．SCITとSLITの間に有意差はない[4]．これらの論文の問題点は症例数と，花粉症のように開始前のシーズンの症状は症例ごとに異なるため，無作為化も難しい点にある．

WilsonらのCochrane共同メタアナリシス[5]では，明らかにSLITに効果があることが証明された．このような状況からAllergic Rhinitis and its Impact on Asthma（ARIA）2010では，花粉やダニアレルギーをもつ鼻炎，結膜炎および喘息への適応を確認している．また，SCITと同じようにSLITもアレルギーの自然経過に影響を与えることが明らかになっている[6]．

効果発現機序ではわれわれの検討以外でもSCITでのIgG1,4という考え方ではなく，全体的にIgEに対抗するIgXという考え方も出現してきた[7]．現在最も新しい評価として再びメタアナリシスを用いた評価研究では，その評価方法や否定的な論文は発表されないことなどの問題点（発表バイアス）を突き，有効だと報告している論文のいくつかはSLITの試験でも状況によっては有意な有効性がないと判断されている[8]．

スギ花粉症に対する開発臨床試験の概要から

日本医科大学耳鼻咽喉科で2000年から臨床試験を行った[9]．2005年，スギ・ヒノキ花粉飛散約12,000個と大量飛散の年に56例（実薬35例，プラセボ21例）でのプラセボ対照の二重盲検比較試験を行った．症状薬物スコアではスギ花粉抗原実薬群がプラセボ群より有意に低く推移した．2005年の無作為化比較試験で国際的な評価を得ているSLITが，スギ花粉症においてもプラセボより有意に症状スコア，QOLスコアを下げたことが示された[10]．この検討を受け，開発試験が行われた．以下にその概要を示す．

■ 試験方法

12歳以上65歳未満のスギ花粉症患者531例を対象に，無作為化プラセボ対照二重盲検並行群間

❶ 投与スケジュール

	増量期		維持期
	1週目 200 JAU/mL ボトル	2週目 2,000 JAU/mL ボトル	3週目以降 2,000 JAU/mL パック
1日目	0.2 mL (1 push)	0.2 mL (1 push)	1 mL
2日目	0.2 mL (1 push)	0.2 mL (1 push)	
3日目	0.4 mL (2 push)	0.4 mL (2 push)	
4日目	0.4 mL (2 push)	0.4 mL (2 push)	
5日目	0.6 mL (3 push)	0.6 mL (3 push)	
6日目	0.8 mL (4 push)	0.8 mL (4 push)	
7日目	1.0 mL (5 push)	1.0 mL (5 push)	

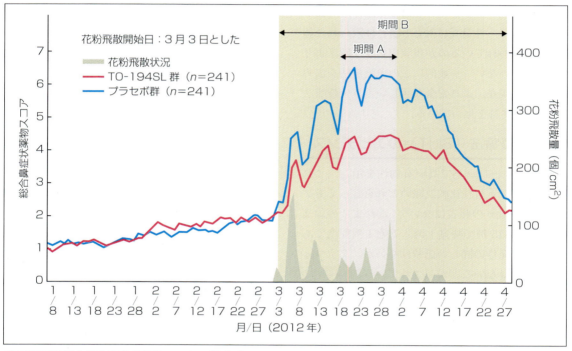

❷ 花粉飛散量と総合鼻症状薬物スコアの推移（2シーズン目）

比較試験を実施した．スギ抗原実薬またはプラセボのいずれかを，第1シーズン目のスギ花粉飛散シーズン前年の2010年10月から投与を開始し，第2シーズン目のスギ花粉飛散シーズンが終了する（2012年4月）まで，最長83週間投与を継続した．

■ 投与方法

1日1回，❶の投与スケジュールに指示された液量を舌下に滴下し，2分間保持した後，飲み込み，その後5分間はうがい・飲食を控える，とした．

■ 結果

主要評価項目である第2シーズン目の症状ピーク期間の総合鼻症状薬物スコアは実薬群で 4.00 ± 2.99，プラセボ群で 5.71 ± 3.70 と，実薬群はプラセボ群と比べて有意に低い値を示した（$p < 0.0001$，Student t 検定）．

さらに，実薬群の鼻症状（くしゃみ，鼻汁，鼻

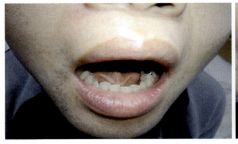
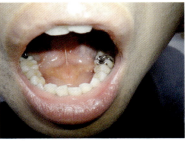

❸ 口腔底の腫脹

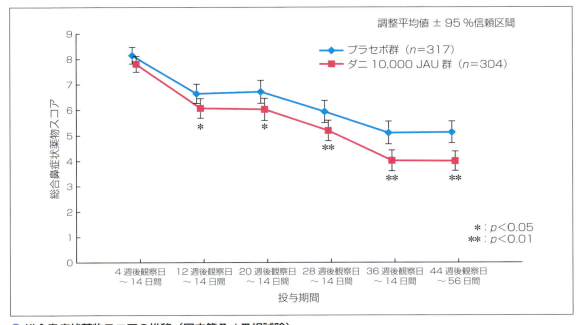

❹ 総合鼻症状薬物スコアの推移（国内第Ⅱ／Ⅲ相試験）
従属変数に平方根変換された評価項目の値，固定効果に投与群および平方根変換されたベースラインの鼻症状スコア，変量効果に実施医療機関を用いたモデルによる解析．調整平均値と信頼区間は，逆変換された値を表示した．

（鳥居薬品作成資料から）

閉）スコアおよび眼症状（目のかゆみ，涙目）スコアは，プラセボ群と比べて有意に低い値を示し，レスキュー薬（フェキソフェナジン塩酸塩錠，トラマゾリン塩酸塩点鼻液，ケトチフェンフマル酸塩点眼液）の累積使用回数の有意な減少を認めた．実薬群の総合鼻症状薬物スコアは，第2シーズン目のスギ花粉全飛散期間を通してプラセボ群と比べて低い値を示した（❷）．

実薬群266例中36例（13.5％）に副作用が認められた．主な副作用は，舌下腫脹（❸），咽頭瘙痒感，口内炎が各5例（1.9％），口腔内腫脹が4例（1.5％），耳瘙痒感，頭痛（1.1％）であった．

アナフィラキシーなどの重篤な副作用は認められなかった．

SLITの効果発現機序

SLITの効果発現機序では局所の免疫誘導が最も考えやすいが，現在まで効果発現機序の検討は少ない．1999年のSLIT開始早期でのPBMCの刺激インデックスの増加は，少なくとも舌下した抗原の免疫誘導が全身に生じたことを示している．SLITは，従来のSCITと比較し全身への影響を少なくすることによって副作用を少なくしようとしたものである．しかし今までの基礎研究か

らは全身性の免疫誘導をも生じることがわかった．ここは鼻内や経口の局所免疫療法と異なる部分である．またSCITでの報告と同じく，全身性の制御性T細胞がその有効性を左右していると考えられている[11]．

現在まで千葉大学のグループのスギ花粉症に対する臨床効果もほぼ同等であるが，効果発現機序としてスギ特異的T細胞クローンの減少を報告している[12]．また日本医科大学と三重大学グループの試験では，SLITにおいても誘導性制御性T細胞Tr1が誘導され，SLITの効果発現機序の根幹であることを示唆した[13]．

今後症例数を増加させた同様の検討あるいは局所リンパ節などの検討からSLITの効果発現機序をさらに明らかにしなければならない．

SLITの将来

欧米ではすでにこのSLITが一般的な治療となっている．フランスのStallergenes，デンマークのALK-AbellóにSLIT製品などがあり，その一般臨床への応用が日本を含め各国で始まっている．日本ではスギ花粉症に対する舌下用抗原エキスが発売され，一般臨床で使用されている．通年性抗原であるダニ抗原エキスによるSLITが，StallergenesとALK-Abellóの製品は12歳以上のアレルギー性鼻炎に対する適応が取得された（❹）．小児喘息に関しての効果はまだ前述のように国際的に共通のコンセンサスが得られていない．今後，日本も含め検証するべき重要な項目である．

また，他の抗原についても今後検討される事項であると考える．

（大久保公裕）

引用文献

1) Bousquet J, et al. Allergen immunotherapy : Therapeutic vaccines for allergic diseases. World Health Organization. American Academy of Allergy, Asthma and Immunology. Ann Allergy Asthma Immunol 1998 ; 81 : 401-5.
2) Horak F, et al. Immunotherapy with sublingual birch pollen extract. A short-term double-blind placebo study. J Investig Allergol Clin Immunol 1998 ; 8 : 165-71.
3) Mungan D, et al. Comparison of the efficacy of subcutaneous and sublingual immunotherapy in mite-sensitive patients with rhinitis and asthma : A placebo controlled study. Ann Allergy Asthma Immunol 1999 ; 82 : 485-90.
4) Khinchi MS, et al. Clinical efficacy of sublingual and subcutaneous birch pollen allergen-specific immunotherapy : A randomized, placebo controlled, double-blind, double-dummy study. Allergy 2004 ; 59 : 45-53.
5) Wilson DR, et al. Sublingual immunotherapy for allergic rhinitis : Systematic review and meta-analysis. Allergy 2005 ; 60 : 1-5.
6) Di Rienzo, et al. Long-lasting effect of sublingual immunotherapy in children with asthma due to house dust mite : A 10-years prospective study. Clin Exp Allergy 2003 ; 33 : 206-10.
7) Durham SR, et al. Sublingulal immunotherapy with once-daily grass allergen tablet : A randomized controlled trial in seasonal allergic rhinoconjunctivitis. J Allergy Clin Immunol 2006 ; 117 : 802-9.
8) Nieto A, et al. Sublingual immunotherapy for allergic respiratory diseases : An evaluation of meta-analyses. J Allergy Clin Immunol 2009 ; 124 : 157-61.
9) Gotoh M, et al. Sublingual immunotherapy for Japanese cedar pollinosis. Allergol Int 2005 ; 54 : 167-71.
10) Okubo K, et al. A randomized double-blind comparative study of sublingual immunotherapy for cedar pollinosis. Allergol Int 2008 ; 57 : 265-75.
11) Ciprandi G, et al. Sublingual immunotherapy-induced IL-10 production is associated with changed response to the decongestion test : Preliminary results. Allergy Asthma Proc 2007 ; 28 : 574-7.
12) Horiguchi S, et al. A randomized controlled trial of sublingual immunotherapy for Japanese cedar pollinosis. Int Arch Allergy Immunol 2008 ; 146 : 76-84.
13) Yamanaka K, et al. Induction of IL-10-producing regulatory T cells with TCR diversity by epitope-specific immunotherapy in pollinosis. J Allergy Clin Immunol 2009 ; 124 : 842-5.

シリーズ関連項目

・『子どもを診る 高齢者を診る』「小児のアレルギー性鼻炎」p.139（大久保公裕）

ダニアレルギーにおけるアレルゲン免疫療法

依然として患者数が増加しているアレルギー性鼻炎では，短期間では患者の症状の自然改善はみられにくく，とくに小児期に発症した場合には多くの患者は改善がみられないまま成人に移行している．また，近年，アレルギー性鼻炎は喘息発症の危険因子になることが知られている．

従来の薬物療法は対症療法の域を出ておらず，現在のところアレルゲン免疫療法のみが，寛解も含めたアレルギー性鼻炎の自然経過を改善しうる治療である．アレルギー性鼻炎のうちで通年性アレルギー性鼻炎の有病率は20～30％を占め，なかでもダニが原因アレルゲンとしてその大半を占めている．ただ，国内ではダニアレルゲンを原因とするアレルギー性鼻炎に対して，これまで標準化されていないハウスダスト抗原を用いて皮下投与法による免疫療法が行われてきた（❶）．2013年から日本アレルギー学会でダニアレルゲンエキスの標準化が行われて，2014年には後述するような結果が発表され標準化血清も決定された．また，皮下投与法のダニアレルゲン標準化エキスが2015年3月より発売され，舌下免疫療法用のダニ舌下錠も2015年11月に発売が開始された．

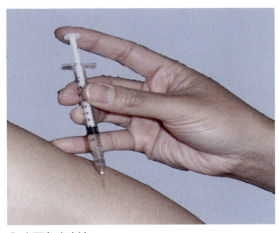

❶ 皮下免疫療法

ダニアレルゲンエキスの標準化と皮下投与によるアレルゲン免疫療法

日本アレルギー学会は，海外で用いられているダニアレルゲンエキスから標準品を選定し，そのアレルゲン力価を皮内反応試験（閾値検査試験）により決定した．また，IgE結合力価と主要アレルゲン含量が相関することを示し，Der 1含量測定を他のダニエキスの力価表示のための代替 in vitro 試験とすること（Der 1含量38.5 μg/mLが100,000 JAU/mLに相当すると定義）とした．そして，Der 1含量が22.2～66.7 μg/mLであるダニエキスの力価を100,000 JAU/mLと表示することができる（3倍の許容幅），と定めた．

国内でのダニ標準化エキスを用いた臨床試験は非盲検オープン試験として，ダニアレルギー性鼻炎患者28例，ダニ気管支喘息患者16例が参加して52週間の試験期間として実施された．増量期を経て維持期では，投与可能な最高用量（維持量）で月1回の投与が継続された．安全性の評価を主目的としたためコントロール群は設定されなかったが，通年性アレルギー性鼻炎症例ではベースラインの総合鼻症状スコアが5.4±2.8であったが，52週後の観察日には3.4±2.4に改善がみられた．一方，ダニ気管支喘息患者ではベースの薬物療法にダニ皮下免疫療法の上乗せ効果を期待したが，試験前後で1秒率の改善は明らかではなかった．副作用は47.7％の症例にみられ，アナフィラキシー反応がダニアレルギー性鼻炎患者3例，ダニ気管支喘息患者1例で，アナフィラキシーショックがダニ気管支喘息患者2例と比較的高い頻度でみられた．

ダニアレルゲンエキスによる舌下免疫療法

従来から行われているアレルゲンエキスの皮下注射による免疫療法は，頻回の通院が必要なこと

に加え，前述したようなアナフィラキシーなど重篤な副作用に対して十分な注意が必要である．アレルゲンエキスを口腔底粘膜に投与する舌下免疫療法は，医師の指導下とはいえ自宅での投与が可能で安全性が高い治療として欧米で注目されてきた．ダニ抗原を原因とする通年性アレルギー性鼻炎の発症は小児で多く，自然改善が少ないうえ喘息発症の独立した危険因子であることも明らかになっており，安全性の高い投与方法が望まれてきた．

わが国でも2つの製薬企業がダニ舌下錠を用いた舌下免疫療法が有効か否かについて，海外の企業により作成されたアレルゲンエキスではあるが，国内でそれぞれ大規模な臨床第II/III相治験を実施し，その結果，有効性と安全性が確認された．

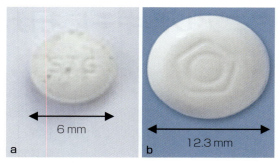

❷ 舌下免疫療法
a：アシテア®ダニ舌下錠．b：ミティキュア®ダニ舌下錠．

■ 適応と期待される効果

適応は12歳以上のダニ抗原を原因とするアレルギー性鼻炎患者で，ダニアレルギー性鼻炎に対して長期間の症状改善効果が期待できる．

投与禁忌として，①本剤の投与によりショックを起こしたことがある患者，②重症の気管支喘息患者，③悪性腫瘍，または免疫系に影響を及ぼす全身性疾患（自己免疫疾患，免疫複合体疾患，免疫不全症など）（ミティキュア®では慎重投与）があげられる．

慎重投与としては，①本剤の投与，またはアレルゲンエキスによる診断・治療によりアレルギー症状を発現したことのある患者，②気管支喘息患者，などが対象となる．

■ ダニ舌下錠投与の実際

現在，2種類の舌下錠が投与可能となっている（❷）．

- アシテア®ダニ舌下錠：通常，成人および12歳以上の小児には，漸増期として1日1回100単位から舌下投与を開始し，1回投与量は100単位ずつ，300単位まで増量する．漸増期間は原則として3日間とするが，患者の状態に応じて適宜延長する．
- ミティキュア®ダニ舌下錠：通常，成人および12歳以上の小児には，1週目は3,300 JAU，2週目は10,000 JAUと増量し，以後10,000 JAUを維持量として連日投与する．漸増期間は患者の状態に応じて適宜延長する．

いずれも舌下投与後は溶解するまで保持した後，飲み込む．投与後5分間はうがい・飲食を控える．

初回投与時は医師の監督のもと，投与後少なくとも30分間は患者を安静な状態に保たせ，十分な観察を行うことが必要である．投与期間中は副作用の発現に注意し，ショックなどの発現時には適切な対応がとれるように準備をしておく．

■ 副作用・相互作用・使用上の注意

これまでの臨床試験で60％前後の頻度で副作用の発現が報告されている．口腔内の症状が主で，発現率5％以上のものは，口腔浮腫，咽喉刺激感，耳瘙痒症，口腔瘙痒症，口内炎，口腔咽頭不快感などであった．重症例は認められていない．

重要な基本的注意事項：①副作用について患者にも十分な説明をしておく．②本剤服用後30分，投与開始初期にはとくに重篤な副作用発現に注意が必要．③急性感染症罹患時，体調不良時，抜歯後，口内炎症時には医師に相談すること．④非選択的β遮断薬服用患者では，本剤のアレルギー反応に対してアドレナリンを投与したときの効果が減弱するおそれがある．⑤三環系抗うつ薬およびモノアミンオキシダーゼ阻害薬服用の患者，重症の心疾患，肺疾患，高血圧の患者では本剤によるアレルギー反応が増強したり，その処置のための

アドレナリンに対する効果が増強されることがある．⑥全身性ステロイド薬投与の患者では免疫系の抑制により本剤の効果が得られないことがある．⑦妊婦，産婦，授乳婦への投与については使用経験がなく副作用の危惧もあるため慎重投与が必要．⑧65歳以上の高齢者に対する使用経験がないため投与にあたっては慎重な判断が必要．

海外の報告では舌下免疫療法によるアナフィラキシー発現頻度は1億回の投与に1回とされている．死亡例の報告はない．

（岡本美孝）

参考文献

1) Cox LS, et al. Sublingual immunotherapy：A comprehensive review. J Allergy Clin Immunol 2006；17：1021-35.
2) Bergmann KC, et al. Efficacy and safety of sublingual tablets of house dust mite allergen extracts in adults with allergic rhinitis. J Allergy Clin Immunol 2014；133：1608-14.

シリーズ関連項目

- 『子どもを診る 高齢者を診る』「小児のアレルギー性鼻炎」p.139（大久保公裕）

リンパ節注入によるアレルゲン免疫療法

アレルゲン免疫療法はアレルギー性鼻炎の自然経過を変えることのできる治療であるが，現行の皮下注射法および舌下投与法は最低2～3年の長期にわたる治療が必要である．リンパ節注入法はアレルゲン免疫療法の新規投与ルートとして開発中である．低用量のアレルゲンをリンパ節に注入することによって，樹状細胞への抗原提示およびCD4$^+$T細胞の応答を効率的に誘導することができると考えられる．その結果，短期間の少ない治療回数で他の方法と同様の効果を得ることができると期待されている．

リンパ節注入について

リンパ節への注入は超音波ガイド下に細針を用いて鼠径リンパ節に行うが[1]，手技はそれほど難しいものではない（❶）．また患者が自覚する痛みに関しても，針が皮膚を貫通する際の痛みのみで，注入自体の痛みはないようである．

^{99m}Tcでラベルしたヒト IgGをリンパ節に注入した際の体内分布を調べると[1]，すみやかに複数の周囲リンパ節へ広がり，少なくとも25時間はリンパ節内に保持されることが明らかとなっている．一方で，皮下注射した場合は4時間後にその一部分が所属リンパ節に移行するのみであり，アレルゲン投与に関してリンパ節注入のほうがより効率的と考えられる（❷）．

主な報告

Sentiら[2]は glass pollen（草本花粉）に対する季節性アレルギー性鼻炎患者165例を無作為にリンパ節注入群（ILIT群），皮下注射群（SCIT群）に分けて3年間の比較検討を行った．ILIT群は glass pollen 抽出物 1,000 SQ-U（ALK）0.1 mLを 1回/4週で鼠径リンパ節へ計3回注入したのみ

❶ **超音波ガイド下に行う鼠径リンパ節穿刺**
表皮から深さ5 mm 程度の部位にある長さ15 mm 程度のエコー輝度の低い鼠径リンパ節に，輝度の高い細針が穿刺されている．
（Senti G, et al. World Allergy Organ J 2015[1]より）

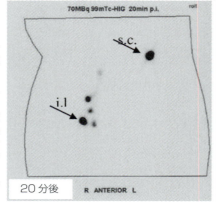
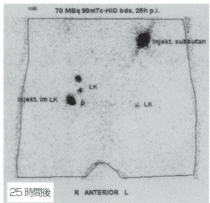

❷ **^{99m}Tc でラベルしたヒト IgG を注入した際の体内分布**
右鼠径リンパ節に注入したヒト IgG は 20分後には骨盤リンパ節を含む複数のリンパ節に移行している．左腹部に注入した IgG はほとんどが注射部位に残り，一部が所属リンパ節に移行している．
(Senti G, et al. World Allergy Organ J 2015[1]より)

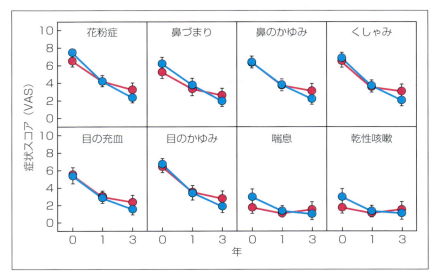

❸ リンパ節注入群（ILIT群：赤）と皮下注射群（SCIT群：青）の症状比較

3年間の症状スコアをVASで評価すると，各群とも経時的に各症状は改善し，群間差を認めなかった．
(Senti G, et al. Proc Natl Acad Sci U S A 2008[2])より）

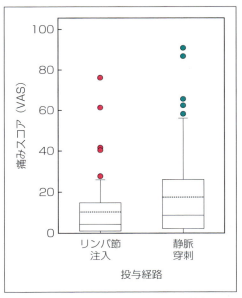

❹ リンパ節注入と静脈穿刺の痛みの比較

鼠径リンパ節の注入は静脈穿刺よりも有意に痛みが軽かった．
(Senti G, et al. Proc Natl Acad Sci U S A 2008[2])より）

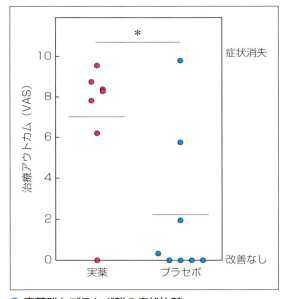

❺ 実薬群とプラセボ群の症状比較

介入を加えた年の花粉飛散期の症状と前年の症状をVASで比較すると，実薬群ではより症状が抑制されていることがわかる（＊：$p = 0.05$）．
(Hylander T, et al. J Allergy Clin Immunol 2013[3])より）

で（合計3,000 SQ-U），SCIT群は従来通りの方法で3年間投与（合計4,031,540 SQ-U）した．3年間の症状スコアを0〜10のVAS（visual analogue scale）で評価すると，各群とも経時的に各症状は改善し，群間差を認めなかった（❸）．また，注入の際の痛みを0〜100のVASで評価したところ，鼠径リンパ節の注入は静脈穿刺よりも有意に痛みが軽かった（❹）．またILIT群の有害事象も軽症が数例のみで，SCIT群に比較して有意に少ない結果であった．

Hylanderら[3]はbirch pollen（カバノキ花粉）あるいはglass pollenに対する季節性アレルギー

性鼻炎患者を対象に二重盲検試験を行った（実薬群7例，プラセボ群8例）．実薬群の介入はbirch pollenあるいはglass pollen抽出物1,000 SQ-U（ALK）0.1 mLを1回/4週で鼠径リンパ節へ計3回注入した（合計3,000 SQ-U）．その後，約4週間後に到来する花粉飛散期の症状および免疫学的パラメータについて検討した．前年の花粉飛散期の症状と介入を加えた年の症状を0～10のVASで比較すると，実薬群では有意に症状が抑制されていた（❺）．誘発テストでも介入前後の症状抑制効果が示された．また鼻内の炎症を評価する免疫学的パラメータとして，治療前後の鼻汁中の細胞数（白血球，上皮細胞）およびIL-8について検討した結果，いずれも実薬群で減少していたが，プラセボ群では変化を認めなかった．また，治療後の末梢血$CD4^+$T細胞の活動性について，CD69およびCD98の発現をフローサイトメトリーで測定したところ，いずれもプラセボ群に比べて実薬群で発現が有意に上昇していた．有害事象に関しては，投与局所のリンパ節の腫脹，かゆみ，発赤などを数例に認めたが，重篤な全身的副反応は認めなかった．

リンパ節注入によるアレルゲン免疫療法ではアレルゲンの投与回数が激減することで，患者負担が大幅に少なくなる．免疫療法の課題の一つである治療コンプライアンスの低下を解決できる治療といえるだろう．しかし，ここで紹介したグループ以外の追試の報告は少なく，効果の確認はもちろんであるが，投与回数，投与用量，抗原の種類など検討課題は多い．今後，大規模試験で有効性と安全性が確認されれば，将来一般診療として使用できる可能性もあるだろう．

（米倉修二）

引用文献

1) Senti G, Kündig TM. Intralymphatic immunotherapy. World Allergy Organ J 2015；8：9.
2) Senti G, et al. Intralymphatic allergen administration renders specific immunotherapy faster and safer：A randomized controlled trial. Proc Natl Acad Sci U S A 2008；105：17908-12.
3) Hylander T, et al. Intralymphatic allergen-specific immunotherapy：An effective and safe alternative treatment for pollen-induced allergic rhinitis. J Allergy Clin Immunol 2013；131：412-20.

シリーズ関連項目

- 『子どもを診る 高齢者を診る』「小児のアレルギー性鼻炎」p.139（大久保公裕）

光線療法はアレルギー性鼻炎に対して有効か

　下鼻甲介粘膜焼灼術は重症アレルギー性鼻炎に対する耳鼻咽喉科特有の治療方法で,旧来より化学的焼灼が行われ,現在では電気凝固,レーザー手術などが広く施行され,今も昔も定着した治療方法である.とくにCO_2レーザー下鼻甲介粘膜焼灼術は保険点数も新たに見直され,現在では代表的な鼻アレルギー手術の一つといえる.下鼻甲介粘膜焼灼術は治療機器の選択によっては低侵襲で施行できるが,基本的な効果発現のメカニズムは蛋白変性に基づく粘膜凝固とそれに伴う下鼻甲介粘膜におけるアレルギー反応の抑制[1]である.

　一方で光線療法はアレルギー性鼻炎には保険適用がなく,作用機序としては蛋白変性を起こして効果を発現するわけではない.レーザー治療と光線療法では光を治療の媒体として使用していることに変わりはないが,レーザーが高い光エネルギーを蛋白変性に使用するのに比して,光線療法では主に化学的な効果を期待したものになる.

　光線療法は皮膚科領域において中心的に行われており,尋常性乾癬,掌蹠膿疱症,尋常性白斑,瘙痒などに対する治療として認知されている.アトピー性皮膚炎に対する治療として導入されることもある[2]光線療法は,鼻アレルギーに対する効果にも期待がもてるが,本邦では鼻アレルギーの適応症で医薬品医療機器等法の承認を受けた治療機器は存在しない.欧米では若干の科学的根拠をもった医療機器が鼻アレルギー用として存在している.

光線療法の原理

　太陽光には紫外線〜可視光線〜赤外線と幅広い波長の光が含まれている.医療で実際に使用されている光線は,紫外線領域や赤外線領域が多い(❶).紫外線は波長が10〜380 nmで,可視光線より短く軟X線より長い不可視光線の電磁波である.

　赤外線が熱的な作用を及ぼすことが多いのに対し,紫外線は化学的な作用が強く,化学線とも呼ばれている.紫外線の効果として殺菌消毒,ビタミンDの合成,生体に対しての血行や新陳代謝の促進,あるいは皮膚抵抗力の亢進などがある.紫外線療法に関しては,ソラーレンの合成によりPUVA療法が確立されて以降,種々の改良,開発がなされ,現在ではナローバンドUVB療法とともに皮膚科領域において欠かせない治療選択肢となっている.また耳鼻科では古くから赤外線療

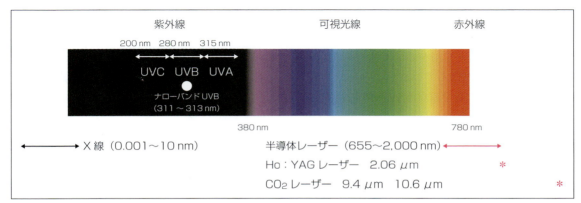

❶ 光の波長と医療使用
医療にしばしば使用されるのはUVAやUVBといった紫外線や,赤外線が多い.近年では可視光線領域のLED光を用いた医療器具,美容器具も多く存在する.

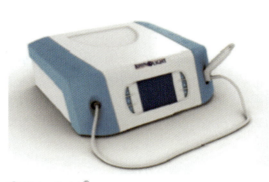 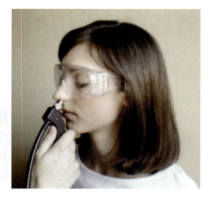

❷ Rhinolight®
現在唯一，医療機関で使用されている鼻アレルギー用光線治療器である．無麻酔で照射が可能．可視光線を含み，鼻腔内に温かさを感じる使用感である．副作用としては乾燥感が報告されている．
（http://www.rhinolight.eu/ より）

法が行われているが，赤外線は鎮痛作用があるとされている．

　光線療法の効果に関する科学的根拠についてはまだ不明な点も多いが，311〜313 nm にピークをもつナローバンド UVB は，尋常性乾癬のほか，尋常性白斑，斑状類乾癬，瘙痒などで有効性が報告され，近年注目されている．尋常性乾癬では病変部の浸潤 T 細胞に対するアポトーシス誘導作用とインターフェロンγ産生抑制作用[3]により，その治療効果を発揮する．また，皮膚瘙痒症に対しては肥満細胞に対するアポトーシス誘導作用と皮膚の神経線維数減少効果がその作用機序と考えられている．ナローバンド UVB の作用機序はさまざまであり，今後解明が進むことが期待される．

鼻アレルギーに対する光線療法

　現在，鼻アレルギーに対する光線療法の効果は欧米を中心に検討が進んでいる．鼻内 PUVA 療法の有効性や鼻茸に対する赤色光線の効果を検討した報告[4]があり，科学的根拠が蓄積されつつある[4,5,7,8]．

　鼻科領域で使用されている光線治療機器は Rhinolight®（Rhinolight Ltd.；ハンガリー）（❷）などがある．Rhinolight® は可視光線 70 %，紫外線である UVA が 25 %，UVB が 5 % 含まれている．その効果の根拠として，肥満細胞からのヒスタミン遊離抑制，T 細胞と好酸球のアポトーシス誘導，鼻汁中の好酸球数，ECP と IL-5 の抑制（❸）[5]があげられている．

　処置は非接触の光線曝露のみであるので麻酔は必要ない．花粉症（seasonal allergy）に対しては週 3 回，2 週にわたって計 6 回の処置が推奨されている．1 回の施術時間は 2〜3 分間で，徐々に曝露時間を長くする．通年性アレルギー（perennial allergy）に対しては週 3 回の施術と，月 1 回の追加治療を症例に合わせて行う．くしゃみ，鼻汁，かゆみ，鼻閉のすべての症状に有効であり，総合鼻症状スコア（total nasal symptom score：TNS）もコントロール群に比して抑えている（❹）[6]．

　現在までのところ唯一の副作用として鼻腔の乾燥感があり，対処法としてビタミン A 添加オイルが推奨されている．しかし，引き続き，癌の発生や線毛運動機能の評価など長期的な観察を行い，さらなる安全性の担保が必要と考える．

　患者苦痛度が低く，小児にも施行しやすいと考えられるので，今後の新しい外来鼻アレルギー治療の有力な方法の一つに位置づけられると考える．現時点では鼻アレルギー治療機器としては医薬品医療機器等法で未承認である．

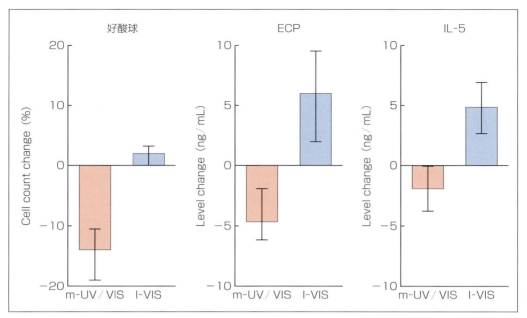

❸ 光線療法の効果発現の根拠
Rhinolight®治療群（m-UV/VIS）において，コントロール群（l-VIS）より鼻汁中好酸球数，ECP（eosinophil cationic protein），IL-5とも抑制効果が高い．

（Koreck AI, et al. J Allergy Clin Immunol 2005[6]より）

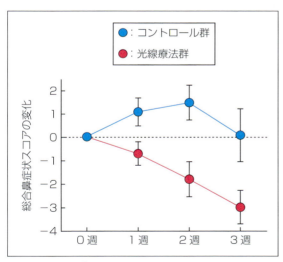

❹ Rhinolight®の治療効果
総合鼻症状スコア，および鼻汁，くしゃみ，鼻閉，かゆみともコントロール群に比してRhinolight®治療群のほうが1週目から改善率が高い．
（Koreck AI, et al. J Allergy Clin Immunol 2005[6]より）

鼻アレルギーに対する光線療法の展望

光線療法は，われわれ耳鼻科医が従来行っている鼻粘膜凝固療法と根本的に異なった治療法である．すでに皮膚科領域では医療機関で施行している光線療法から，保険適用外の医療機器として使用されているもの，個人で簡便に使用できる光線治療機器など，非常に幅広い市場が展開している．耳鼻科領域での鼻アレルギーに対する光線療法は，いまだ黎明期にある．これまで行われてきた下鼻甲介粘膜焼灼術とは根本的に効果発現のメカニズムが違う[1,9]治療であり，作用機序に関する十分な検討が必要である．医療機器としてではなく，健康美容機器の延長線で鼻腔粘膜に対する安全性や効果が不明瞭なまま先に一般に浸透するような事態は避けなければならないと考える．耳鼻科医療従事者としても光線療法に早期介入し，安全性の確認や基礎データの蓄積が急務であると考える．

鼻粘膜凝固装置はCO_2レーザーを中心として，すでに多岐にわたった選択肢がある．現在の比較的新しい凝固療法の機器としては，アルゴンプラズマや，針型電極を用いた高周波電気凝固治療[9]，

冷凍凝固[1]，コブレーションなどがあげられる．時代とともに種々の機器が登場するものの，凝固変性させる部位の理解と基本的な効果に関するメカニズムの理解があれば，凝固療法そのものには大きな違いはない．歴史的にも定着しているので，光線療法に取って代わられるということはないように考えるが，今後，治療の選択の幅が広がる可能性は考えられる．

　耳鼻科側からみた問題点としては，光線療法は基本的に無麻酔，鼻腔の中の所見を確認しなくても施行できてしまうので，他科において十分な鼻精査を行わずに適応が可能であることに危機感を感じる．事実，鼻アレルギーに対しては未承認の治療機器が形成外科で自費治療で使われている実例がある．十分な精査と診断に基づいた適切な治療が必要であることは自明の理であるが，耳鼻科医としてこれらの機器に対する十分な検討を行い適正使用を啓蒙する必要がある．

〈朝子幹也〉

引用文献

1) 朝子幹也ほか．アレルギー性鼻炎の外科的治療―術式の選択と粘膜下下鼻甲介骨後鼻神経合併切除術．日鼻誌 2010；49：8-14．
2) 森田明理ほか．アトピー性皮膚炎に対するナローバンドUVB療法．皮膚の科学 2007；6（Suppl 9）：26-31．
3) 小澤麻紀．ナローバンドUVB作用のメカニズム．MB Derma 2006；116：31-7．
4) Csoma Z, et al. PUVA treatment of the nasal cavity improves the clinical symptoms of allergic rhinitis and inhibits the immediate-type hypersensitivity reaction in the skin. J Photochem Photobiol B 2006；83：21-6.
5) Neuman I, Finkelstein Y. Narrow-band red light phototherapy in perennial allergic rhinitis and nasal polyposis. Ann Allergy Asthma Immunol 1997；78：399-406.
6) Koreck AI, et al. Rhinophototherapy：A new therapeutic tool for the management of allergic rhinitis. J Allergy Clin Immunol 2005；115：541-47.
7) Koreck A, et al. Effects of intranasal phototherapy on nasal mucosa in patients with allergic rhinitis. J Photochem Photobiol B 2007；89：163-9.
8) Garaczi E, et al. Intranasal phototherapy is more effective than fexofenadine hydrochloride in the treatment of seasonal allergic rhinitis：Results of a pilot study. Photochem Photobiol 2011；87：474-7.
9) 朝子幹也．花粉症の最新治療　新しい凝固療法．アレルギーの臨床 2010；30：237-42．

シリーズ関連項目

- 『耳鼻咽喉科の外来処置・外来小手術』「アレルギー性鼻炎の手術治療」p.136（久保伸夫）
- 『耳鼻咽喉科の外来処置・外来小手術』「下鼻甲介粘膜レーザー焼灼術の手術手技」p.143（浦野正美）

アレルギー疾患に対する分子標的治療

　ヒト化IgG1抗IgEモノクローナル抗体であるオマリズマブ（ゾレア®）は，IgEと肥満細胞や好塩基球，樹状細胞などの高親和性IgE抗体受容体（FcεRI）との結合を阻害する（❶，❷）[1,2]．その結果，組織中の肥満細胞と血液中の好塩基球上のFcεRIの発現を低下させる．また組織中の好酸球やT細胞，B細胞，Th2サイトカイン陽性細胞を減少させ，エフェクター細胞からの炎症性メディエーターの放出抑制や，樹状細胞による抗原提示を抑制し，アレルギー反応に対し効果を発揮する．

　オマリズマブは国内では2009年3月から，既存治療によっても喘息症状をコントロールできない難治性の重症喘息に対して保険適用の承認を得た．重症喘息に対する有効性は約60％とされているが，喘息以外の他のアレルギー性疾患に対しても有効性が報告されている．オマリズマブは現在喘息以外の疾患に対する承認は得られていないが，本項では鼻・副鼻腔疾患を中心に，他の耳鼻科疾患に対する有効性についても紹介したい．

アレルギー性鼻炎

　アレルギー性鼻炎と喘息は，one way, one diseaseの関係にあると考えられている．実際，喘息の50～80％にアレルギー性鼻炎の合併が認められ，アレルギー性鼻炎の30～40％に喘息の合併が認められるとされる．

　オマリズマブは海外での大規模な臨床試験において，アレルギー性鼻炎を合併した喘息に対して有効であると報告されている．また，アレルギー性鼻炎単独に対するオマリズマブの効果についても，メタアナリシスで有効性が報告されている．コントロール不良のアレルギー性鼻炎においてオマリズマブは有意に患者のQOLを改善し，レスキューのための薬剤投与を減らすことができたとしている[3]．

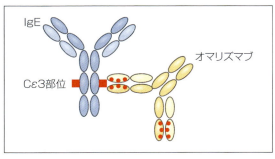

❶ オマリズマブ
ヒト化抗IgEモノクローナル抗体（オマリズマブ）のIgEへの結合部位を示す．
（Holgate S, et al. J Allergy Clin Immunol 2005[2]より）

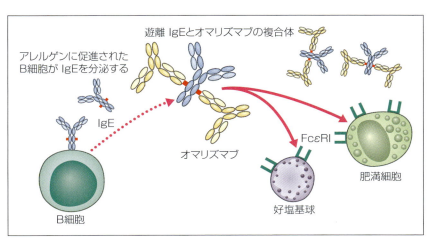

❷ アレルギー反応制御機序
オマリズマブはCε3と結合し，好塩基球や肥満細胞のFcεRIにIgEを結合できなくさせる．
（Holgate S, et al. J Allergy Clin Immunol 2005[2]より）

国内ではスギ花粉症に対する臨床試験が行われ，プラセボとの比較試験で有効性と安全性が報告されており[4]，またTh2サイトカイン阻害薬との比較試験でも有効性が示されている[5]．しかし薬価が高価であることから，重篤な転帰に至ることのない花粉症単独に対する適応追加は行われなかったようである．

オマリズマブ単独投与以外にも，免疫療法との併用の効果も報告されている[6]．カバノキ科とイネ科の花粉症に対する抗原特異的免疫療法において，維持量到達後にオマリズマブを投与した結果，非投与群と比較し有意に症状薬物スコアを改善し，免疫療法の効果を高めたとのことである．

好酸球性副鼻腔炎・好酸球性中耳炎

アレルギー性鼻炎のほか，気管支喘息と好酸球性副鼻腔炎，気管支喘息と好酸球性中耳炎もone way, one diseaseとしてとらえられつつある．したがって高率に合併する．

オマリズマブの好酸球性副鼻腔炎や好酸球性中耳炎に対する有効性は，合併する喘息の治療として行った結果，好酸球性副鼻腔炎や好酸球性中耳炎にも有効であったという報告である．Tajiriら[7]は，喘息を合併した好酸球性副鼻腔炎に対しオマリズマブの投与を行ったところ，鼻症状とCT所見の改善が得られたと報告している．Okudeら[8]は，喘息を合併した好酸球性中耳炎にオマリズマブを投与し，聴力の改善した症例を報告している．また，喘息を合併した好酸球性中耳炎に対しオマリズマブの1年以上の長期投与を行うことにより，耳漏や中耳貯留液の所見や症状スコアも改善したとする前向き研究も行われている[9]．

その他のアレルギー関連疾患

木村病は頭頸部領域の皮下軟部組織に肉芽腫性病変を生じる慢性疾患であり，高IgE血症が高率に認められる．木村病に対し2週間おきに4か月間オマリズマブを皮下投与したところ，腫瘤の縮小と末梢血中の好酸球と好塩基球の減少を認めたとの報告がある[10]．

また，2011年にChurg-Strauss症候群は好酸球性多発血管炎性肉芽腫症（eosinophilic granulomatosis with polyangiitis：EGPA）との名称が提案され現在に至っているが，この疾患に対する治療効果の報告も散見される．EGPAは喘息やアレルギー性鼻炎が先行し，末梢血好酸球の増多と多発性単神経炎などの血管炎症状を特徴とする．この疾患に対してオマリズマブの有効性を示した報告が存在する一方，オマリズマブがEGPAを誘導する可能性も指摘されている．

オマリズマブの安全性

オマリズマブの主な副作用は注射部位の疼痛，腫脹である．重篤な副作用としてはアナフィラキシー発現があるが，その頻度は0.14～0.2％程度とされている．そのほかに重篤な副作用はほとんどみられないようである．

耳鼻咽喉科領域における今後の展望

オマリズマブは重症アトピー型喘息のみに適応がある．以上述べた通り，耳鼻科疾患として，アレルギー性鼻炎，好酸球性副鼻腔炎，好酸球性中耳炎，木村病に対する有効性が報告されている．しかし現在，保険適用は認められていない．これはオマリズマブの薬価が高価であるという医療経済的な要因によるが，今後データが蓄積され，これらの疾患にも適応が拡大されることを期待したい．

（近藤律男，瀬尾友佳子，野中　学）

引用文献

1) 野中　学ほか．期待される新規薬物療法―抗体療法，分子標的治療薬など．医療ジャーナル 2013；49：85-91.
2) Holgate S, et al. The anti-inflammatory effects of omalizumab confirm the entral role of IgE in allergic inflammation. J Allergy Clin Immunol 2005；115：459-65.
3) Tsabouri S, et al. Omalizumab for the treatment of inadequately controlled allergic rhinitis. J Allergy Clin Immunol Pract 2014；2：332-40.
4) Okubo K, et al. Omalizmab is effective and safe in the treatment of Japanese cedar pollen-induced sea-

sonal allergic rhinitis. Allergol Int 2006 ; 55 : 379-86.
5) Nagakura T, et al. Omalizmab is more effective than suplatast tosilate in the treatment of Japanese cedar pollen-induced seasonal allergic rhinitis. Clin Exp Allergy 2008 ; 38 : 329-37.
6) Kuehr J, et al. Efficacy of combination treatment with anti-IgE plus specific immunotherapy in polysensitized children and adolescents with seasonal allergic rhinitis. J Allergy Clin Immunol 2002 ; 109 : 274-80.
7) Tajiri T, et al. Efficacy of omalizumab in eosinophilic chronic rhinosinusitis patients with asthma. Ann Allergy Asthma Immunol 2013 ; 110 : 387-8.
8) Okude A, et al. A case of severe asthma with anti-IgE monoclonal antibody omalizumab. Case Rep Pulmonol 2012 ; Article ID 340525.
9) Iino Y, et al. Clinical efficacy of anti-IgE therapy for eosinophilic otitis media. Otol Neurotol 2012 ; 33 : 1218-24.
10) Nonaka M, et al. Anti-IgE therapy to Kimura's disease : A pilot study. Auris Nasus Larynx 2014 ; 41 : 384-8.

好酸球性副鼻腔炎

　日本における慢性副鼻腔炎治療は，マクロライド少量長期投与と内視鏡下鼻副鼻腔手術の進歩によって，急激にその治療成績が向上してきた．しかしその一方で，手術後すぐに再発し難治性である症例や，術前にマクロライド少量長期投与してもまったく反応しない副鼻腔炎も増加してきた．このような副鼻腔炎の組織学的検討を行ってみると，好酸球浸潤が優位であり，従来の好中球浸潤優位でマクロライドに反応するような副鼻腔炎とは異なっていた．さらに合併症を調べると，気管支喘息やアスピリン不耐症の合併が好酸球浸潤型に多いことが判明した．以上の事実から春名・森山らは，このような副鼻腔炎を「好酸球性副鼻腔炎」と命名した[1]．

好酸球性副鼻腔炎の診断

　通常の外来では，問診が重要である．いつから，どれだけの期間，どのような症状があるか，既往症と現在罹患している疾患（合併症），受けている治療について詳しく尋ねる．鼻汁，後鼻漏，頬部痛，歯痛，頭痛，鼻閉，眼脂，くしゃみ，嗅覚障害，口呼吸などの有無，程度である．副鼻腔単純X線を撮り，副鼻腔の状態をスクリーニングする．鼻咽腔ファイバーを用いて鼻腔を十分に観察し，鼻茸，鼻汁の有無，嗅裂，自然口，各鼻道の状態を調べる．採血をして末梢血中の好酸球比率を調べる．膿性鼻汁を認める場合には，細菌感受性試験を行う．治療を開始したのち，治療効果がはかばかしくないときには，CTを撮影する．

好酸球性副鼻腔炎の診断基準

　平成22年（2010年）から好酸球性副鼻腔炎に関する全国の大規模疫学調査 JESREC Study（Japanese Epidemiological Survey of Refractory Eosinophilic Chronic Rhinosinusitis Study）が開始され，最終的に❶に示すJESRECスコアが決定された[2,3]．それぞれの症例において，❶の項目をスコア化し，その合計が11点以上ある場合

❶ 好酸球性副鼻腔炎診断基準（JESRECスコア）

項目	スコア
病側：両側	3点
鼻茸あり	2点
篩骨洞陰影／上顎洞陰影 ≧1	2点
血中好酸球（%）	
2＜　≦5％	4点
5＜　≦10％	8点
10％＜	10点

スコアの合計：11点以上を好酸球性副鼻腔炎とする．
確定診断は，組織中好酸球数（400倍視野，3か所平均）：70個以上．

（藤枝重治ほか．日耳鼻 2015[2] より）

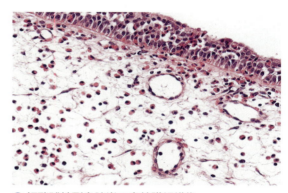

❷ 好酸球性副鼻腔炎の鼻粘膜組織像
細胞質がピンクないしは赤で染色されている細胞が好酸球．400倍のこの視野（接眼レンズ22）で約100個の好酸球が存在している．（400倍視野，HE染色）

を好酸球性副鼻腔炎とした．確定診断は，生検もしくは手術標本において400倍視野（接眼レンズ22）3か所平均で70個以上の好酸球が認められた場合につけられる．好酸球は細胞質がピンクないしは赤色に染色される（❷）．

好酸球性副鼻腔炎の重症度分類

　JESRECスコアで11点以上の症例において，末梢血好酸球が5％を超え，CTにて篩骨洞優位（もしくは篩骨洞と上顎洞ともに重度）な陰影の両方を認めれば因子Aにおいて1点，気管支喘息，アスピリン不耐症，NSAIDアレルギー合併・既往のいずれかを認めれば因子Bにおいて1点

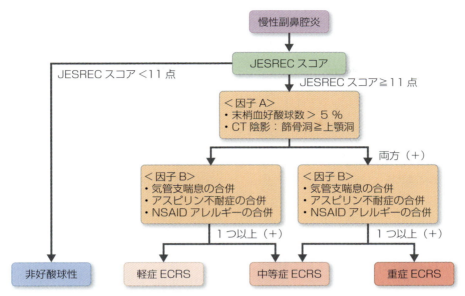

❸ 好酸球性副鼻腔炎の重症度分類アルゴリズム

（藤枝重治ほか．日耳鼻 2015[2]）より）

❹ 好酸球性中耳炎の診断基準

大項目：
　中耳貯留液中に好酸球が存在する滲出性中耳炎または慢性中耳炎
小項目：
　（1）ニカワ状の中耳貯留液
　（2）抗菌薬や鼓膜切開など，ステロイド投与以外の治療に抵抗性
　（3）気管支喘息の合併
　（4）鼻茸の合併

大項目と小項目4項目のうち2項目以上を満たす場合を確実例とする．
ただし好酸球性肉芽腫性多発血管炎，好酸球増多症候群を除外する．

(Iino Y, et al. Auris Nasus Larynx 2011[4]）より)

❺ 好酸球性副鼻腔炎と一般的慢性副鼻腔炎の相違

	好酸球性副鼻腔炎	慢性副鼻腔炎
好発年齢	成人以降	全年齢で起こりうる
主要症状	嗅覚障害	鼻閉，鼻漏，頭痛
鼻汁の性状	粘稠，ニカワ状	膿性，粘液性
ポリープの状態	中鼻道，嗅裂 両側，多発性	中鼻道 片側，単発性
病変部位	篩骨洞優位	上顎洞優位
細胞浸潤	好酸球優位	好中球優位
合併症	気管支喘息 アスピリン喘息 薬剤アレルギー	びまん性細気管支炎

として，因子AとBの合計で，0点は軽症，1点は中等症，2点は重症と分類する（❸）．

この重症度分類に伴い，Kaplan-Meier法で鼻茸の無再発率を計算すると4群間で有意な差を認めた[3]．当初，易再発性かつ難治性副鼻腔炎であり，好酸球浸潤の強いものが好酸球性副鼻腔炎とされていたことから，この分類の中等症，重症を真の好酸球性副鼻腔炎と考えている．さらに好酸球性中耳炎は，JESREC Studyにおける内視鏡下鼻副鼻腔手術症例の1.3％において認められた．

好酸球性中耳炎合併例も重症とした．好酸球性中耳炎の診断基準は❹に示す．

■ 好酸球性副鼻腔炎と診断されるまで

12週以上前から粘稠な鼻汁，鼻閉，嗅覚障害などいずれかの症状があり，鼻茸を有する副鼻腔炎で，アモキシシリン（AMPC）投与もしくは感受性がある抗菌薬投与後，マクロライド半量を3か月投与しても，粘稠鼻汁や嗅覚障害が治ってこない場合には好酸球性副鼻腔炎の可能性が高くなる．❺に好酸球性副鼻腔炎と通常の慢性副鼻腔

❻ 欧米における鼻茸を伴う慢性副鼻腔炎治療に関するエビデンスレベルと推奨度

薬物	エビデンスレベル	推奨度（保存的治療）	推奨度（術後治療）
経口ステロイド	Ia	A	A
鼻噴霧ステロイド	Ia	A	A
短期間の抗菌薬	Ib and Ib（-）	C	A
マクロライド長期投与	Ib and III	C	C
抗IL-5抗体	Ib	D	A
抗ヒスタミン薬	Ib	D	C
フロセミド	III	D	D
生食による鼻洗浄	Ib*	D	D
抗ロイコトリエン薬	Ib（-）	A（-）	A（-）
抗IgE抗体	Ib（-）	A（-）	C

注）Ib（-）：Ibレベルの否定的なエビデンス．
Ib*：単独使用ではデータがない．
A（-）：使わないように強く推奨されている．

(Fokkens WJ, et al. Rhinol Suppl 2012[5]より)

炎の違いを示す．好酸球性副鼻腔炎は，慢性副鼻腔炎に比べて主たる病変が顔面の正中ラインにあると考えるとわかりやすい．

好酸球性副鼻腔炎の治療

好酸球性副鼻腔炎と診断された場合には，経口ステロイド，内視鏡下鼻副鼻腔手術，術後の鼻洗浄，術後の鼻処置による早期の鼻茸再発発見と摘出が有効である．通常，術後にマクロライド少量投与も併用される．❻に，欧米で報告されている鼻茸を伴う慢性副鼻腔炎に対する薬物治療の認識を示す[5]．ほぼ好酸球性副鼻腔炎の治療と同じと考える．

好酸球性副鼻腔炎は，平成27年（2015年）7月1日から指定難病となった．1) JESRECスコアが11点以上，2) 中等症・重症の好酸球性副鼻腔炎（好酸球性中耳炎の合併を含む），3) 鼻茸組織中好酸球数が70個以上，4) 鼻科手術を複数回受けたことがある，以上4項目を満たした場合に認定される．診断基準に一致するからといって，最初の内視鏡下鼻副鼻腔手術では，好酸球性副鼻腔炎として助成の対象とはならない．

（藤枝重治）

引用文献

1) 春名眞一ほか．好酸球性副鼻腔炎．耳展 2001；44：195-201．
2) 藤枝重治ほか．好酸球性副鼻腔炎診断ガイドライン（JESREC Study）．日耳鼻 2015；118：728-35．
3) Tokunaga T, et al. Novel scoring system and algorithm for classifying chronic rhinosinusitis：The JESREC Study. Allergy 2015；70：995-1003.
4) Iino Y, et al. Diagnostic criteria of eosinophilic otitis media, a newly recognized middle ear disease. Auris Nasus Larynx 2011；38：456-61.
5) Fokkens WJ, et al. European position paper on rhinosinusitis and nasal polyps 2012. Rhinol Suppl 2012；23：1-298.

シリーズ関連項目

- 『子どもを診る 高齢者を診る』「小児の鼻・副鼻腔炎」p.145（清水猛史）
- 『耳鼻咽喉科 最新薬物療法マニュアル』「ステロイド／主な耳鼻咽喉科疾患での実際例」p.83（中丸裕爾）

鼻アレルギー・慢性副鼻腔炎と一酸化窒素（NO）

一酸化窒素（NO）は分子量30の無色・無臭の気体で，不対電子（15個）をもつフリーラジカルであるため，きわめて反応性が高い物質である．生体においてもNOは一酸化窒素合成酵素（NOS）の作用により，L-アルギニンがL-シトルリンに酸化される過程で能動的に産生される．そして多機能分子として，生理的恒常性の維持と炎症性メディエーターの両面において多種多彩な機能を有している（❶）．

興味深いことにヒトの生理的条件下において，NOは圧倒的に鼻副鼻腔において産生されている．とりわけ上顎洞，篩骨洞などの副鼻腔を被覆する線毛細胞は，その間断ない線毛運動により大量のNOを産生している．このヒト副鼻腔が有するphysiological reservoirとしての役割は，線毛運動賦活化作用による正常な粘液線毛クリアランスの保持，NOが有する殺菌・抗ウイルス作用による自浄作用，また鼻腔を経由した吸気（autoinhalation）により肺へ運ばれ肺胞循環の調整に寄与することなどがあげられる[1]．

気道炎症のバイオマーカーとしてのNO測定

EBMに基づいた診断治療のトレンドに乗って，呼気NO濃度（fraction of exhaled nitric oxide：FeNO）測定は気道の炎症性疾患における客観的指標（バイオマーカー）として将来に期待がもたれている．気管支喘息におけるFeNO測定を本観点から検証してみると，①FeNOの変動と病気の臨床症状との相関（好酸球性炎症と相関するEBMが確立），②治療介入に鋭敏かつ特異的に反応（吸入ステロイド治療における良い指標），③データの再現性と信頼性，④測定法が非侵襲的かつ簡便（電気化学センサー式の携帯型測定装置の開発），⑤低コスト，などほぼすべての点に該当している[2]．

実際の医療現場においても，平成25年（2013年）6月より携帯型FeNO測定装置が医薬品医療機器の承認を得て，FeNO測定は呼気ガス分析100点＋呼吸機能検査等判断料140点の保険請求が認められている．わが国では，NIOX MINO®（Aerocrine）とNObreath®（Bedfont Scientific）の2つの機器が承認されている（❷）．また測定対象が呼気ガス成分であるため，このFeNO測定においては，いずれもATS/ERSで規定された50 mL/秒の流速を保持して，鼻腔NOの逆流を防ぐため口腔内圧を約10 cmH₂Oに保ち，呼気時のプラトー値を測定するように設定されている[3]．

鼻副鼻腔疾患におけるバイオマーカーとしてのNO

NOが有する生理的意義と病的炎症マーカーとしての多面性を考えると，鼻腔NO濃度測定についても"one airway, one disease"の概念に則り，

❶ NOの有する多機能性と鼻副鼻腔疾患におけるバイオマーカーとしての測定意義

1）生理的恒常性の維持に向かうもの（善玉としてのNO）
  - 線毛運動の調節
  - 血管平滑筋トーヌスの調整（血管保全）
  - 非アドレナリン非コリン作動性（NANC）神経を介した情報伝達作用
  →慢性副鼻腔炎・鼻茸ではNO産生は低下する
   加療（ESS）により副鼻腔由来のNO濃度は上昇する
2）炎症メディエーターとして障害性に向かうもの（悪玉としてのNO）
  - 活性酸素種との反応を介した上皮障害作用
  - 血管透過性亢進作用
  - 好酸球遊走促進作用
  →鼻アレルギーでは固有鼻腔のNO濃度は上昇する
   下鼻甲介粘膜におけるiNOS誘導を伴ったアレルギー性炎症を反映
   ＝気管支喘息と同様の病態

ESS：内視鏡下副鼻腔手術，iNOS：誘導型NOS．

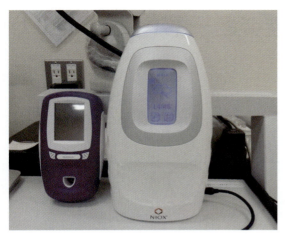

❷ 携帯型 FeNO 測定機器 NObreath®（左）と NIOX MINO®（右）

共通プラットホーム上で簡便に活用できるバイオマーカーとして期待がもたれている．しかしながら，簡便に測定可能な鼻腔 NO 濃度を標準的なパラメータとするのには，まだ解決すべき問題が多い．最大の問題点は，広い含気空間を有するヒト鼻副鼻腔において NO 濃度は均一ではなく，いわゆる鼻呼気 FeNO として表現される数値の解釈が一義的でないことである（❸）．

具体的に代表的疾患である鼻アレルギーと慢性副鼻腔炎を例にとって解説してみる．鼻アレルギーでは，下鼻甲介粘膜において iNOS（誘導型 NOS）の発現亢進により過剰産生された NO が，炎症細胞を介した非特異的免疫応答の増強や，活性酸素種との反応を介した細胞障害作用を引き起こし，アレルギー炎症の病態増悪の一因になっている．この面で鼻腔 NO 濃度測定は，気管支喘息と同様の意義を有している．これに対して慢性（化膿性）副鼻腔炎では，罹患した副鼻腔における有意な鼻腔 NO 濃度の低下が観察されている．本病態では線毛細胞障害による NO 産生低下と，鼻茸形成などに伴う副鼻腔自然孔を経由した NO の鼻腔内への拡散障害により，鼻呼気 FeNO の低下が観察されている[4]．

今後の展望

これらの問題を解決するために筆者らは最近，

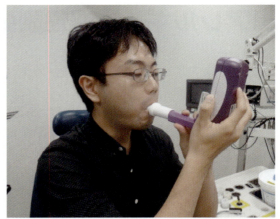

❸ FeNO と鼻呼気 FeNO の測定風景

固有鼻腔内局所における鼻腔 NO 濃度を簡便に測定する方法を考案した（❹）[5]．吸引嘴管と定量吸引ポンプを用いた本法では，下気道など他の要因の影響を受けにくく，同時に鼻アレルギーの主座である下鼻甲介表面と，副鼻腔自然孔が開口する鼻腔側壁（中鼻道領域）の解析が短時間に可能であった．このことは，上記で述べた鼻腔 NO 濃度の変化を，それぞれの疾患病態に応じて短時間で検出可能なことを示唆している．実際に，通年性鼻アレルギー群では下鼻甲介表面で NO 濃度が有意に高く，それに対して中鼻道では正常群との間で差異を認めなかった．さらに鼻アレルギー症例では，点鼻ステロイドによる治療に並行して鼻腔 NO 濃度の低下が観察された．

このように治療効果を客観的かつ鋭敏に反映するバイオマーカーとするため本法のさらなる活用

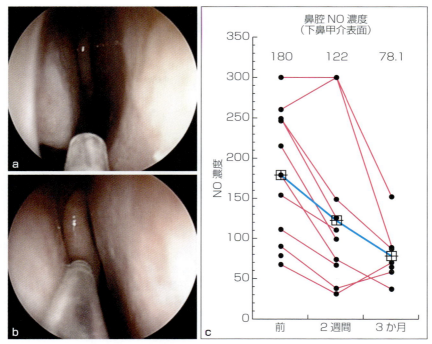

❹ 吸引嘴管と定量吸引ポンプを用いた鼻腔 NO 濃度測定
a：下鼻甲介表面．
b：中鼻道領域．
c：鼻アレルギー症例における局所点鼻ステロイド使用に伴う鼻腔 NO 濃度の変化．

を計画中である．

（竹野幸夫）

引用文献

1) Lundberg JO, et al. High nitric oxide production in human paranasal sinuses. Nat Med 1995；1：370-3.
2) Dweik RA, et al. An official ATS clinical practice guideline：Interpretation of exhaled nitric oxide levels（FENO）for clinical applications. Am J Respir Crit Care Med 2011；184：602-15.
3) American Thoracic Society；European Respiratory Society. ATS/ERS recommendations for standardized procedures for the online and offline measurement of exhaled lower respiratory nitric oxide and nasal nitric oxide, 2005. Am J Respir Crit Care Med 2005；171：912-30.
4) Maniscalco M, et al. Nitric oxide in upper airways inflammatory diseases. Inflamm Res 2007；56：58-69.
5) Takeno S, et al. Comparison of nasal nitric oxide levels between the inferior turbinate surface and the middle meatus in patients with symptomatic allergic rhinitis. Allergol Int 2014；63：475-83.

シリーズ関連項目

- 『実戦的耳鼻咽喉科検査法』「実戦的アレルギー検査」 p.168（松原　篤）

慢性副鼻腔炎における IgE の役割

好酸球性副鼻腔炎は鼻茸の再発を高率に認める難治性の副鼻腔炎である．その病態生理は依然不明な点が多いが，局所における IgE の過剰産生が好酸球の遊走と活性化，およびこれによる粘膜傷害の惹起に関与することが近年示唆されている．Bachert らはポリープを伴う副鼻腔炎において，鼻粘膜局所で黄色ブドウ球菌の毒素や真菌がスーパー抗原となり B 細胞をポリクローナルに刺激し局所での IgE の産生が促され，これによって好酸球性炎症が引き起こされるという仮説を提唱している[1]．また，近年ポリープを伴う副鼻腔炎に対して抗 IgE 抗体，オマリズマブの治療効果が報告され[2,3]，慢性副鼻腔炎と IgE は密接に関連していることが示唆される．われわれはこの局所での IgE 増多に注目し，好酸球性副鼻腔炎との関連について解析を行った．

IgE のポリープ局所での産生について

われわれは好酸球性副鼻腔炎ポリープ局所での IgE 増多，局所での IgE 産生を証明するため，好酸球性副鼻腔炎症例，非好酸球性副鼻腔炎症例の炎症性ポリープと，コントロールとして非副鼻腔炎症例の鉤状突起の解析（免疫染色，定量 PCR，ELISA）を行った．JESREC Study[4] に基づきポリープの組織中好酸球数が 400 倍 1 視野あたり 70 個以上を満たす症例を好酸球性副鼻腔炎とし，この基準に該当しないポリープ形成を伴った副鼻腔炎を非好酸球性副鼻腔炎とした．

好酸球性副鼻腔炎ポリープの IgE 免疫染色像では上皮内，皮下組織を中心に IgE 陽性細胞が増多しており（❶），各群で組織中 IgE 陽性細胞数を比較すると好酸球性副鼻腔炎群で他群と比較して有意に増多していた．また，ELISA による IgE 蛋白定量でも好酸球性副鼻腔炎群ポリープで他群より増多を認めた．よって，好酸球性副鼻腔炎ではポリープ局所での IgE 増多が証明された．

また，IgE クラススイッチの存在を直接証明で

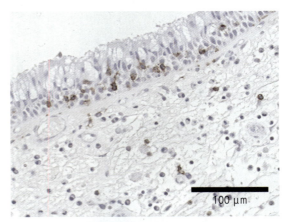

❶ 好酸球性副鼻腔炎ポリープの IgE 免疫染色写真
IgE 陽性細胞を茶色（DAB）で標識．上皮内，皮下組織を中心に IgE 陽性細胞が増多している．
（Baba S, et al. Clin Exp Allergy 2014[6] より）

きる因子として ε immunoglobulin heavy-chain germline gene transcripts（εGLT）を定量 PCR で解析した．εGLT は IgG や IgM などの他のクラスのグロブリンを産生する形質細胞が IgE を産生する形質細胞にクラススイッチする際に発現し，クラススイッチが終了すると消失する因子で，IgE クラススイッチの直接の証明となる[5]．好酸球性副鼻腔炎ポリープ中の εGLT 増多が確認でき，ポリープ内で IgE クラススイッチが促進されていることが示唆された[6]．

次に，IgE 産生細胞を同定するため，形質細胞，B 細胞と IgE の蛍光二重染色を行った．形質細胞については好酸球性群，非好酸球性群とも陽性細胞が散見され，細胞全体に IgE が染色されており，細胞内での IgE 産生が示唆された（❷-a）．形質細胞の IgE 陽性率，陽性細胞数ともに好酸球性副鼻腔炎群で有意に増多していた．B 細胞（CD20 陽性）と IgE の二重染色では，二重陽性細胞が皆無であった（❷-b）ため，IgE 産生細胞は形質細胞であると考えられる．以上より，好酸球性副鼻腔炎においてポリープ局所で IgE クラススイッチが起こり，IgE が産生されていると

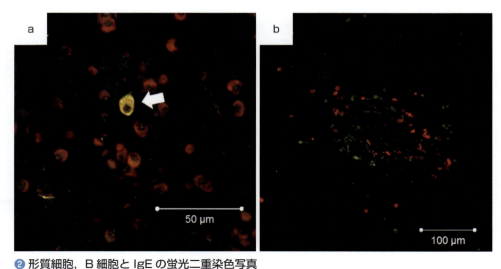

❷ 形質細胞，B細胞とIgEの蛍光二重染色写真
形質細胞（a），B細胞（b）を赤，IgEを緑で標識．矢印は二重陽性細胞を示す．
(Baba S, et al. Clin Exp Allergy 2014[6]より)

考えられる[6]．

IgEのマスト細胞への作用について

　IgEのマスト細胞（肥満細胞）への作用を検討するため好酸球性副鼻腔炎，非好酸球性副鼻腔炎ポリープにおいてIgEとマスト細胞（トリプターゼ）の蛍光二重染色を施行した．❸のようにマスト細胞表面にIgEが染色されており，レセプターにIgEが付着していることが示唆された．マスト細胞中のIgE陽性率は好酸球性副鼻腔炎群で非好酸球性群と比較し高率であった．各群ポリープでのIgE陽性細胞中のマスト細胞の割合は好酸球性群，非好酸球性群とも中央値は8割以上であり，IgEはマスト細胞に作用していることが示唆される[6]．

　ヒトのマスト細胞はトリプターゼ（tryptase：T）のみをもつMCTと，トリプターゼとキマーゼ（chymase：C）をもつMCTCとに分類され，両者は各組織に混在しているが，粘膜表層にはMCTが，粘膜深層や皮膚，血管，結合組織にはMCTCが多いとされている[7]．Takabayashiら[8]はポリープを伴う慢性副鼻腔炎において腺組織でのMCTの増加を報告している．われわれもマスト細胞キマーゼ，トリプターゼについて免疫染色

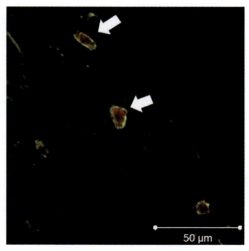

❸ マスト細胞とIgEの蛍光二重染色写真
マスト細胞を赤，IgEを緑で標識．矢印は二重陽性細胞を示す．
(Baba S, et al. Clin Exp Allergy 2014[6]より)

を行い，さらにマスト細胞とIgEとの関連について検討した．マスト細胞キマーゼの免疫染色では，各群とも上皮内，腺細胞内には少なく，粘膜下組織に多く浸潤していた．マスト細胞トリプターゼについては，❹に示すように好酸球性副鼻腔炎群ポリープでは上皮内，腺組織内に陽性細胞が多く分布していた．それに対し非好酸球性副鼻腔炎群では上皮内，腺組織内への陽性細胞浸潤は少

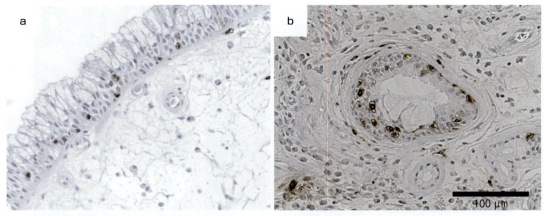

❹ 好酸球性副鼻腔炎ポリープのマスト細胞トリプターゼ免疫染色写真
a：上皮．
b：腺組織．マスト細胞トリプターゼを茶色（DAB）で標識．

（a：Baba S, et al. Clin Exp Allergy 2014[6]より）

なかった．好酸球性副鼻腔炎群ポリープにおいてマスト細胞トリプターゼ-IgE 二重染色を行うと，上皮内，腺組織内に浸潤したトリプターゼ陽性マスト細胞の大部分がIgE陽性であった（未発表データ）．よってポリープ局所で産生されたIgEはマスト細胞に分布し，上皮組織，腺組織で作用していると考えられた．

（馬場信太郎）

引用文献

1) Bachert C, et al. Total and specific IgE in nasal polyps is related to local eosinophilic inflammation. J Allergy Clin Immunol 2001；107：607-14.
2) Gevaert P, et al. Omalizumab is effective in allergic and nonallergic patients with nasal polyps and asthma. J Allergy Clin Immunol 2013；131：110-6.e1.
3) Rix I, et al. Management of chronic rhinosinusitis with nasal polyps and coexisting asthma：A systematic review. Am J Rhinol Allergy 2015；29：193-201.
4) 藤枝重治ほか．好酸球性副鼻腔炎：診断ガイドライン（JESREC Study）．日耳鼻 2015；118：728-35.
5) 藤枝重治．鼻粘膜局所 IgE 産生．石川 哮編．CLIENT21：免疫・アレルギー疾患．中山書店；2001. p.45-52.
6) Baba S, et al. Local increase in IgE and class switch recombination to IgE in nasal polyps in chronic rhinosinusitis. Clin Exp Allergy 2014；44：701-12.
7) Schwartz LB. Analysis of MC（T）and MC（TC）mast cells in tissue. Methods Mol Biol 2006；315：53-62.
8) Takabayashi T, et al. Glandular mast cells with distinct phenotype are highly elevated in chronic rhinosinusitis with nasal polyps. J Allergy Clin Immunol 2012；130：410-20. e5.

シリーズ関連項目

- 『実戦的耳鼻咽喉科検査法』「実戦的アレルギー検査」p.170（松原 篤）

三次元的内視鏡下鼻内副鼻腔手術（ESS）

慢性副鼻腔炎に対する治療として内視鏡下鼻内副鼻腔手術（endoscopic endonasal sinus surgery：ESS）はスタンダードな手術手技として定着してきている．ESSの際には硬性内視鏡にCCDカメラマウントを装着し，モニターに鼻内画像を投影し手術を行っている．高精細画像技術の進歩とともにモニター画質は進歩し，現在ではハイビジョン画質でのモニターで手術を行う医療施設も増えてきている．さらに近年ではフルハイビジョンの16倍の解像度をもついわゆる8K（8,000×4,000画素級）モニターの試作機も登場し，術中画像の高精細化はさらなる進歩を遂げている．

術中の精細画像が得られるようになる一方で，使用するモニターでは術中画像は2D視野であるため立体感の得られない画像となってしまい，副鼻腔という奥行き方向への広がりを有する空間の手術には問題点を残している．手術の際に後部篩骨洞からさらに後方へアプローチを行う場合，頭蓋底，視神経管，内頸動脈隆起，蝶形骨洞といった重要臓器が術野の周囲に存在するようになる．しかし2D視野で鼻副鼻腔内の奥行きを認識，把握するためには経験を要する．こういった問題点に対応するため近年では3D内視鏡の導入がなされており，他領域となるが同様に内視鏡を用いる腹腔内手術や胸腔内手術においては有用性が報告されている[1,2]．

3D内視鏡の利点・欠点

3D内視鏡を用いることの欠点は2つあげられる．一つはコストの点である．従来の2D視野での内視鏡手術システムを保有している医療機関では，保険点数上の上乗せがないにもかかわらず，3D内視鏡システム構築のための機器導入のコストを支払わなくてはならない．もう一つは術者の慣れの問題である．2D視野での手術操作・空間把握に慣れた術者にとって3D視野での操作は，得られる視覚情報が異なるため鼻副鼻腔内の構造物を順次切除していくESSのような手術では，鼻腔内の構造物間での距離感などに違和感をおぼえることである．

利点は副鼻腔構造の立体的奥行きを体感しつつ手術を行えることである．短所と逆説的ではあるが，奥行きを視覚情報から得られることにより複雑な立体構造をもつ副鼻腔手術が行いやすくなる．これからESSを始める医師や経験の多くない医師にとっては，3D視野での手術から入ると副鼻腔構造の広がりを視覚的に体感しやすいと思われる．

もう一つの利点は解剖学的な危険部位の把握が体感的に行いやすくなることである．ESSの際に生じると重篤な合併症である眼窩内合併症や頭蓋内合併症は，副鼻腔から上方，側方へ手術操作範囲が外れた際に生じる．空間の奥行きを体感的に得られる3D視野では，2D視野だと平面にみえる危険部位が立体感をもって把握できる．そのために術操作が及ぶ前に危険部位を違和感として感じることができる．

3Dコンバーター試用経験

以下，2D視野の硬性内視鏡システムのみをもつ医療機関でも二眼式内視鏡を使用することなく3Dコンバーターを用いることにより3D視野が得られるシステムを紹介する．

システムの概要

機材は町田製作所製「M3D-CON」（❶）で，外寸は300（W）×110（H）×250（D）mmである．3D視野を得るためにはコンバーターシステムのほかに専用モニター，偏光眼鏡（❷）が必要になる．このシステム（❸）では単眼内視鏡のみで立体視差の調整が可能であり，手術中に硬性内視鏡の付け替え操作を行わずに，コンバーター付属のボタン操作のみで3D視野に切り替えて手術を行うことが可能になっている．もちろん二眼式内視鏡を用いた3D画像の描出も可能であり，

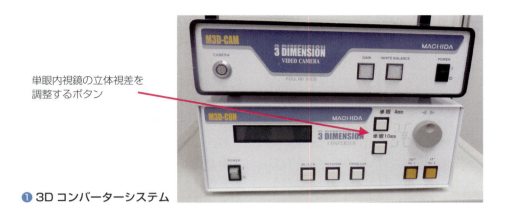

単眼内視鏡の立体視差を調整するボタン

❶ 3Dコンバーターシステム

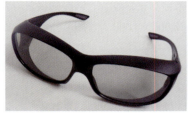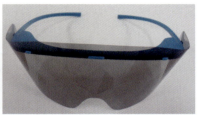

❷ 偏光眼鏡（2タイプ）
偏光眼鏡は，通常の眼鏡を使用する術者もその上にさらに装着することが可能となっている．専用モニターをみるとき以外には少し視野が暗くなるのみで，支障なく使用することができる．

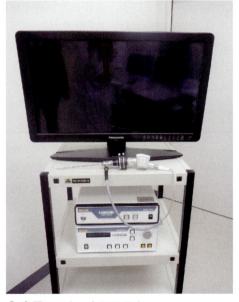

❸ 専用モニターとシステム
モニターとコンバーターシステムは汎用の内視鏡手術に使用するタワーに収まるサイズである．

二眼式内視鏡の右のみ・左のみの視野を描出し2D画像を選択することも可能となっている．

3Dコンバーターの長所・短所

　このシステムの長所は2つあげることができる．一つは通常の単眼式内視鏡を使用できる点である．従来3D視野を得るためには2つの光学視管を内蔵した二眼式内視鏡を用いて3D画像を作成し手術に使用していた．この場合二眼を内蔵するため内視鏡の外径が4.7 mmとなってしまい，4 mm径の単眼内視鏡に比較して太くなってしまう．鼻副鼻腔という限られた空間で操作を行うESSでは，内視鏡径が太くなると手術器具との干渉も生じやすくなり手術操作の支障となる．単眼内視鏡を用いて3D視野を得られることにより，手術時の操作性は従来通りに保たれたままとなる．

　もう一つの長所は3D視野への切り替えが容易である点である．これまで2D視野で手術操作に慣れた術者にとって，すべての手術操作を3D視野で行うことは術視野から生じる違和感のため負担となる．そのため2D視野で途中までの手術操作を行い，立体構造の把握が必要なポイントで3D視野に切り替えることによって立体視のメリットを享受することができる．

短所はやはり導入コストである．従来設備に加えてコンバーター，専用モニター，偏光眼鏡を購入する必要があり，3D内視鏡を使用することによる保険点数の加算がない現状では施設の負担となる．

まとめ

以上，3D内視鏡の試用経験を中心に長所・短所について述べた．ESSはこれまで鼻副鼻腔疾患を中心に行われていたが，近年では頭蓋底疾患へと適応が広がりつつある．副鼻腔最深部よりもさらに深部となる頭蓋底手術を行うことを念頭に考慮すると，立体視の術中視野を得られることの意味は大きい．今後，3D内視鏡システムの導入は一考する価値があると思われた．

（吉田拓人，春名眞一）

引用文献

1) 白橋幸洋ほか．立体内視鏡を用いた肺部分切除の一例．日内視鏡外会誌 2006；11：432．
2) 滝内秀和ほか．腹腔鏡下根治的前立腺全摘術における3次元立体内視鏡の有用性．日泌会雑誌 2010；101：177．

シリーズ関連項目

- 『耳鼻咽喉科の外来処置・外来小手術』「鼻処置・副鼻腔自然口開大処置のコツ」p.108（江崎史朗）

鼻副鼻腔腫瘍における内視鏡下鼻内副鼻腔手術の適応

本項では主に鼻副鼻腔良性腫瘍を取り上げ，悪性腫瘍は「第4章 頭頸部・腫瘍」に譲る．

鼻副鼻腔良性腫瘍の臨床的な分類としては，①線維・骨性，②乳頭腫，③神経原性，④血管原性，⑤歯原性の5つに大別される．発生頻度として，骨腫，血管腫，乳頭腫の順となっているが，実際の臨床の現場では内反性乳頭腫の取り扱いが問題となることが多い．

治療における取り扱い

一般的に良性鼻副鼻腔腫瘍の取り扱いは，外科的摘出に伴う有害事象とのバランスで手術の適応を決めることが基本となる．完全な腫瘍摘出が常に治療の最終目的であるが，悪性腫瘍での手術概念とは異なり，良性腫瘍では整容面や機能面での著しい合併症は極力避けることが実地医療では求められる．無症状の場合は，外側鼻切開術や上顎亜全摘出術のような侵襲的な手術をせずに経過観察することも選択肢である．一方，内反性乳頭腫で遭遇するように悪性の疑いや悪性転化の可能性がある場合には術後合併症が避けられないこともある．

積極的な手術適応は，①腫瘍自体によって生じる鼻閉，鼻出血，疼痛などの症状を呈する場合，②腫瘍に伴う視力障害，整容面の問題点などの合併症を呈する場合，③悪性転化の可能性がある場合，である．

経鼻内視鏡下手術の範囲を❶のゾーン①〜③に示した[1]．鼻中隔，甲介，中鼻道，篩骨洞，蝶形骨洞，眼窩内側壁の範囲に腫瘍が存在する場合（ゾーン①）は通常の内視鏡下鼻内副鼻腔手術の適応となる．腫瘍が上顎洞内側壁，後壁の内側部，上顎洞底に及ぶ場合（ゾーン②）は（modified）endoscopic medial maxillectomy の適応となる．さらに，上顎洞外側壁に腫瘍が及ぶ場合（ゾーン

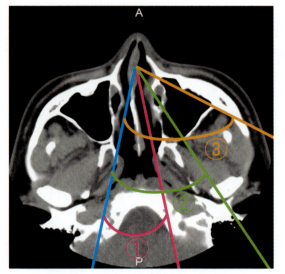

❶ 経鼻内視鏡下手術における腫瘍の占拠部位と手術手技
ゾーン①：通常の内視鏡下鼻内副鼻腔手術．
ゾーン②：(modified) endoscopic medial maxillectomy．
ゾーン③：涙嚢鼻腔吻合術や経鼻中隔アプローチ法の併用，内視鏡手術の適応外．

③）は涙嚢鼻腔吻合術や経鼻中隔アプローチ法の併用，または内視鏡手術の適応外となりうる．

内反性乳頭腫の手術適応

内反性乳頭腫での手術範囲の決定は，①MRIによる腫瘍の進展範囲の決定，②CTでの発生起始部の骨炎と骨化像の同定を参考に行う．腫瘍の偽足による骨への進展の可能性があるため，発生起始部の骨削開の必要性が指摘されている[1]．7〜11％で癌化，前癌状態の合併が報告されているので，慎重な病理検査と追加治療の必要性の検討が不可欠である．手術方法の選択に関しては，内視鏡手術と鼻外切開術とに再発率の統計学的な有意差のないことが報告されている．また，再発手術での再発率は初回手術での再発率を有意に上回るので，再発症例の手術の際の取り扱いには慎

重を要する[2]。

線維・骨性腫瘍の手術適応

骨腫は組織型に2種類、すなわち大理石型と成熟型を認める。前者は主として硬い骨組織から形成されるため、摘出には広範な削開が必要となる。後者は疎な構造のため切除は比較的容易である[3]。

線維性骨異形成症は真の腫瘍の範疇ではないが、しばしば腫瘍性疾患として取り扱われる。画像によって確定診断可能であり、生検の必要性は少なくなっている。原則として、思春期以降の発育はきわめて緩徐であるので、診断後の取り扱いは経過観察である。したがって、神経逸脱症状（視神経管狭窄）の出現など以外は、慎重な手術適応となる[4]。

若年性血管線維腫の手術適応

若年性血管線維腫は鼻副鼻腔腫瘍の1％以下しか占めていないが、手術対象としては重要な疾患である。しばしば頭蓋底や頭蓋内に進展するが、ほとんどは硬膜外からのルートでの進展である。したがって、たとえ中頭蓋窩に進展する巨大腫瘍であっても経鼻内視鏡下手術で摘出が可能とされている[5]。内視鏡での手術は術前の血管塞栓術や栄養血管の結紮を行うことで保証される。きわめて広範な頭蓋内進展では midfacial degloving 法（顔面正中展開法）などの鼻外アプローチが有用なことがある。

（池田勝久）

引用文献

1) Harvey RJ, et al. Surgical management of benign sinonasal masses. Otolaryngol Clin North Am 2009；42：353-75.
2) 池田勝久．鼻副鼻腔乳頭腫に対する手術治療のEBMとは？　池田勝久ほか編．EBM 耳鼻咽喉科・頭頸部外科の治療．中外医学社；2010．p.85-8.
3) Fu YS, Perzin KH. Non-epithelial tumors of the nasal cavity, paranasal sinuses, and nasopharynx. Cancer 1974；33：1289-305.
4) Ikeda K, et al. Endonasal endoscopic management in fibrous dysplasia of the paranasal sinuses. Am J Otolaryngol 1997；18：415-8.
5) Douglas R, Wormald PJ. Endoscopic surgery for juvenile nasopharyngeal angiofibroma. Cur Opin Otolaryngol Head Neck Surg 2006；14：1-5.

シリーズ関連項目

・『がんを見逃さない』「鼻・副鼻腔乳頭腫」p.61（鴻 信義）

呼吸上皮腺腫様過誤腫（REAH）について

1995年にWenigとHeffnerは，鼻副鼻腔および鼻咽頭に発生する過誤腫31症例を報告し，呼吸上皮腺腫様過誤腫（respiratory epithelial adenomatoid hamartoma：REAH）と定義した[1]．過誤腫とは，その部位に固有の細胞や組織が無秩序だが成熟分化した腫瘍で，異常分化として定義される．新生物とは異なり，連続的に成長する能力を欠き，増殖は制御されている．鼻副鼻腔および鼻咽頭に発生するものはまれであるとされていたが，近年その報告例が増加している．

疾患像

発生部位は，炎症性ポリープに類似して嗅裂部の報告が多く，次いで，鼻中隔後方，中鼻甲介とされる[2]．副鼻腔炎と同様の症状を主訴として来院することがほとんどで，臨床的には慢性副鼻腔炎として取り扱われている場合が多い．発生年齢は，9〜89歳と幅広いものの，平均年齢53歳で，やや中高年に偏在する傾向にあり，また男女比は2：1で男性に多い[2]．

肉眼的にはポリープ様の腫瘍を呈し，"光沢のある硬い筋腫様"の外観をもつ傾向がある．組織学的には粘膜下の明瞭な腺腫様増殖と，表層呼吸上皮由来の線毛呼吸上皮が一列に並んだ腺構造を特徴とする．腺管腔内は，ムチン性か好酸性の無構造の物質で満たされていることがある．異型性や悪性変化は認められない[1]．

単独で存在するREAHと，他の鼻副鼻腔疾患（83.5％は副鼻腔炎）とともに重複して存在しているREAHが報告されており，その比率は1：1とほぼ半数ずつを占めた[2]．さらに骨軟骨の化生（osseous metaplasia）を認めるREAHは，chondro-osseous respiratory epithelial adenomatoid hamartoma（COREAH）と定義されて区別されている[3]．

REAHの発育は緩徐で，画像上，周囲の骨との関係は圧排像が主体である．嗅裂・篩骨洞主体の軟部組織像として認められ，副鼻腔CT画像における嗅裂の幅の拡大が報告されているが[4]，手術前の画像診断，あるいは生検でREAHと確定診断するのは困難である．凍結標本での組織診断でもREAHと診断された症例はほとんどなく，REAHを手術前，手術中に想定することは難しく[2]，さらなる検討の余地があると考えられる．

報告されている症例については，ほぼ全例において手術が施行され，再発例もあるが，再手術後は再発が認められていない．REAHを疑った場合，初回手術時に腫瘍の基部を同定し，基部を含めた組織を一塊として切除することが重要である．また，基部が嗅裂部にある場合，嗅裂の癒着，ひいては嗅覚障害の増悪をきたす可能性もある．この場合，嗅裂部の骨の露出を避けつつ可及的に切除する判断が必要と考える．

症例

患者：26歳，女性．主訴：嗅覚障害，鼻漏．現病歴：1年半前より主訴出現．保存的治療にて改善しないため，手術目的で当科紹介，受診となった．既往歴：気管支喘息（4年前から）．初診時鼻内内視鏡所見：中鼻道にポリープを認めた．嗅裂鼻粘膜はやや浮腫状で，ポリープ様の肥厚を伴っていた（❶-a）．T&Tオルファクトメトリー：左右ともに嗅覚脱失．アリナミンテスト：反応あるも異常．においに対するVAS：1.5/100．Open Essence：0/12．血液生化学検査所見：血中好酸球数7.3％，総IgE値166 IU/mL，抗原特異的IgE（RAST）：スギclass 4，カモガヤclass 4，ブタクサclass 2，ハウスダストclass 2，ダニclass 2．画像所見：副鼻腔単純CT上，上顎洞に比し嗅裂および篩骨洞に優位に，軟部組織像を認めた．鼻中隔篩骨正中板の一部に菲薄化および圧排像を認めた（❶-b）が，画像上明らかな腫瘍性変化はなく，慢性副鼻腔炎と診断された．

臨床経過：JESREC Studyの診断基準から好

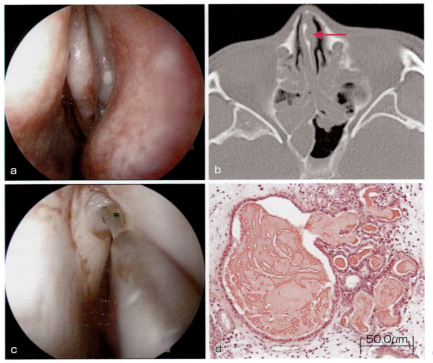

❶ 症例写真

酸球性副鼻腔炎（ECRS）高度リスク群と判断し、両側内視鏡下汎副鼻腔手術（Ⅳ型）を施行した。手術中所見として，鼻中隔篩骨正中板内に囊胞を認めたため（❶-c），正中板とともに合併切除した。嗅裂部のポリープ様浮腫状粘膜，および中鼻道ポリープも切除し，病理検体として提出した。手術後経過は良好であり，手術6か月後のにおいに対するVASは98.5/100，T＆Tオルファクトメトリーは検知閾値1.6，認知閾値2.6，Open Essenceは10/12と著明な改善を認めた。手術後1年6か月が経過した現在，時に鼻閉などの急性増悪を訴えるものの，鼻内所見上，腫瘍の再発は認められていない。

病理組織診断（❶-d）：炎症性細胞浸潤を著明に認めたが，好酸球浸潤は目立たなかった。浮腫状に肥厚した粘膜内には血管増生，および漿液腺，粘膜腺が胞巣状に多数増生していた。加えて，線毛をもった上皮細胞が単層性に並んでいる腺組織が増生し，その管腔構造の中に，好酸性に染まる粘液が貯留している像を認めたことから，病理組織学的にREAHと診断した。いずれの組織切片も同様の所見が得られた。

（松脇由典，小松﨑貴美）

引用文献

1) Wenig BM, et al. Respiratory epithelial adenomatoid hamartomas of the sinonasal tract and nasopharynx：A clinicopathologic study of 31 cases. Ann Otol Rhinol Laryngol 1995；104：639-45.
2) 小松﨑貴美ほか．好酸球性副鼻腔炎との鑑別が困難だった呼吸上皮腺腫様過誤腫（REAH）の1例．耳鼻咽喉科展望 2014；57：276-84.
3) Flavin R, et al. Chondro-osseous respiratory epithelial adenomatoid hamartoma of the nasal cavity：A case report. Int J Pediatr Otorhinolaryngol 2005；69：87-91.
4) Lima MB, et al. Respiratory adenomatoid hamartoma must be suspected on CT scan enlargement of the olfactory clefts. Rhinology 2006；44：264-9.

シリーズ関連項目

・『がんを見逃さない』「癌を見逃しやすい疾患／慢性副鼻腔炎」p.88（鴻 信義）

16 嗅覚障害治療の展望

嗅覚障害の治療

　嗅覚障害の治療は，大きく分けて炎症のコントロールと神経障害に対する治療がある．前者はアレルギー性鼻炎，慢性副鼻腔炎，嗅裂炎などによる嗅覚障害に対する治療であり，後者は感冒後，頭部外傷後などによる嗅覚障害，原因不明の嗅覚障害に対する治療である．状況によっては両者の治療を併用する場合もある．

　炎症のコントロールは，まずは原疾患の治療である．アレルギー性鼻炎では抗アレルギー薬，ステロイドの噴霧などであり，慢性副鼻腔炎ではクラリスロマイシンの少量長期投与などである．嗅裂炎を合併するときは，デキサメタゾンの点鼻療法を行う．この場合は局所療法とはいえ，全身への影響があり，約半数の症例で血中のコルチゾールが低下するため，定期的なチェックが必要であり，3か月間治療を続けたら休薬する必要がある．

　最近数が増えている好酸球性副鼻腔炎の嗅覚障害は，再発性，難治性であり，コントロールが困難である場合が多い．基本的には重篤な嗅裂炎によるものであり，経口ステロイドでは軽快するが，局所ステロイドでは効果がない場合が多い．鼻内視鏡手術では，中鼻甲介の開窓[1]を行うなど，嗅裂部にも大きな換気ルートを作ることが大切である（❶）．季節の変わり目，感冒時などは病態が増悪し嗅覚障害も悪化することが多い．一時的に経口ステロイドを使用するなど，治療を強化する必要がある．

　神経障害による嗅覚障害の治療については，細胞増殖にかかわる亜鉛製剤，神経栄養因子を増加させる当帰芍薬散などの投与が行われる．感冒後嗅覚障害においても，早期には局所の粘膜炎症が関与しており，また，頭部外傷後嗅覚障害においても受傷直後には嗅上皮損傷による炎症が関与しているので，両者とも急性期においてはステロイド治療が有効である，と考えられている．

高齢者の嗅覚障害

　日本の今後の高齢化社会を考えると，高齢者の嗅覚障害に対する対応はより重要になってくると思われる．一般に加齢による嗅覚の生理的低下は60歳代から始まり，年代が増すごとに嗅覚低下も増大する，とされている（❷）[2]．

　1994年にアメリカの42,000世帯，約8万人に対して行われたNational Health Interview Survey（NHIS）では，成人全体の2.7%に嗅覚低下を認め，高齢者においては65〜74歳の27%，75歳以上の46%に嗅覚低下を認めた，と報告している[3]．

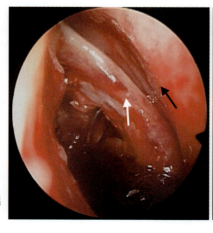
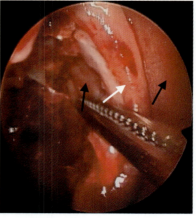

❶ 中鼻甲介開窓（右鼻）
白矢印：開窓された中鼻甲介，黒矢印：鼻中隔．

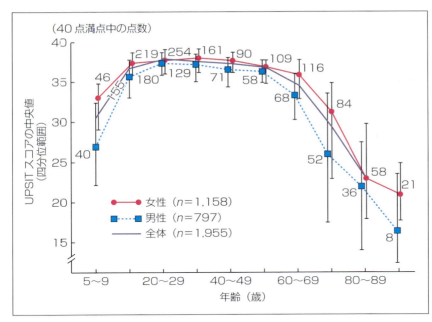

❷ 嗅覚の加齢変化
UPSIT : University of Pennsylvania Smell Identification Test.
(Doty RL, et al. Science 1984[2]より)

加齢による嗅覚障害に対する根本的な治療法は今のところないのが現状である．患者自身が嗅覚低下に気づいていない場合も多く，生活上の指導などが中心にならざるをえない．

神経変性疾患と嗅覚障害

嗅覚障害は，さまざまな神経変性疾患において認められる．特にAlzheimer型認知症（Alzheimer disease：AD）や，Lewy小体型認知症（dementia with Lewy bodies：DLB），Parkinson病（Parkinson disease：PD）において，嗅覚障害は早期診断や認知症発症予測のバイオマーカーとして注目されている．

ADでは，一次嗅覚野である嗅内野皮質から神経原線維変化が始まり，臨床的にはIII期から嗅覚機能が障害される．PDでは，運動症状が出現する以前から嗅覚認知に関連する前嗅脳部（嗅球，嗅索）や扁桃核にLewy小体病理変化が出現する．臨床的にも，嗅覚障害は運動症状の発症前から発症早期に出現し，全経過中90％以上に認められる．これらから嗅覚機能評価は，AD，PDにおいて認知症の早期発見の指標となりうることが示されている．

前向き研究により，重度の特発性嗅覚障害を呈する群のPD移行比は嗅覚障害のない群に比べて5.2倍で，そのほとんどが4年以内に発症することが示されている[4]．特発性嗅覚障害の剖検脳の黒質にLewy小体を認めた報告[5]もあり，病理学的にも一致している．

近年PDにおいて嗅覚障害，レム睡眠行動障害など，さまざまな非運動症状が高頻度に認められ，これらの多くがしばしば運動症状に先行することが知られている．この時期はprodromal phase（発症前駆期）ととらえることができ，運動症状を認めていない時期であることからpre-motor PDと呼ばれている．特発性嗅覚障害はPDのprodromal markerであり，pre-motor PDの診断ツールとして有用である．

PDに伴う認知症はPDD（Parkinson disease with dementia）と呼ばれる．20年の経過では80％に合併し，ADL低下の重要なリスク因子である．重度の嗅覚障害を示すPDは3年以内に約40％がPDDに移行することが報告され，嗅覚障害はPDDにおける新たなprodromal markerとしても注目されている[4]（❸）[6]．

このように神経変性疾患において，嗅覚障害は

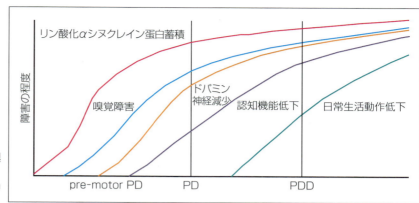

❸ Parkinson病における嗅覚障害
(大泉英樹ほか．Progress in Medicine 2015[6]より)

早期に出現し，その診断的価値が高いことが示されている．また，嗅覚検査は非侵襲的で比較的容易に行える検査であるが，まだまだ神経変性疾患の早期診断のための検査としてのデータが少なく，今後のデータの蓄積と検討が必要であると思われる．

嗅覚刺激療法

近年，嗅覚刺激療法により感冒後や加齢による神経性の嗅覚障害に対する改善効果が得られた，との報告がいくつかされている．Schrieverらは，加齢による嗅覚障害において，レモン，ユーカリ，バラ，クローブのにおいを毎朝夕30秒間，3か月間嗅ぐことにより嗅覚検査上，対照よりも有意な改善を得たと報告している[7]．Hummelら[8]，Fleinerら[9]は感冒後嗅覚障害患者に同様のトレーニングを行い，有意な嗅覚検査上の改善があったと報告している．これらが正しいとすれば，アロマセラピーも神経性の嗅覚障害に有効となる可能性がある．また，このような嗅覚刺激療法は，神経性の嗅覚障害に対する新たな治療方法として期待される．今後のデータの蓄積，機序の解明などが待たれる．

（太田　康）

引用文献

1) 三輪高喜ほか．副鼻腔炎による嗅覚障害に対する鼻内内視鏡手術の工夫—中鼻甲介開窓術．耳展 2012；55：376-9．
2) Doty RL, et al. Smell identification ability：Changes with age. Science 1984；226：1441-3.
3) Hoffmann HJ, et al. Age-related changes in the prevalence of smell/taste problems among the United States adult population：Results of the 1994 disability supplement to the National Health Interview Survey（NHIS）. Ann N Y Acad Sci 1998；855：716-22.
4) Baba T, et al. Severe olfactory dysfunction is a prodromal symptom of dementiaassociated with Parkinson's disease：A 3 year longitudinal study. Brain 2012；135（Pt1）：161-9.
5) Ross GW, et al. Association of olfactory dysfunction with incidental Lewy bodies. Mov Disord 2006；21：2062-7.
6) 大泉英樹，武田　篤．嗅覚障害臨床の最近の進歩—パーキンソン病と嗅覚障害．Progress in Medicine 2015；35：689-91.
7) Schriever VA, et al. Preventing olfactory deterioration：Olfactory training may be of help in older people. J Am Geriatr Soc 2014；62：384-6.
8) Hummel T, et al. Effects of olfactory training in patients with olfactory loss. Laryngoscope 2009；119：496-9.
9) Fleiner F, et al. Active olfactory training for the treatment of smelling disorders. Ear Nose Throat J 2012；91：198-203.

シリーズ関連項目

- 『子どもを診る 高齢者を診る』「加齢性嗅覚障害」p.292（三輪高喜）
- 『耳鼻咽喉科 最新薬物療法マニュアル』「嗅覚障害時の点鼻法のコツ」p.274（都築建三）

嗅覚障害に対する漢方治療

嗅覚障害は，日々の食生活に支障をきたすとともに，ガスや煙のにおいなどの危険信号に対する認識不足を生じQOLを著しく低下させるため，軽視できない疾患であるといえる．

嗅覚の異常はその病態から，嗅覚低下や嗅覚脱失をきたす量的異常と，異嗅症や嗅盲などににおいの感じ方が変化する質的異常に大別される．患者の訴えの大部分は量的異常であるため，本項では量的嗅覚異常の治療について述べる．

においは鼻腔後上部の嗅粘膜で受容され，前頭蓋底に位置する嗅球を通じて中枢へと伝達され，眼窩前頭皮質でさまざまな感覚と統合される．嗅覚障害は鼻腔から眼窩前頭皮質までのいずれの部分の障害でも生じ，障害部位により呼吸性，嗅粘膜性，末梢神経性，中枢性に分類される（❶）[1]．原因として最も多いのは慢性副鼻腔炎，アレルギー性鼻炎などの鼻副鼻腔疾患であり，次いで感冒後嗅覚障害，外傷性嗅覚障害と続く．障害部位も原因も多岐にわたるため，治療法も病態に応じて選択する必要性がある．

ステロイド点鼻療法は嗅覚障害の治療法として定着しているが，長期連用には注意が必要であり，奏効しない症例も少なくないため，漢方治療の効果に期待が寄せられている．

嗅覚障害に対する漢方治療の報告と漢方医学的とらえ方

嗅神経は他の中枢神経とは異なり，嗅上皮のターンオーバーにより嗅細胞も再生脱落を繰り返すため，神経性の障害であっても嗅細胞再生促進により機能改善の可能性がある．嗅細胞の再生には嗅球の神経成長因子（nerve growth factor：NGF）が関与することが動物実験で証明され[2]，基礎研究において当帰芍薬散，人参養栄湯がNGFを増加させることが報告されている[3,4]．

三輪らは感冒罹患後の嗅粘膜性嗅覚障害患者に当帰芍薬散を投与し，ステロイド点鼻に勝る治療効果が得られたことを報告し[5]，篠らは人参養栄湯がステロイド点鼻と同等の有効率があると報告している[6]．内田らはステロイド点鼻療法に抵抗した97例に当帰芍薬散または人参養栄湯を約3か月間投与し，当帰芍薬散投与症例の約43％，人参養栄湯投与症例の約26％が治癒または軽快したと報告している[7]．

さらに，金子らはステロイド点鼻治療に抵抗する嗅粘膜性嗅覚障害患者134例に柴苓湯を投与し，57.5％に「やや有効」以上の効果を認め，とくに嗅粘膜が腫脹している場合に有効である傾向であったとしている[8]．逆に嗅粘膜が萎縮している際はステロイド点鼻による治療効果が乏しいとされるが，この際は粘膜を潤す（滋陰する）治療の効果が期待できる．においは吸気中の湿度が高いほうが感受しやすく，嗅粘膜表面を覆う粘液層もにおい受容機構における重要な要素となるためである．西洋医学的に潤すという概念に基づく処方は唾液分泌促進薬以外にはなく，滋陰剤は漢方医学の特色の一つともいえる．

漢方医学は「証」（自他覚症状のすべてを漢方

❶ 量的嗅覚異常の部位別分類と原因疾患

分類	障害部位	原因疾患
呼吸性嗅覚障害	鼻副鼻腔	慢性副鼻腔炎 アレルギー性鼻炎 鼻中隔弯曲症
嗅粘膜性嗅覚障害	嗅粘膜 （嗅神経細胞）	感冒罹患後嗅覚障害 薬剤性嗅覚障害
末梢神経性嗅覚障害	嗅神経軸索	頭部外傷
中枢性嗅覚障害	嗅球～嗅覚中枢	頭部外傷 脳腫瘍，頭蓋内手術 神経変性疾患 　Parkinson病 　Alzheimer病 　脳血管性認知症 　Kallmann症候群

（三輪高喜．医学のあゆみ2015[1]より）

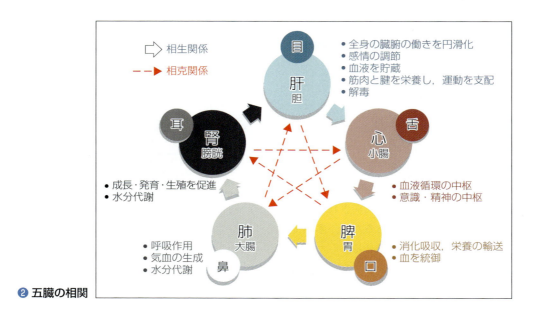

❷ 五臓の相関

的な物差しで整理した漢方方剤の使用基準）の医学体系であり，漢方方剤は証に基づいて用いるべきものであるとされる．証を決定する際には陰陽，虚実，寒熱，気血水，五臓が重要であるが，ここでは五臓について少しふれる．五臓とは肝心脾肺腎から成り，相生相克関係を形成している（❷）．鼻は五臓のうち肺に関連するとされ，鼻疾患を治療するには肺はもちろんのこと，肺と相生関係にある脾を補うことも重要である．滋陰剤のうち脾肺に関連する方剤としては，麦門冬湯，滋陰至宝湯，滋陰降火湯があげられる．滋陰剤の適応となる陰虚証（乾燥した状態）の診断には，鼻粘膜の乾燥・萎縮に加えて，舌の乾燥，舌苔の減少といった舌診所見も参考となる．陰虚証は老化，糖尿病，慢性炎症性疾患などにみられることが多く，今後の高齢化時代の漢方治療において，非常に重要な意味をもつと考えられる．

嗅覚障害に対する漢方治療のフローチャート

中枢性嗅覚障害に対する有効な治療法は残念ながら見いだされていない．そのため中枢性嗅覚障害以外の嗅覚障害に対する漢方治療をフローチャートにまとめて❸，❹に示す．

呼吸性嗅覚障害は原疾患の治療が必要であり，アレルギー性鼻炎は「鼻アレルギー診療ガイドライン」に基づく治療，また慢性副鼻腔炎はマクロライド系抗菌薬の少量長期投与などが中心となる．しかし，治療開始に際し患者が漢方治療を希望する場合もあるため，フローチャートには呼吸性嗅覚障害の原疾患の治療も含め，漢方治療のみに絞って記載した．また，慢性副鼻腔炎のうち好酸球性副鼻腔炎はステロイド以外効果が乏しく，治療に難渋する疾患である．漢方治療の効果に期待したいところではあるが，今後の検討課題である．

体質改善を目的とする場合は，一貫堂処方や補脾補肺作用のある黄耆建中湯が有用である．一貫堂医学は体質を瘀血証体質（血の停滞を生じやすい体質），臓毒症体質（各臓器に新陳代謝障害物やその他の毒が蓄積しやすい体質），解毒症体質（解毒作用が弱いために毒素を溜め込みやすい体質）に大別し，各々を通導散，防風通聖散，荊芥連翹湯にて治療する漢方医学の流派である．

漢方治療の実際

漢方治療を開始してから3～4週間後の時点で，においを少し感じる，正常のにおいではないが刺

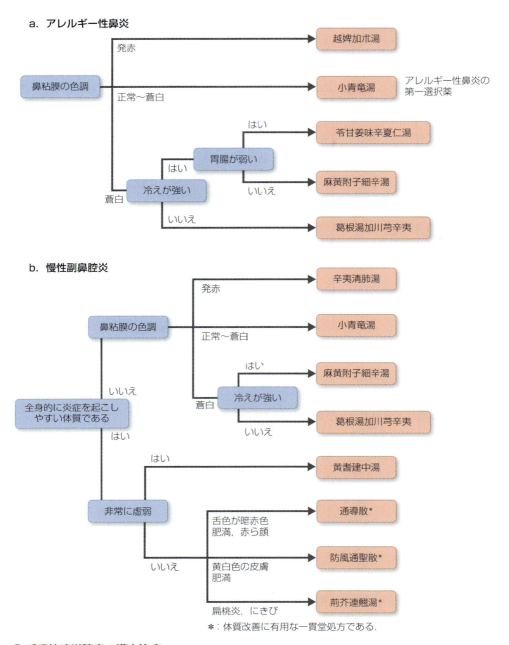

❸ 呼吸性嗅覚障害の漢方治療

激を感じるといった良好な変化が認められる際はそのまま継続し，症状の変化が得られない時点で方剤の変更を考慮している．また長期継続となる場合が多いため，副作用への注意が必要となる．副作用には甘草の偽アルドステロン症，麻黄の不眠・尿閉・交感神経系賦活による症状（血圧上昇，頻脈，不整脈），附子の口唇や舌，手足のしびれ，大黄の腹痛，下痢，地黄の上部消化管機能障害，黄芩の肝機能障害，間質性肺炎などがあげられる．注意が必要となる方剤を❺に示す．

保険診療上，漢方方剤を処方する際に問題となるのは保険病名である．残念ながら嗅覚障害を保険適応病名にもつ方剤はない．保険審査は各都道府県による差異もあるが，参考までに本項に提示

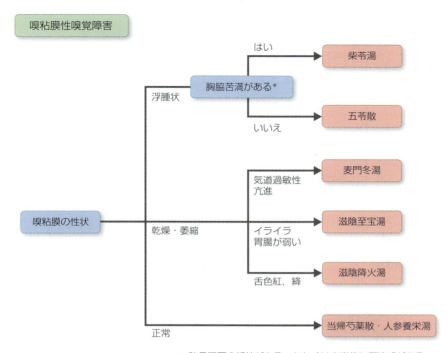

❹ 嗅粘膜性嗅覚障害および末梢神経性嗅覚障害の漢方治療

❺ 副作用に注意を要する生薬を含む漢方エキス製剤

処方No.	処方名	甘草(g)	麻黄	附子	大黄	地黄	黄芩
2	葛根湯加川芎辛夷	○(2)	○				
19	小青竜湯	○(3)	○				
28	越婢加朮湯	○(2)	○				
29	麦門冬湯	○(2)					
50	荊芥連翹湯	○(1)				○	○
92	滋陰至宝湯	○(1)					
93	滋陰降火湯	○(1.5)				○	
98	黄耆建中湯	○(2)					
104	辛夷清肺湯						○
105	通導散	○(2)			○		
108	人参養栄湯	○(1)				○	
114	柴苓湯	○(2)					○
119	苓甘姜味辛夏仁湯	○(2)					
127	麻黄附子細辛湯		○	○			

❻ 本項で提示した漢方エキス製剤の保険適応病名

処方No.	処方名	構成生薬	保険適応病名（参考）
2	葛根湯加川芎辛夷	葛根, 大棗, 麻黄, 甘草, 桂皮, 芍薬, 辛夷, 川芎, 生姜	慢性鼻炎
17	五苓散	沢瀉, 蒼朮, 猪苓, 茯苓, 桂支	浮腫, 悪心, めまい, 頭痛, 尿毒症, 糖尿病, 宿酔, 黄疸, 腎炎, 急性胃腸炎, 嘔気, 急性膀胱炎
19	小青竜湯	半夏, 乾姜, 甘草, 桂皮, 五味子, 細辛, 芍薬, 麻黄	鼻閉, くしゃみ, 喘鳴, 流涙, 気管支喘息, 鼻炎, アレルギー性鼻炎, アレルギー性結膜炎, 感冒, 気管支炎, 発熱, 胸内苦悶, 喀痰, 咳, 呼吸困難
23	当帰芍薬散	芍薬, 蒼朮, 沢瀉, 茯苓, 当帰, 川芎	貧血, 倦怠感, 頭痛, めまい, 肩こり, 月経不順, 不妊症, 動悸, 妊娠, 浮腫, 脚気, 心臓弁膜症, 冷え症, 凍傷, 痔核, 月経痛, 子宮内膜症, 尋常性痤瘡, 流産, 帯下, 坐骨神経痛
28	越婢加朮湯	石膏, 麻黄, 蒼朮, 大棗, 甘草, 生姜	浮腫, 腎炎, 脚気, 夜尿症, 湿疹, 変形性膝関節症, 急性結膜炎, フリクテン性結膜炎, 翼状片
29	麦門冬湯	麦門冬, 粳米, 半夏, 大棗, 甘草, 人参	咳, 気管支炎, 気管支喘息, 喀痰
50	荊芥連翹湯	黄芩, 黄柏, 黄連, 桔梗, 枳実, 荊芥, 柴胡, 山梔子, 地黄, 芍薬, 当帰, 薄荷, 白芷, 防風, 連翹, 甘草	慢性鼻炎, 慢性扁桃炎
62	防風通聖散	滑石, 黄芩, 甘草, 桔梗, 石膏, 白朮, 大黄, 荊芥, 山梔子, 芍薬, 川芎, 当帰, 薄荷, 防風, 麻黄, 連翹, 生姜, 芒硝	動悸, 肩こり, 肥満症, 胸やけ, 高血圧症, 湿疹
92	滋陰至宝湯	香附子, 柴胡, 地骨皮, 芍薬, 知母, 陳皮, 当帰, 麦門冬, 白朮, 茯苓, 貝母, 甘草, 薄荷	虚弱, 咳
93	滋陰降火湯	蒼朮, 地黄, 芍薬, 陳皮, 天門冬, 当帰, 麦門冬, 黄柏, 甘草, 知母	咳
98	黄耆建中湯	芍薬, 黄耆, 桂皮, 大棗, 甘草, 生姜	虚弱, 衰弱, 寝汗
104	辛夷清肺湯	石膏, 麦門冬, 黄芩, 山梔子, 知母, 百合, 辛夷, 枇杷葉, 升麻	慢性鼻炎, 鼻閉
105	通導散	枳実, 大黄, 当帰, 甘草, 紅花, 厚朴, 蘇木, 陳皮, 木通, 芒硝	月経不順, 月経痛, 頭痛, めまい, 肩こり
108	人参養栄湯	地黄, 当帰, 白朮, 茯苓, 人参, 桂皮, 遠志, 芍薬, 陳皮, 黄耆, 甘草, 五味子	食欲不振, 寝汗, 貧血, 微熱, 悪寒, 倦怠感
114	柴苓湯	柴胡, 沢瀉, 半夏, 黄芩, 蒼朮, 大棗, 猪苓, 人参, 茯苓, 甘草, 桂皮, 生姜	食欲不振, 急性胃腸炎
119	苓甘姜味辛夏仁湯	杏仁, 半夏, 茯苓, 五味子, 乾姜, 甘草, 細辛	貧血, 冷え症, 喘鳴, 喀痰, 気管支炎, 気管支喘息
127	麻黄附子細辛湯	麻黄, 細辛, 附子	悪寒, 微熱, 頭痛, めまい, 疼痛, 感冒, 気管支炎, 全身倦怠感

した方剤の保険適応病名を❻に示す．

（白井明子，小川恵子）

引用文献

1) 三輪高喜．嗅覚異常の臨床的特徴とその対応．医学のあゆみ 2015；253：509-13.
2) 堀川　勲ほか．嗅上皮における神経栄養因子受容体の分布—嗅球除去に伴うNGF受容体の発現．耳鼻臨床 1995；補85：58-64.
3) Qing-Hua Song, et al. Long term effects of Toki-shakuyaku-san on brain dopamine and nerve growth factor in olfactory-bulb-lesioned mice. Jpn J Pharmacol 2001；86：183-8.
4) Qing-Hua Song, et al. Effects of Ninjin-yoei-to（Rensheng-Yangrong-Tang）, a Kampo medcine, on brain monoamine and nerve growth factor contents in mice with olfactory bulb lesions. J Trad Med 2001；18：64-70.
5) 三輪高喜ほか．感冒罹患後ならびに外傷性嗅覚障害に対する当帰芍薬散の治療効果．日本味と匂学会誌 2005；12：523-4.
6) 篠　美紀，洲崎春海．嗅覚障害における人参養栄湯の効果について．日本味と匂学会誌 2008；15：667-8.
7) 内田　淳ほか．当科における嗅覚障害症例に対する漢方治療の検討．頭頸部自律神経 2009；23：20-1.
8) 金子　達ほか．嗅覚障害に対する柴苓湯（TJ-114）の治療効果．Progress in Medine 1993；13：1708-12.

シリーズ関連項目

- 『耳鼻咽喉科 最新薬物療法マニュアル』「漢方薬の選び方と使い方，副作用と薬物相互作用」p.112（齋藤　晶）
- 『耳鼻咽喉科 最新薬物療法マニュアル』「主な耳鼻咽喉科疾患での実際例」p.123（今中政支）

18 嗅覚刺激療法

嗅覚障害は，その原因により呼吸性嗅覚障害と神経性嗅覚障害に大別される．呼吸性嗅覚障害の原因となる疾患は，ほとんどが慢性副鼻腔炎やアレルギー性鼻炎などの鼻副鼻腔疾患である．一方，神経性嗅覚障害はにおい受容体を有する嗅細胞から中枢の障害によって生じ，感冒後嗅覚障害，外傷性嗅覚障害が主原因であるが，原因不明の特発性嗅覚障害や加齢による嗅覚低下も神経性嗅覚障害に含まれる．嗅覚障害の治療としては，呼吸性嗅覚障害では原因疾患の治療により高い改善率が得られるが，神経性嗅覚障害に対しては，前向き研究で有効性を示す治療方法はなかった．

近年，ドイツの Thomas Hummel 教授らのグループが，olfactory training の有効性を示すいくつかの報告を発表した．この治療はわが国ではまだなされておらず，olfactory training に対する日本語表記も決まったものがないため，ここでは嗅覚刺激療法と表記する[★1]．本項では，Hummel らの行っている嗅覚刺激療法を紹介し，彼らの研究成果を紹介するとともに，わが国での応用について私案を述べる．

★1 名称に関しては，嗅覚トレーニングが最もわかりやすいが，トレーニングとなると，医学的な治療あるいはリハビリテーションの域を越えてしまい，再現性の低下を招き，客観的な評価ができなくなる危険性が出るため，嗅覚刺激療法とするのが適切と思われる．

嗅覚刺激療法の実施方法

嗅覚刺激療法には，バラ（phenyl ethyl alcohol），ユーカリ（eucalyptol），レモン（citronellal），丁子（eugenol）の4種のにおいを用いる．これらは Henning により提唱されたにおいのプリズムのなかで，6原臭（薬味臭，花香，果実香，樹脂臭，焦臭，腐敗臭）から選ばれた．

これらのにおい液をそれぞれ1mL綿に染み込ませ，❶に示す茶色の小瓶に入れたものを使用する．それぞれの瓶にはにおいの名称が記載されている．患者は毎日，朝食前と就寝前の2回，4種のにおいを嗅ぐよう指導を受ける．においを嗅ぐ時間は，原法ではいずれのにおいも約10秒とされている．したがって，1日2回，1分程度でこの治療は完了することになる．その後の報告では，各におい約15秒とするものや，「10秒嗅いで10秒間おく」を5分間繰り返すという報告もある．また，においの提示法として原法ではにおい瓶であったが，ドイツで嗅覚検査キットとして用いられる Sniffin' Sticks と同型のフェルトペンタイプの器具を用いる研究も報告されている．刺激療法の期間は4週から36週とさまざまであるが，効果を判定するには数か月〜1年の期間を要する．

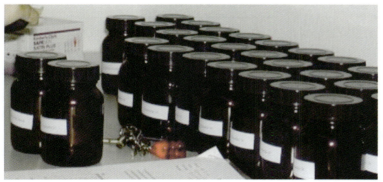

❶ 嗅覚刺激療法に用いるにおい溶液キット
（発案者の Thomas Hummel 教授から写真提供）

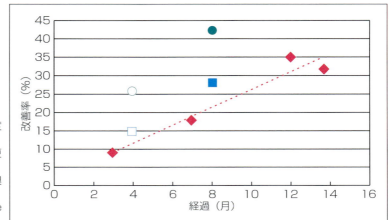

❷ 嗅覚刺激療法の治療効果
○●：高濃度から開始し途中で低濃度に変更した群．
□■：低濃度から開始し高濃度へ変更した群．
◆：過去の文献から得られた感冒後嗅覚障害の自然改善率．
(Damm M, et al. Laryngoscope 2014[2]）より）

対象疾患

これまでの論文では，感冒後嗅覚障害，外傷性嗅覚障害患者を対象とした研究がなされており，いずれも神経性嗅覚障害である．また，原著ではなく Letter ではあるが，高齢者の嗅覚低下の予防に対する効果を示唆する研究報告もある．

治療効果

Hummel ら[1]によるパイロットスタディとしての最初の報告では，56 例の嗅覚障害患者（感冒後嗅覚障害 35 例，外傷性嗅覚障害 7 例，特発性嗅覚障害 14 例）を嗅覚刺激療法群 40 例と刺激療法未施行群 16 例に分けて，12 週間後に両群の嗅覚障害の改善度を検討した．その結果，嗅覚刺激療法群では，刺激療法未施行群に比して嗅覚閾値に有意差を認め，嗅覚刺激療法群の改善率が 28 ％であったのに対して，刺激療法未施行群では 16 例中 1 例，6 ％であったと報告した．

その後，Damm ら[2]は，感冒後嗅覚障害に対する嗅覚刺激療法の有効性を多施設共同研究で検討した（❷）．74 症例を，最初の 18 週に高濃度を用い，続く 18 週に低濃度を用いた群と，その逆の順で濃度設定を変えた群とに分け，18 週後と 36 週後の嗅覚障害の改善度を比較した．その結果，最初に高濃度で行った群では，18 週後，36 週後の改善率がそれぞれ 26 ％，46 ％であったのに対して，最初に低濃度で行った群では，改善率はそれぞれ 15 ％，31 ％と，高濃度で開始した群がより改善率が高かったと報告している．また，過去の論文からみた感冒後嗅覚障害の自然改善率からも，高濃度で開始した群では良好な改善率であった．さらに，発症してから治療開始までの期間が短いほど改善度が良好であり，発症後 1 年以内に治療を開始した群が，1 年以上，2 年以内に開始した群よりも，改善度が良好であったとも報告している．

その後も，感冒後嗅覚障害に対して，12 週ごとに使用するにおいを 2 回変えて合計 12 種類のにおいを用い，36 週後に治療効果を判定した研究では，同一のにおいを 36 週連続して嗅いだ群よりも治療成績が良かったとする報告[3]や，外傷性嗅覚障害に対して有効性を示した報告もなされている[4]．

本邦での適用

これまで嗅覚刺激療法の治療成績について臨床試験を行い論文として報告されているのは，ヨーロッパのグループからのもののみである．したがって，本邦において，直ちに同じにおい物質を用いて同様の方法で行うのは問題がある．本邦で臨床試験を行うとなると，神経性嗅覚障害の場合，効果が現れるには月単位の期間が必要であり，感冒後嗅覚障害，外傷性嗅覚障害など原因を特定し

た前向き研究が必要であり，においの種類も含めて多施設での同一プロトコールによる試験を行うのが賢明であろう．

においに関しては，バラ，レモンは日本人にも馴染みのあるにおいであるが，ユーカリ，丁子は馴染みの薄いにおいである．定められた濃度で行うとすると，T&TオルファクトメーターのCを除いた4種類（A：バラのにおい，B：焦げたにおい，D：桃の缶詰のにおい，E：野菜くずのにおい）が適当と考える．嗅覚障害の改善の評価には，T&Tオルファクトメーターを用いた嗅覚検査が必要とされるため，検査試薬の一部を小瓶に入れた綿に染み込ませて，患者に渡して自宅で施行してもらうのが良いであろう．

（三輪高喜）

引用文献

1) Hummel T, et al. Effects of olfactory training in patients with olfactory loss. Laryngoscope 2009；119：496-9.
2) Damm M, et al. Olfactory training is helpful in postinfectious olfactory loss：A randomized, controlled, multicenter study. Laryngoscope 2014；124：826-31.
3) Altundag A, et al. Modified olfactory training in patients with postinfectious olfactory loss. Laryngoscope 2015；125：1763-6.
4) Konstantinidis I, et al. Use of olfactory training in post-traumatic and postinfectious olfactory dysfunction. Laryngoscope 2013；123：E85-E90.

シリーズ関連項目

- 『実戦的耳鼻咽喉科検査法』「実戦的嗅覚検査法」p.206（三輪高喜）
- 『子どもを診る 高齢者を診る』「加齢性嗅覚障害」p.292（三輪高喜）

第3章 口腔・咽頭・喉頭

口腔アレルギー症候群

　口腔アレルギー症候群（oral allergy syndrome：OAS）は，果物や野菜などを食べた際に，口内がかゆくなったり，口唇・口腔底が腫脹したりするなど口腔咽頭症状を主症状とする即時型アレルギーだと一般的耳鼻咽喉科医は考えている．OAS患者の多くは花粉症を発症しており，花粉アレルゲンに反応するIgEが果物・野菜のアレルゲンと交差反応することによって起こるのだと．しかしOASの名称は，食物アレルギー患者において口腔症状から始まる食物アレルギーは重症化するおそれがあるという警告のもとに命名された[1]．ところがその翌年，花粉症患者に起こる果物・野菜摂取時の口腔咽頭アレルギー症状がOASと報告され，この狭義のOASの考えが日本では普及した[2]．OASは現在，食物アレルギーの特殊型とされ，Class 2食物アレルギーに分類される．一般に知られる食物アレルギーはClass 1とされている（❶）[3]．一方で狭義のOASは，花粉-食物アレルギー症候群（pollen-food allergy syndrome：PFAS）とも呼ばれることがあり，この用語の使用を推奨する動きもある[4]．

　多くの耳鼻咽喉科医には知られていないが，OASでは口腔咽頭症状のみならず，アナフィラキシーショックを起こすこともある．代表的なのが，豆乳，大豆，クリ，セロリなどである．2013年12月国民生活センターが，豆乳を飲んでアナフィラキシーショックを起こす人が続いていると注意喚起したことで，一般人も知るところとなった．エビ，カニなどの甲殻類も食物アレルギーとしてアナフィラキシーショックを起こすが，その前に口腔咽頭症状を示すことがあり，その場合も最初の定義からするとOASということになる．重要な点は，OASでもアナフィラキシーショックを起こすことを理解することである．

　平成24年（2012年）からの厚生労働省の難治性疾患等克服研究事業（免疫アレルギー疾患等予防・治療研究事業）「生命予後に関わる重篤な食物アレルギーの実態調査・新規治療法の開発および治療指針の策定」（研究代表者　森田栄伸：島根大学皮膚科学）では，OASの概念を「即時型食物アレルギーの特殊型で，食物摂取時に口腔・咽頭粘膜の過敏症状をきたすものをいい，ショックをきたすことがある」と定義し発表した[5]．

❶ 食物アレルギーの分類

	Class 1	Class 2
感作経路	経腸管	経気道
発症年齢	乳幼児	学童期以降
症状	口腔症状から始まって，皮膚症状，消化器症状，呼吸症状を伴う	主に口腔内症状
代表的食品	卵，牛乳，ピーナッツ，魚，甲殻類	野菜，果物
診断	病歴 プリックテスト 血中抗原特異的IgE検査 経口負荷試験	病歴 プリックテスト 血中抗原特異的IgE検査 口含み負荷試験

（日本小児アレルギー学会食物アレルギー委員会．食物アレルギー診療ガイドライン 2012. http://www.jspaci.jp/jpgfa2012/chap10.html[3]より抜粋）

病因

　植物では，植物病原体（細菌，真菌，ウイルス），大気汚染，化学物質，ストレスから身を守る感染特異的蛋白質（pathogenesis-related protein：PR蛋白）を発現している．これは種を超えて普遍的に発現している．そのなかのPR-10（PR protein type 10）という蛋白質がアレルゲンとなり，それに対応するIgEが，いろいろな果物・野菜のPR-10蛋白と交差反応を示す．代表的なのは，シラカンバ花粉に存在するPR-10蛋白であるBet v 1である．シラカンバ花粉症患者はBet v 1特異的IgE抗体をもつが，そのIgE抗体にモモのPR-10蛋白であるPru p 1が結合することでOAS症状が出現する（❷）．リンゴのPR-10

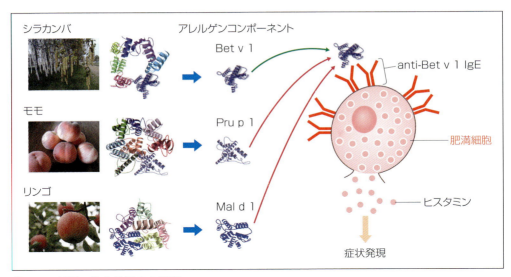

❷ OASが起こる交差反応の説明

シラカンバ花粉，モモ，リンゴはそれぞれいろいろなアレルゲン（抗原）から構成されている．そのなかでアレルゲンコンポーネントであるシラカンバのBet v 1，モモのPru p 1，リンゴのMal d 1が交差反応を示し，Bet v 1特異的IgEに結合する．その結合によって肥満細胞からヒスタミンが放出される．

❸ 花粉と交差反応が報告されている果物・野菜

花粉	果物・野菜
シラカンバ オオバヤシャブシ （カバノキ科花粉）	バラ科（リンゴ，モモ，サクランボ，ナシ，イチゴ，スモモ，アンズ，ハンノキ，アーモンド），セリ科（セロリ，ニンジン），ナス科（ジャガイモ），マタタビ科（キウイ），ウルシ科（マンゴー），その他（大豆，モヤシ，シシトウガラシ，ピーナッツ，ヘーゼルナッツ，ココナッツ）
ヨモギ （キク科花粉）	セリ科（セロリ，ニンジン），ウルシ科（マンゴー），スパイス，マタタビ科（キウイ），その他（ピーナッツ）
ブタクサ （キク科花粉）	ウリ科（メロン，スイカ，ズッキーニ，キュウリ），バショウ科（バナナ）
カモガヤ オオアワガエリ （イネ科）	ウリ科（メロン，スイカ），ナス科（ジャガイモ，トマト），マタタビ科（キウイ），ミカン科（オレンジ），セリ科（セロリ），バショウ科（バナナ），その他（ピーナッツ）
スギ	ナス科（トマト）

蛋白であるMal d 1も同様である．PR-10蛋白のほかにプロフィリン（profilin）という細胞内骨格を形成しているアクチン結合蛋白も同様のアレルゲンとなる．

症状発現機序は，CoombsのアレルギーⅠ型（即時型）である．すなわち果物・野菜摂取後，即座にもしくは1時間以内に症状を発現する．本来，果物や野菜アレルゲンが体内に入ると，花粉症と同じような症状を起こすはずであるが，果物や野菜のPR-10蛋白であるアレルゲンは，唾液中の消化酵素や体温などで容易に三次元構造が変性し抗原性が減弱する．そのため即時型アレルギー症状としてはかゆみ，腫脹など軽くすむことになる．

❸には，代表的な花粉抗原と交差反応を示す果物・野菜を示す．OAS頻度は，北海道や山岳部に生育するカバノキ科のシラカンバ（Bet v 1）が最も高い．全国に生育するハンノキ，六甲のオ

❹ 口腔アレルギー症候群の診断基準

① 特定の食物を摂取時に口腔・咽頭粘膜の過敏症状を示す
② ①の食物によるプリックテストが陽性を示す
③ 血清中に①の食物特異的IgEが証明される

（森田栄伸．特殊型食物アレルギーの診療の手引き2015．
http://www.med.shimane-u.ac.jp/dermatology/
FAguideline2015.pdf[5]）より）

オオバヤシャブシのPR-10蛋白もBet v 1と類似の三次元構造をしており，Bet v 1関連蛋白として知られている．そのためOASはシラカンバが生育する地域だけに限局するように思われていたが，実際は全国各地にOAS患者は存在する．Bet v 1に反応する人が，バラ科（リンゴ，モモ，サクランボ），マタタビ科（キウイ）に反応する．日本人において40％が発症しているスギ花粉症はトマトと交差反応があるといわれているが，その頻度はきわめて少ない[6]．アナフィラキシーショックなど重症化しやすいのは，シラカンバ・ハンノキ花粉症（Bet v 1関連蛋白）での大豆（豆乳），ヨモギ花粉症でのセロリ，ニンジン，スパイス類である．

症状と診断

食物を摂取した直後～1時間以内に，口唇・舌・口腔・咽頭のかゆみ，腫脹，刺激感，閉塞感を感じる．客観的にも，自覚部位の腫脹や水疱を認めることもある．ほとんどは，いつの間にか症状が軽快する．時に，腹痛・下痢など消化器症状，喘鳴・呼吸困難などの呼吸器症状，眼瞼・顔面浮腫，全身性蕁麻疹が出現し，アナフィラキシーショックに陥ることもある．診断基準としては，森田班から❹が提唱されている[5]．

検査として，OASを起こす食物抗原特異的IgE検査もしくはプリックテストを行う．プリックテストのほうが，信頼性が高いといわれる．最近は，モモならPur p 1，リンゴならばMal d 1といったアレルゲンのコンポーネントに対する特異的IgEを測定できるようになった．筆者らのデータでは，モモのOAS患者でPur p 1特異的IgE陽性率が70％，リンゴにおいてMal d 1特異的IgE陽性率が44％と比較的高率を示したが，他のコンポーネント特異的IgE陽性率は10％以下と低率であった[6]．プリックテストでは，実際にOASを起こす食物を使って行うことが多い．

OASは花粉症に関連するPFASでもあるので，カバノキ科花粉（シラカンバ，ハンノキ），イネ科花粉（カモガヤ，オオアワガエリ），キク科花粉（ヨモギ，ブタクサ）に対する特異的IgEの検出は，重要な補助診断となる．最近は，Bet v 1特異的IgEも測定でき，OASの検出感度はより高まる．

治療

口腔咽頭症状が軽度であれば，そのまま経過観察する．症状が進行するような場合や，患者自身の訴えが強い場合には，第二世代の抗ヒスタミン薬を内服させる．消化器症状，呼吸器症状，皮膚症状などからアナフィラキシーショックに移行するような場合には，アドレナリン（ボスミン®注1 mg）0.3～0.5 mLを大腿外側部に直ちに筋注する．

欧米では，シラカンバアレルゲンワクチンによる舌下免疫療法も行われており，花粉症症状の軽快とともにOASの軽快も認めている[7]．

OAS症状発現の予防

OASを起こす食物を摂取しないことが原則である．どうしても摂取したい場合は，加熱処理を行うと経口摂取が可能になることもある．ただし，豆乳やスパイス類などでアナフィラキシーショックの病歴のあるものは，少量でも摂取は避けたほうがよい．食物摂取前の抗ヒスタミン薬の予防投与は，症状を軽くする可能性もあるが，明確に証明されているわけではない．

（藤枝重治，大澤陽子，森川太洋）

引用文献

1) Amlot PL, et al. Oral allergy syndrome（OAS）: Symptoms of IgE-mediated hypersensitivity to foods. Clin Allergy 1987；17：33-42.
2) Ortolani C, et al. The oral allergy syndrome. Ann Allergy 1988；61（6 Pt 2）：47-52.
3) 日本小児アレルギー学会食物アレルギー委員会．食物アレルギー診療ガイドライン 2012. http://www.jspaci.jp/jpgfa2012/chap10.html
4) 猪又直子．口腔アレルギー症候群とその対処法．Medical Practice 2015；32：639-44.
5) 森田栄伸．特殊型食物アレルギーの診療の手引き 2015. http://www.med.shimane-u.ac.jp/dermatology/FAguideline2015.pdf
6) 大澤陽子ほか．花粉症と口腔アレルギー症候群．皮膚アレルギーフロンティア 2014；2：129-33.
7) Bergmann KC, et al. Effect of pollen-specific sublingual immunotherapy on oral allergy syndrome：An observational study. World Allergy Organ J 2008；1：79-84.

食物アレルギーへの対応

　食物アレルギーはどの年代にも決して少なくない病気であり，重症の場合には命の危険性もあるため緊急対応を必要とする．避けるべき食材や緊急時の対応など，医師の診断をもとにした正確な情報を，小児の場合は家庭と園や学校で共有することが重要である．情報共有をする際に欠かせない「生活管理指導表」の活用が対応の鍵となっている．

園や学校との情報共有「生活管理指導表」

　園や学校での指針となるよう，厚生労働省や文部科学省はアレルギー対応のガイドラインを作成しており[1,2]，小・中学校向け「学校生活管理指導表（アレルギー疾患用）」（❶），保育所向け「保育所におけるアレルギー疾患生活管理指導表」が活用されている．アレルギー疾患が診断され集団生活で特別配慮が必要な児のみ医師が記入し提出する．症状が緩和もしくは悪化する場合や新規発症もあるため，基本的に1年ごとの見直しが必要とされている．全国共通なので転居の際にも活用できる．園や学校では提出書類をもとに面談を行い，一人ひとりの症状をふまえたアレルギー対応を話し合う．
　この2つの生活管理指導表は共通点も多いが相違点もある．たとえば「食物アレルギー」の「原因食物」の項目に，学校用では「診断根拠」を記載するのだが，乳幼児では食べた経験のない「未摂取」で除去扱いになっていることがあるため，保育所用ではこれが「除去根拠」となっている．除去根拠は，①明らかな症状の既往，②食物負荷試験陽性，③IgE抗体等検査結果陽性，④未摂取の4種類となっている．たとえば，乳製品は症状が出たことがあるから①の「明らかな症状の既往」，ゴマは血液検査で陽性反応が出たから③「IgE抗体等検査結果陽性」，甲殻類は食べたことがないので④「未摂取」，というように，アレルギーの詳細が把握できて適切に管理できる．一方で専門医による正しい診断・指導が行われていないと，念のため除去しておこうとするため，除去根拠の③や④がずらりと並び，食生活が著しく制限されるばかりか園の対応も大変になる．学校用の生活管理指導表には「口腔アレルギー症候群（OAS）」や特定の食物摂食と運動の組み合わせで生じるアナフィラキシー「食物依存性運動誘発アナフィラキシー（FDEIA）」などの病型を記載する．正確な診断と食事・運動制限については専門医の指導を仰ぐ必要がある．
　飲用牛乳は除去だがチーズは摂食可能であるため提供を求めるような段階的部分解除では誤食事故のリスクが高まることから，安全を最優先に集団生活では「完全除去」か「解除」の二択が推奨されている．

入園までに「食物経口負荷試験」で正しい診断を

　食物アレルギーの最も確実で標準的な診断法は「食物経口負荷試験」である．血液検査や皮膚テストの値は確実ではなく，陽性でも摂食可能だったり陰性でも症状を生じることがある．検査結果だけで判断してしまうと除去範囲が広がりすぎて不必要な除去につながる．大豆がダメでも油や味噌・しょうゆなら大丈夫なことも多く，魚アレルギーでもツナやカツオ出汁は使えるなど，入園・入学までに調味料に至るまで一つひとつの食材を具体的に確認しておくことが望ましい．園児で未摂取のものはなるべく自宅で食べさせておき，園で生まれて初めて口にすることは避ける．

「配膳ミス」「給食のおかわり」などによる誤食を回避[3]

　3大アレルゲンの卵・乳・小麦などは6歳までに耐性獲得することが多く，学童期以降で食物アレルギーをもつ人の割合は1.5〜3％である．小

❶ **学校生活管理指導表（アレルギー疾患用）**
（文部科学省スポーツ・青少年局学校健康教育課監修．学校のアレルギー疾患に対する取り組みガイドライン．財団法人日本学校保健会：2008[1]）より）

❷ 自宅や園・学校でアレルギー症状が出たときの対応法

	軽症	中等症	重症
皮膚症状	・限られた範囲の痒み ・部分的に赤い斑点 ・じんま疹が数個以内 ・唇が少し腫れている	・強い痒み ・赤い斑点があちこちに出現 ・じんま疹が10個以上 ・眼瞼や唇などが腫れあがる	・激しい全身の痒み ・全身がまっ赤 ・全身にじんま疹
消化器症状	・口の中の痒み,違和感	・吐気もしくは1回の嘔吐 ・軟便もしくは1回の下痢 ・間欠的な腹痛	・嘔吐を繰り返す ・数回以上の下痢 ・激しい腹痛
呼吸器症状	・単発的な咳 ・くしゃみ	・断続的な咳 ・鼻づまり,鼻水 ・のどの痒み	・声がれ,声が出にくい ・間断ない激しい咳込み ・犬が吠えるような咳 ・喘鳴 ・呼吸困難
循環器症状	なし	なし	・脈が速い ・脈が不規則 ・顔色が蒼白 ・唇や爪が白い,紫色
神経症状	なし	・元気がない(不活発)	・不安,恐怖感 ・ぐったり ・意識がもうろう
治療の段階	【抗ヒスタミン薬を内服し注意深く症状を観察する段階】 ・抗ヒスタミン薬を内服し経過観察 ＊症状が進行するようなら中等症の対応を行う	【医療機関を受診する段階】 ・携帯している緊急時薬(抗ヒスタミン薬・ステロイド薬あるいは気管支拡張薬)を使用した上で医療機関を受診 ＊症状が進行するようなら重症の対応を行う	【緊急に医療機関を受診すべき段階】 ・エピペン®を使用した上で,可能なら抗ヒスタミン薬,ステロイド薬あるいは気管支拡張薬を使用 ・救急車等で医療機関に搬送
留意事項	1. 患者や保護者は緊急時薬を携帯し,外出先や園・学校でも使えるようにする. 2. アナフィラキシー歴がある患者はエピペン®の携帯を考慮する. 3. 食物が口の中に残っていたら,取り出してうがいをする. 4. 目に入ったら水道水で洗眼する.ステロイド点眼薬を携帯しているならばさす.その後,眼科を受診する. 5. アナフィラキシーは進行性であり,初期の軽い症状から急速に悪化することがある. 6. 過去にアナフィラキシーやショックなど強い症状が出たことがあれば,軽い症状でも早めの対応をすること.		

予期せぬ誘発症状に対して,保護者・園・学校関係者が症状を適正に判断し,かつ適切な薬物を投与できるように指導することは患者の安全につながる.自宅・園・学校での症状誘発に対する軽症・中等症・重症の3段階の対応を示す.

(食物アレルギー診療ガイドライン2012[4]より)

学校での対応は,就学時にきちんと食物アレルギーの診断がついていることが前提となっている.生活管理指導表をもとに,校長・園長,担任,保育士,学校栄養教諭,養護教諭,調理員など関係者全員で正しい知識と症状誘発時の対応を確認する(❷)[4].

給食ではメニュー確認,おかわりのルール作り,配膳などに二重三重のチェック体制が必要となる.アレルギーの有無に関係なく皆が共通に食べられるメニューの提供や,「チーズ入り〇〇〇」と献立名に明示するなど,ミスを想定したリスクマネジメントも園や学校側に求められる.一般的

エピペンの使い方　いざ実践編

アナフィラキシーの徴候や症状を感じたときに、**太ももの前外側**に速やかに**注射してください。**

● エピペンの使い方 —アナフィラキシーがあらわれたら—

STEP 1　準備

携帯用ケースのカバーキャップを指で開け、エピペンを取り出します。オレンジ色のニードルカバーを下に向けて、エピペンのまん中を利き手でしっかりと握り、もう片方の手で青色の安全キャップを外し、ロックを解除します。

- 青色の安全キャップをかぶせた状態では、バネが固定されており、注射針が不用意に飛び出さないようになっています。使用時まで青色の安全キャップを取り外さないでください。
- 安全キャップを外した後は、誤注射を防ぐため取り扱いに十分注意してください。
- 絶対に指または手などをオレンジ色のニードルカバーの先端に当てないように注意してください。
- 使用する前に注射器の窓から見える薬液が変色していないか、また沈殿物がないかを必ず確認してください。

STEP 2　注射

エピペンを太ももの前外側に垂直になるようにし、オレンジ色のニードルカバーの先端を「カチッ」と音がするまで強く押し付けます。太ももに押し付けたまま数秒間待ちます。エピペンを太ももから抜き取ります。

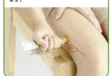

- エピペンの上下先端のどちらにも親指をかけないように握ってください。
- 太ももの前外側以外には注射しないでください。
- 太ももにエピペンを振りおろして接種しないでください。
- 緊急の場合には、衣服の上からでも注射できます。

STEP 3　確認

注射後、オレンジ色のニードルカバーが伸びているかどうかを確認します。ニードルカバーが伸びていれば注射は完了です（針はニードルカバー内にあります）。

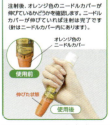

- オレンジ色のニードルカバーが伸びていない場合は、注射は完了していませんので、再度、STEP 1〜3 を繰り返して注射してください。
- エピペンの注射後は、直ちに医師による診療を受けてください。

STEP 4　片付け

使用済みのエピペンは、オレンジ色のニードルカバー側から携帯用ケースに戻します。

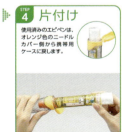

- 注射後は、オレンジ色のニードルカバーが伸びているため、携帯用ケースのふたは閉まりません。無理に押し込まないようにしてください。
- 注射後、薬液の大部分（約1.7mL）が注射器内に残っていますが、再度注射することはできません。
- エピペン注射液を使用した旨を医師に報告し、使用済みのエピペン注射器と青色の安全キャップを医療機関等にお渡しください。

Check エピペン注射液0.3mgおよびエピペン注射液0.15mgの使い方は同様です。お尻や腕には絶対に注射しないでください。
もしも、誤ったところにエピペンを使用してしまったら、直ちに最寄りの医療機関を受診してください。

❸ エピペン®の使用方法

（海老澤元宏監修. エピペンガイドブック. ファイザー株式会社；2014より）

に園や学校ができる給食対応としては大きく4つあげられる．①代替食：除去した食物の栄養や品目を他の食物で補った給食．最も理想的な対応．②除去食：原因食物を給食から除くだけの対応．栄養面で偏る場合もある．③弁当持参：毎回持参する場合と，献立によって持参する場合がある．保護者の負担が大きい．④献立表確認：事前に献立表を保護者に渡して確認してもらう．調味料など細かい材料も記載する．

緊急時に備え抗ヒスタミン薬，気管支拡張薬やステロイド薬の内服薬や，アナフィラキシーを起こす可能性の高い子どもにはエピネフリン自己注射製剤（エピペン®）（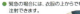）を処方し生活管理指導表に記載する．携帯された薬剤の保管方法，使用時の手順について保護者と打ち合わせをする．

成人の食物アレルギー

成人の食物アレルギーは自然寛解することは少ない．一般的な即時型のみではなく，花粉症やラテックスアレルギーの交差抗原によるOASや加水分解小麦含有石鹸の経皮感作による小麦FDEIA，穀類による慢性蕁麻疹など臨床症状も多彩である．とくにアナフィラキシー症状を惹起する場合は周囲の理解と協力が不可欠である．

化粧品や薬剤（），健康食品などにも食物由来成分は多用されているため注意を要する．アレルギー物質食品表示は特定原材料7品目に加え，それに準ずるものとして20品目が推奨されているが（❺），対象はあらかじめ容器包装されているものや缶や瓶に詰められている加工食品である．飲食店のメニュー，量り売りの惣菜や店内調理された弁当などは表示制度対象外で，加工食品

❹ 食物アレルギー疾患への投与に配慮すべき主な薬剤（吸入薬とワクチンを除く）

	アレルゲン	一般名（商品名）
鶏卵	リゾチーム	リゾチーム塩酸塩（ノイチーム，アクディーム，レフトーゼなど）
牛乳	カゼイン	タンニン酸アルブミン（タンナルビン，タンニン酸アルブミン） 水酸化マグネシウム（ミルマグ錠） ニフェジピン（エマベリンL） 口腔ケア用塗布薬（ジーシーMIペースト） 経腸栄養剤（エンシュア・リキッド，アミノレバンEN，ラコール，ハーモニック-M，ハーモニック-Fなど）
	乳糖または乳糖水和物	メチルプレドニゾロン（ソル・メドロール静注用40 mg）
	（禁忌の記載）	耐性乳酸菌（エンテロノン-R，ラックビーR散，エントモール散，コレポリーR散）

（食物アレルギー診療ガイドライン2012[4]より抜粋）

❺ アレルギー物質の食品表示

表示義務があるもの （特定原材料7品目）	卵，乳，小麦，そば，落花生，えび，かに
表示が推奨されているもの （特定原材料に準ずるもの20品目）	あわび，いか，いくら，オレンジ，カシューナッツ，キウイフルーツ，牛肉，くるみ，ごま，さけ，さば，ゼラチン，大豆，鶏肉，バナナ，豚肉，まつたけ，もも，やまいも，りんご

でも容器包装の表面積が30 cm^{2}以下は表示義務がない．蛋白質濃度で基準が決められているため表示義務濃度以下であっても多量摂取で症状が誘発される場合があることや，カゼインやグルテンなどのわかりづらい名称で表記される場合も多いことなど留意点を伝えておくべきである．

災害時の食物アレルギー対応

2011年3月の東日本大震災をきっかけに，防災の基本理念「自助・共助・公助」に基づいた「災害時のこどものアレルギー疾患対応パンフレット」を日本小児アレルギー学会が患者・家族支援団体とともに作成し啓発活動がされている（日本小児アレルギー学会：http://www.jspaci.jp）．日常とは異なる環境を想定し各々が準備の必要性を認識する．アレルギー情報や緊急連絡先を記入した緊急カードなども役に立つ．公助の面としては食物アレルギー対応アルファー化米やアレルギー用ミルクなどの備蓄に努める行政も増えている．

緊急時対応としてのエピネフリン自己注射製剤の存在

エピネフリン自己注射製剤（エピペン®）（❸）の必要性が認知され処方数が増えている．即時型アレルギー症状出現時の迅速かつ適切な対応を求められていることから日頃からの訓練を重視し，食物アレルギー緊急時対応マニュアルが作成され園・学校現場などに配布されるとともに実習型の研修会などが広く行われている．

今後の食物アレルギー対応—免疫療法

食物アレルギーに対して安全性を担保する対応は「原因食物を徹底的に避ける」ことしかなかった．微量抗原の接触程度でもアナフィラキシーを生じうる場合などのリスク忌避を目的に，積極的なアプローチとして専門施設を中心に卵，乳，小麦など経口免疫療法が実施され耐性獲得に努めている．しかし自然に耐性獲得された場合とは異なり順調な維持療法を続けていても突然アナフィラ

キシー症状が惹起される場合があることや，一部の症例で FDEIA や好酸球性胃腸炎となることなど，まだまだ多くの課題が残されている．

（徳田玲子）

引用文献

1) 文部科学省スポーツ・青少年局学校健康教育課監修．学校のアレルギー疾患に対する取り組みガイドライン．財団法人日本学校保健会；2008.
 http://www.gakkohoken.jp
2) 厚生労働省．保育所におけるアレルギー対応ガイドライン．2011 年．
 http://www.mhlw.go.jp
3) 文部科学省．学校給食における食物アレルギー対応指針．2015 年．
 http://www.mext.go.jp
4) 食物アレルギー診療ガイドライン 2012.
 http://www.jspaci.jp/jpgfa2012/

3 耳鼻咽喉科疾患と口腔ケア

口腔ケアとは

　口腔内には約700種類の常在細菌が生息しているが，本来その病原性は弱い．しかし免疫能低下や口腔内の乾燥，不十分な口腔清拭などにより口腔感染症は格段に増加する．口腔内の清拭について，歯科領域では「口腔衛生」，看護分野では「口腔清掃」とされてきたが，約30年前から日本口腔ケア研究会（現，日本口腔ケア学会）では，「口腔ケア」という用語を用いるようになった．さらに，口腔ケアの疾病予防効果や健康の保持増進効果などが明らかになるに従い，口腔ケアは単に口腔清拭にとどまらず，「口腔の疾病予防，健康の保持増進，リハビリテーションによりQOLの向上を目指した科学であり技術である」と定義されるようになった[1]．

　耳鼻咽喉科が専門とする領域には，嚥下障害や頭頸部癌など口腔ケアを要する疾患も多い．そのような疾患を中心に，耳鼻咽喉科疾患と口腔ケアあるいは耳鼻咽喉科医にとっての口腔ケアについて述べる．

口腔ケアの実際

口腔ケアの手順

①保湿，口腔・舌の乾燥防止
②口腔清掃：含嗽，食物残渣の除去，歯ブラシによるブラッシング，口腔粘膜清掃，歯間清掃
③歯肉・頰部・舌のマッサージ
④義歯の手入れ
⑤口腔機能訓練

口腔ケアでの診察ポイント

①口腔粘膜・歯肉からの出血はないか
②歯のぐらつき，痛みはないか
③食物残渣，舌苔が付着していないか
④口臭はあるか
⑤口腔内が乾燥していないか
⑥汚染だけでなく腫瘍性病変はないか

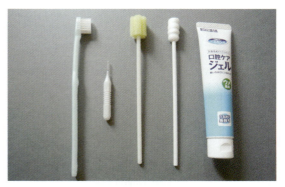

❶ 日常的口腔ケアで使用する用具・薬品
写真左より，歯ブラシ，歯間ブラシ，スポンジブラシ，綿棒，口腔ケア用ジェル．

日常的口腔ケアで使用する用具・薬品（❶）

①歯のブラッシング：歯ブラシ，歯間ブラシ
②口腔粘膜清掃：綿棒，ガーゼ，スポンジブラシ，舌ブラシ
③薬品類：口腔粘膜保湿剤，口腔ケア用ジェル，含嗽剤

耳鼻咽喉科領域の疾患と口腔ケア

嚥下障害

　嚥下障害において，誤嚥性肺炎の予防は重要な課題である．飲食物の誤嚥のみならず，睡眠中などに汚染した唾液を誤嚥することによっても肺炎を発症する．そのため誤嚥性肺炎は経口摂取患者だけでなく，胃瘻など非経口栄養患者においてもしばしばみられる．

　脳血管障害や神経筋疾患が嚥下障害の原因である場合，嚥下運動のみならず四肢の運動障害をきたすことも多く，患者が自ら口腔清掃を行うことは難しい．そのため嚥下障害のリハビリテーションの一環として口腔ケアを施行する必要がある（❷）．

　入院中は主に看護師が日々のケアを行う．患者によっては，安全な姿勢がとれない，頸部の屈曲ができない，口を開けにくい，口腔内の緊張が高

❷ 摂食機能療法＝185点

摂食機能障害を有する患者に対して，30分以上行った場合に限り，1か月に4回を限度として算定する．ただし，治療開始日から起算して3か月以内の患者については，1日につき算定できる．

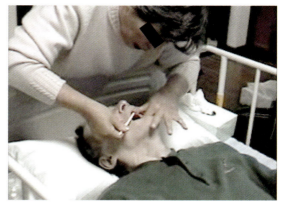

❸ 在宅での口腔ケア
本文で紹介した事例．居宅にて，妻が食事前の口腔ケアを行っているところ．

い，など口腔ケアが難しくリスクの高い場合もあり，姿勢やケアの仕方に工夫が必要となる．

一方，在宅では退院後の患者のみならず，加齢による嚥下機能低下や唾液分泌の低下，歯周病などで口腔内の汚染があり，セルフケアができない人にも口腔ケアが必要とされる．施設では介護職員に，在宅では主に家族に日々の口腔ケアがゆだねられるが，歯科衛生士の指導を要する場合もある．

とくに専門職以外の者がケアを行う場合は，痛がらせないようソフトに行う，含嗽剤や洗浄に使う水を誤嚥させないようにする，難しい場合には無理をせず，歯科医・歯科衛生士に依頼する，などに留意する．

耳鼻咽喉科医と歯科医が協力して嚥下障害の治療を行った事例を紹介する．患者は82歳男性，Parkinson病．歯科にて歯周病治療と義歯作製を行っていたところ，食事中にむせるとの訴えがあったため，嚥下障害の疑いで歯科医から耳鼻咽喉科に紹介された．嚥下内視鏡検査では喉頭蓋谷・下咽頭梨状窩に唾液や食物残渣を認め，食材によっては誤嚥もみられる所見であった．嚥下障害の診察は耳鼻咽喉科医が，嚥下リハビリテーションは在宅にて言語聴覚士が，さらに歯科治療と口腔ケアを歯科医が行い，互いに情報交換を行った．日常の口腔ケアは歯科衛生士の指導のもと，妻が行っている（❸）．

このように在宅においても，各職種が協同で治療にあたることが可能である．

頭頸部癌治療（手術，化学放射線療法）

頭頸部癌，とくに口腔内にできる癌では，痛みや出血のためブラッシングなどによる口腔清掃を敬遠しがちになり，口腔内の細菌が増加する．手術例では，創感染を抑えるためにも術前から歯科医・歯科衛生士による専門的器械を使った口腔ケア（professional mechanical tooth cleaning）が勧められ，頭頸部癌診療ガイドラインにおいても合併症を防ぐ面で推奨グレードBとされている[2]．

化学放射線治療では唾液減少，口腔粘膜炎，味覚障害，嚥下障害などさまざまな口腔内のトラブルをきたしやすい．著明に乾燥した口腔内では歯ブラシなどで清掃するときに口腔粘膜を傷つけてしまう．保湿剤を塗布し軟化させることで舌や口蓋にこびりついた汚れも除去が容易になる．保湿，含嗽，口腔粘膜清掃，歯磨きなどの口腔ケアのほかに，粘膜炎に伴う疼痛のケアや食事内容への配慮なども必要となる[3]．

口腔乾燥症

唾液は1日1,000～1,500 mL分泌され，口腔の保湿・浄化，食物の消化，抗細菌や抗真菌作用を有するとされている．Sjögren症候群，糖尿病，加齢，放射線照射などさまざまな原因で唾液の減少や口腔乾燥症を生じると，口腔内汚染や歯周病などを伴いやすくなる．また慢性副鼻腔炎での後鼻漏や鼻閉時の口呼吸が続くと口腔・咽頭の汚染や乾燥を引き起こし味覚にも変化が生じる．また歯周病も生じやすいとされ，疾患の治療に加え口腔ケアが必要となる．

耳鼻咽喉科医にとっての口腔ケア

　本項ではとくに口腔ケアの必要性が高い疾患として，嚥下障害，頭頸部癌ならびに口腔乾燥症をあげ，概説した．耳鼻咽喉科としては，口腔疾患の診療を行ってきている経緯もあり，歯科や歯科衛生士との連携も視野に入れたより積極的な口腔ケアへの関与が望まれる．

〈柴　裕子〉

引用文献
1) 日本口腔ケア学会編．口腔ケア基礎知識―口腔ケア4級・5級認定資格基準準拠．永末書店；2008．p.2-5.
2) 日本頭頸部癌学会編．頭頸部癌診療ガイドライン．金原出版；2013．p.93-4.
3) 丹生健一ほか編．頭頸部がんの化学放射線療法．日本看護協会出版会；2015．p.103-13.

シリーズ関連項目
- 『口腔・咽頭疾患，歯牙関連疾患を診る』「難治性咽頭潰瘍の薬物治療」p.199（松本文彦，池田勝久）
- 『耳鼻咽喉科 最新薬物療法マニュアル』「口腔用剤」p.277（松尾博道）
- 『耳鼻咽喉科 最新薬物療法マニュアル』「軟膏，クリームの適応と使い方―口腔」p.290（大島猛史）

IgG4 関連疾患の包括診断基準と治療方針

　IgG4 関連疾患は，高 IgG4 血症および腫大した罹患臓器への著明な IgG4 陽性形質細胞浸潤と線維化を特徴とする，比較的新しい全身性・慢性炎症性疾患である．われわれ耳鼻咽喉科医にとっても馴染み深かった Mikulicz 病や Küttner 腫瘍と呼ばれていた唾液腺疾患が，今日では IgG4 関連涙腺・唾液腺炎として包含されている．IgG4 関連疾患が提唱されたころは，比較的まれな疾患と考えられていたが，本疾患の認知度の拡大に伴い各領域からの報告例も増加し，現在では日常診療でもよく遭遇し，臨床医が常に念頭におくべき疾患の一つとなっている．

　本項では IgG4 関連疾患における最近の知見を交えながら，日常臨床における本疾患の取り扱いに関して概説する．

診断のポイント

　IgG4 関連涙腺・唾液腺炎の診断は，IgG4 関連 Mikulicz 病の診断基準（日本シェーグレン症候群学会，2008 年）(❶)[1] もしくは IgG4 関連疾患の包括診断基準（厚生労働省研究班，2011 年）(❷) に従って診断される．以下，診断のポイントを述べる．

■ 理学的所見

　典型例では，持続する無痛性の顎下腺や耳下腺，および涙腺の腫脹が対称性に認められるため，初診時に IgG4 関連涙腺・唾液腺炎を疑うのは比較的容易であるが，唾液腺腫脹をきたす疾患を鑑別する必要がある．

　中高年での発症が多いが全年代でみられ，男女比はほぼ等しい．唾液量減少に伴う口内乾燥感や嗅覚障害を伴うこともあるため，併せて確認したい．

■ 血清学的所見

　血清 IgG4 高値（135 mg/dL 以上）はほぼ必発であり，保険適用である血清 IgG4 値を採血にて

---

❶ IgG4 関連 Mikulicz 病の診断基準（日本シェーグレン症候群学会，2008 年）

1. 涙腺，耳下腺，顎下腺の持続性（3 か月以上），対称性に 2 ペア以上の腫脹を認める．
2. 血清学的に高 IgG4 血症（135 mg/dL）を認める．
3. 涙腺，唾液腺組織に著明な <u>IgG4 陽性形質細胞浸潤</u>（強拡大 5 視野で IgG4 陽性/IgG 陽性細胞が 50 %以上）を認める．

上記項目 1 および 2 または 3 を満たすものを IgG4 関連 Mikulicz 病と診断する．しかしサルコイドーシスや Castleman 病，Wegener 肉芽腫症，リンパ腫，癌を除外する必要がある．

(Masaki Y, et al. J Rheumatol 2010[1] より)

---

❷ IgG4 関連疾患包括診断基準の診断項目（厚生労働省研究班，2011 年）

(1) 臨床所見：単一または複数臓器に，びまん性あるいは限局性腫大，腫瘤，結節，肥厚性病変を認めること．
(2) 血液所見
　　　高 IgG4 血症（135 mg/dL 以上）を認めること．
(3) 病理学的所見
　　　a. 著明なリンパ球，形質細胞の浸潤と線維化．
　　　b. IgG4/IgG 陽性細胞比 40 %以上　かつ　IgG4 陽性形質細胞が 10/HPF を超えること．

上記のうち，(1) + (2) + (3) を満たすものを確定診断群（definite），(1) + (3) を満たすものを準確診群（probable），(1) + (2) のみを満たすものを疑診群（possible）とする．
ただし，可能な限り組織診断を加えて，各臓器の悪性腫瘍（癌，悪性リンパ腫など）や類似疾患（Sjögren 症候群，原発性硬化性胆管炎，Castleman 病，二次性後腹膜線維症，多発血管炎性肉芽腫症，サルコイドーシス，Churg-Strauss 症候群など）と鑑別することが重要である．

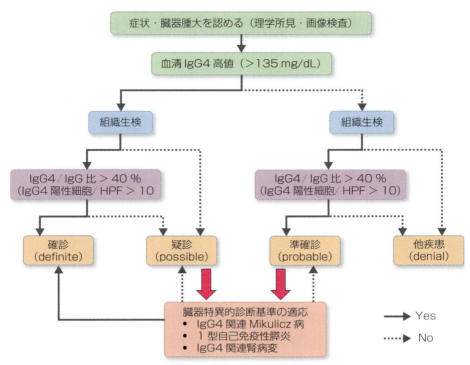

❸ 包括診断基準に基づく診断アルゴリズム

（高野賢一．MB ENTONI 2015[2])より）

確認する（❸)[2]．血清IgG4値以外では，高γグロブリン血症（とくにIgG高値），IgEの上昇，好酸球増多，可溶性IL-2レセプター値の上昇などを認めることがある．限局性の小病変やごく初期の症例では，IgG4値が135 mg/dL未満となる場合もあるが，血清IgG4/IgG値比＞8％で代用可能とされる．ここで注意しなければならないのは，「IgG4高値イコールIgG4関連疾患と即断してはならない」点である．血清IgG4高値はCastleman病やアレルギー性疾患（気管支喘息やアトピー性皮膚炎など）にも認められ，必ずしも本疾患に特異的ではないからである．

■ 画像検査

造影CTやMRIでは，罹患臓器のびまん性・限局性腫大や結節性・肥厚性病変を認める．本疾患は全身性疾患であり，全身検査を行うのが望ましい．頭頸部領域では眼窩下神経など神経腫脹を認めることも多く[3]，他科にて画像検査で偶然発見されて精査を依頼されることもあるため知っておきたい．IgG4関連疾患の病変部にはFDG（[18]F-フルオロデオキシグルコース）が高度に集積するため，[18]F-FDG-PET検査が全身検索や生検部位の選択に有用である．ただし，現時点で保険適用外である．

■ 病理組織学的所見

確定診断および悪性疾患除外のためには，組織学的診断が必要となる．IgG4陽性形質細胞浸潤は補助的所見であり，むしろ特徴的な所見，すなわち花筵様線維化（storiform fibrosis）あるいは渦巻き様線維化（swirling fibrosis），閉塞性静脈炎（obliterative phlebitis）（唾液腺では少ない）が主要所見である．

生検部位は顎下腺（または耳下腺）が勧められる．小唾液腺ではIgG4陽性細胞浸潤が約4割に認められず，特徴的な線維化などの所見に乏しいうえ，悪性疾患（とくに悪性リンパ腫）の除外ができないからである[4]．免疫グロブリン重鎖遺伝子再構成を行うためにも，一定量の組織が必要と

❹ 注意すべき鑑別疾患

除外すべき疾患	
悪性腫瘍	癌，悪性リンパ腫
類似疾患	Sjögren 症候群，原発性硬化性胆管炎，多中心性 Castleman 病，特発性後腹膜線維症，多発血管炎性肉芽腫症，サルコイドーシス Churg-Strauss 症候群
診断基準を満たす非 IgG4 関連疾患	
膵癌	10％程度に反応性の IgG4 陽性形質細胞浸潤や線維化を認める．
高 IL-6 症候群	多中心性 Castleman 病，慢性関節リウマチでは，診断基準を満たす症例が多く存在する．（IL-6 が B 細胞を形質細胞に分化させる）
悪性リンパ腫	特に眼科領域では多い傾向にある．IgG4 関連の慢性炎症を背景に悪性リンパ腫が発生するのみならず，IgG4 産生悪性リンパ腫も報告されている．
組織中に IgG4 陽性細胞が増加する非 IgG4 関連疾患	
炎症性疾患	原発性硬化性胆管炎，ANCA 関連血管炎，関節リウマチ，炎症性腸疾患（IBD），慢性副鼻腔炎，Rosai-Dorfman 病，脾臓硬化性血管腫様結節，皮膚形質細胞腫，自己免疫性萎縮性胃炎など
リンパ腫	低悪性度リンパ腫とは常に鑑別必要（MALT リンパ腫，濾胞リンパ腫，血管免疫芽球性 T 細胞リンパ腫など）．
悪性疾患	悪性腫瘍組織への IgG4 陽性形質細胞浸潤（胆膵での報告が多い）．領域リンパ節においても，IgG4 陽性形質細胞浸潤がある．

（高野賢一．MB ENTONI 2015[2] より）

なる．

■ 診断を進めるうえでの注意点

❹に除外すべき疾患を示す．悪性疾患と類似疾患が主な除外疾患としてあげられる．とくに多中心性 Castleman 病は診断基準を満たすが，IgG4 関連疾患ではなく高 IL-6 症候群である．診断基準を満たす非 IgG4 関連疾患として悪性リンパ腫や膵癌もあげられる．組織中に IgG4 陽性細胞の増加が認められる，あるいは高 IgG4 血症を呈する非 IgG4 関連疾患が存在することにも留意する．副鼻腔炎も IgG4 陽性細胞浸潤を認め，非 IgG4 関連疾患としてあげられているので注意したい．近年，IgG4 関連疾患に伴う鼻副鼻腔病変の報告が多いが，現時点では IgG4 関連涙腺・唾液腺炎などと同列に扱うべきではないと考えられる[5]．

ステロイドの診断的治療は，包括診断基準でも"厳に慎むべきである"と強調している．これは悪性リンパ腫や腫瘍随伴症状が，ステロイドにより一時的にせよ改善する可能性があるためである．

IgG4 関連疾患の治療

当科の治療方針を❺に示す．ステロイド投与により，多くの場合は速やかに腺腫脹が消退し，徐々に腺分泌能の改善もみられる．初期量を 4 週間程度継続し，2 週間ごとに 10％ずつの減量を行い，その後は 5～10 mg/日前後の維持量を投与し，1 年以上継続してから再燃がないことを確認し，休薬に向けて減量する．われわれの施設の症例をみると，およそ 7 割で臨床的寛解を認める一方，休薬できた症例は 1 割にも満たない．近年，アメリカを中心に抗 B 細胞抗体であるリツキシマブの効果が報告され，臨床現場でも頻用されつつあるが，本邦では保険適用がなく通常使用されることはない．

フォローアップの注意点

IgG4 関連疾患に対する疾患活動性を直接示すバイオマーカーなどは，今のところまだない．理学的所見や画像所見に頼るのが実状である．血清 IgG4 値は，同一個人での推移が疾患活動性を示

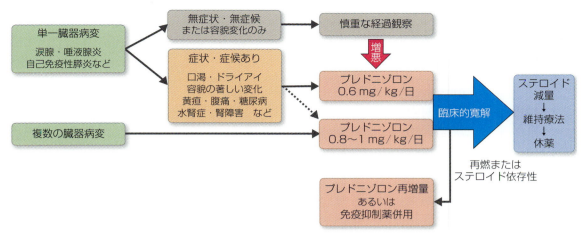

❺ 当科における IgG4 関連疾患の治療方針

す場合もあるが，季節性アレルギーなどの複数の要因が反映されるため，参考所見にとどまると考えられる（フォローアップの血清 IgG4 値測定は保険適用外である）．また，およそ 5 割の症例が経過中に他臓器病変で再燃を認める[6]ことにも注意が必要であり，全身的なフォローが必要となる．

（高野賢一，氷見徹夫）

引用文献

1) Masaki Y, et al. IgG4-related diseases including Mikulicz's disease and sclerosing pancreatitis : Diagnostic insights. J Rheumatol 2010 ; 37 : 1380-5.
2) 高野賢一．IgG4 関連疾患と唾液腺炎．MB ENTONI 2015 ; 177 : 63-9.
3) Takano K, et al. A study of infraorbital nerve swelling associated with immunoglobulin G4 Mikulicz's disease. Mod Rheumatol 2014 ; 24 : 798-801.
4) Takano K, et al. Evaluation of submandibular versus labial salivary gland fibrosis in IgG4-related disease. Mod Rheumatol 2014 ; 24 : 1023-5.
5) Takano K, et al. Clinical evaluation of sinonasal lesions in patients with immunoglobulin G4-related disease. Ann Otol Rhinol Laryngol 2015 ; 124 : 965-71.
6) Yamamoto M, et al. Relapse patterns in IgG4-related disease. Ann Rheum Dis 2012 ; 71 : 1755.

シリーズ関連項目

- 『口腔・咽頭疾患，歯牙関連疾患を診る』「口腔乾燥症」p.34（吉原俊雄）
- 『口腔・咽頭疾患，歯牙関連疾患を診る』「IgG4 関連疾患について教えて下さい．」p.42（吉原俊雄）
- 『口腔・咽頭疾患，歯牙関連疾患を診る』「繰り返す耳下腺腫脹」p.67（河田 了）

唾液腺の内視鏡下手術

sialendoscopy（唾液腺内視鏡）はヨーロッパとくにMarchal[1]，Nahlieli[2]らを中心に開発され，多くの症例報告がなされ，さまざまな国で普及してきた機器である．唾液腺疾患のうち検査・治療の適応となる疾患は唾石症であり，さらに唾液腺管の拡張・狭窄症で狭窄の拡張，線維素性唾液管炎などの洗浄があげられる．従来，耳下腺唾石の治療には口内法，外切開によるアプローチが選択され，顎下腺唾石においては口内法，移行部や腺体内唾石に対しては腺摘出術が行われてきたが，現在唾液腺内視鏡の登場により，本邦でも保険適用となったこともあり内視鏡下手術が広がりつつある．

当科で使用している機種はSTORZ社のMarchal式唾液腺内視鏡であり，観察用は直径1.3 mmの内視鏡を，治療用はワーキングチャンネルとスコープ部分を一つにし，直径を細くしたall-in-one miniature endoscopeである（❶）．唾液腺管を拡張するための専用に作製されたSTORZ社製のバルーンカテーテルはこれまで入手困難であったが，ごく最近本邦でも認可され入手可能となった．

適応のポイント

顎下腺，耳下腺唾石とも腺体内に局在するものの適応は少ない．サイズについてはより小さいものが適応となるが，当科では顎下腺では2.0～10.6 mm（平均6.0 mm），耳下腺では2.0～8.0 mm（平均4.2 mm）が内視鏡単独で摘出されたが[3]，唾石のサイズのみで適応決定されず，実際には唾液管のflexibilityが重要であり，拡張しうる管では大きい唾石でも摘出の可能性は高くなる．術前CTによる局在診断が重要である．

治療の方法

■ 準備

口腔の局所麻酔下で行う場合もあるが，通常は経鼻挿管による全身麻酔下で行う．涙管ブジーもしくは唾液腺内視鏡に付随するプローブ，ダイレーター（拡張器），鋼線のガイドワイヤー（内視鏡挿入時のガイドとして），ピンセット，エクステンションチューブと10 mLの注射筒（生理食塩水洗浄用），口腔を開けておくために開口器，アングルワイダー，付属の把持鉗子と生検鉗子，耳用麦粒鉗子（唾石把持にまれに使用），鼻内視鏡と同様の光源，モニター一式等を準備しておく．

■ 唾液腺内視鏡の手技の実際

プローブ（涙管ブジーも可）で唾液腺管の開口部を拡張し，さらにダイレーターで開口部を拡張した後，観察用の内視鏡を挿入する．どうしても挿入困難な場合は先にガイドワイヤー下に外筒を挿入するか，顎下腺では開口部に小切開を入れる．挿入後，屈曲している腺管内を進めていく．腺管内では洗浄用チャンネルから生理食塩水で洗浄を行い，腺管内壁の粘膜の硬さや表面の状態，狭窄の有無，唾石の有無を確認する．❷に唾液腺内視鏡によって描出される顎下腺ワルトン管内の唾石を示す．

唾石の摘出は把持鉗子，生検用鉗子あるいはバスケット鉗子（泌尿器の結石用の）でモニター下に行う[4]．唾石が大きい場合はやはり泌尿器科用のホルミウムレーザーで破砕[5]，あるいは内視鏡

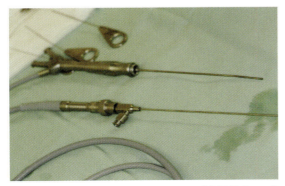

❶ all-in-one miniature endoscope（直径1.6 mm）（上）と観察用endoscope（直径1.3 mm）（下）

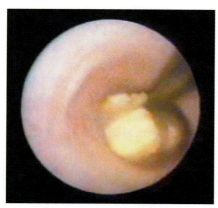

❷ バスケット鉗子にてワルトン管内の唾石を把持

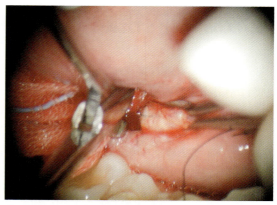

❸ バスケット鉗子内の唾石を combined approach にて口内法で摘出

と口腔からの外切開を併せた combined approach を行う（❸）．鉗子操作と唾液腺内視鏡の操作で少なくとも 2 人の術者を要する．開口部の小切開を併用した場合はステントとなるチューブの留置が必要である．適応と禁忌については，観察を目的とする場合は細径の唾液腺内視鏡を用いるため，原則として明らかな禁忌はないと考えられる．

（吉原俊雄）

引用文献

1) Marchal F, et al. Specificity of parotid sialendoscopy. Laryngoscope 2001；111：264-8.
2) Nahlieli O, et al. Endoscopic technique for the diagnosis and treatment of obstructive salivary gland disease. J Oral Maxillofac Surg 1999；57：1394-401.
3) 崎谷恵理, 吉原俊雄. 唾液腺内視鏡. 耳鼻咽喉科・頭頸部外科 2015；87：63-5.
4) Yoshihara T. When and how to use a basket? Marchal F, ed. Sialendoscopy：The Hands-On Book. European Sialendoscopy Training Centre；2015. p.184-5.
5) 松延 毅ほか. 唾液腺管内視鏡を用いた唾石の新しい治療法. 口咽科 2009；22：191-7.

シリーズ関連項目

- 『口腔・咽頭疾患，歯牙関連疾患を診る』「繰り返す耳下腺腫脹」p.66（河田 了）
- 『口腔・咽頭疾患，歯牙関連疾患を診る』「小児の反復性耳下腺炎」p97（八木正夫，友田幸一）

小児扁桃肥大に伴う閉塞性睡眠時無呼吸の新たなエビデンス

小児の閉塞性睡眠時無呼吸（OSA）

2014年にInternational Classification of Sleep Disordersが改訂され，第3版（ICSD-3）が刊行された[1]．ICSD-3では小児の閉塞性睡眠時無呼吸（obstructive sleep apnea：OSA）の基準が簡略化され，症状としていびき，努力性あるいは閉塞性呼吸障害，日中の過度の眠気，多動などのうち1つが存在すること，ポリソムノグラフィ（PSG）で①睡眠1時間あたり1回以上の閉塞性事象（閉塞性または混合性無呼吸，あるいは閉塞性低呼吸），または②いびき，奇異性胸郭腹部運動，または鼻呼吸圧の平坦化を伴う睡眠時間の25％＜を占める$PaCO_2$ 50 mmHg＜の閉塞性低換気が存在することである．

小児OSAでは，一般的に肥大したアデノイドや口蓋扁桃が閉塞部位となることがほとんどで，治療の第一選択は口蓋扁桃摘出術・アデノイド切除術（adenotonsillectomy）とされている．また最近では，鼻噴霧用ステロド薬の口蓋扁桃肥大・アデノイド増殖症に対する治療効果についての報告が散見される．以下，adenotonsillectomy，抗炎症薬による治療について述べる．

adenotonsillectomy

■ アメリカ耳鼻咽喉科学会小児口蓋扁桃摘出術診療ガイドライン[2]

2011年にアメリカ耳鼻咽喉科学会より小児口蓋扁桃摘出術の診療ガイドラインが公表されており，その中で睡眠呼吸障害（sleep-disordered breathing：SDB）について，口蓋扁桃肥大・アデノイド増殖症がSDBの原因となること，adenotonsillectomyは口蓋扁桃肥大・アデノイド増殖症が著明な症例では60〜70％の有効率であるが，肥満のある症例では10〜25％であることが述べられている．ただし，これらのエビデンスレベルはグレードC（分析疫学的研究：症例対照研究，コホート研究）であった．adenotonsillectomyの有効性についてはSuenら，Mitchellの観察研究，Friedmanら，Brietzkeらによる観察研究のメタアナリシスが引用されているが，複数の評価項目による前向き無作為化比較試験の必要性を指摘している．

■ アメリカ小児科学会診療ガイドライン[3]

2012年にアメリカ小児科学会より小児OSAの診療ガイドラインが公表されている．OSAの定義はICSD-3の基準と若干異なるが，❶に示す症状や所見を伴う睡眠中の正常換気と正常な睡眠型を妨げる長期部分的または間欠的完全上気道閉塞により特徴づけられるSDBと定義されている．1999〜2010年の350論文についてまとめ，❷に示す8項目を推奨している．

adenotonsillectomyが治療として推奨されているが，絶対的禁忌として口蓋扁桃・咽頭扁桃が存

❶ OSAの症状と所見

病歴	・頻回のいびき（1週間に3夜以上） ・睡眠中努力性呼吸 ・あえぎ，いびき音，または無呼吸 ・夜尿症 ・起座睡眠あるいは睡眠時頸部過伸展 ・チアノーゼ ・日中の眠気 ・注意欠陥，多動 ・学習障害
身体所見	・低体重または肥満 ・口蓋扁桃肥大 ・アデノイド増殖症 ・小顎症また下顎後退症 ・高口蓋弓 ・成長障害 ・高血圧

(Marcus CL, et al. Pediatrics 2012[3]より)

❷ アメリカ小児科学会の小児OSA診療ガイドライン

1. いびきの有無を確認する
2. ポリソムノグラフィは、いびきまたはOSAの徴候があれば施行すべきである。不可であれば代替の検査を行うか、専門家を紹介すべきである
3. 口蓋扁桃肥大・アデノイド増殖症があれば口蓋扁桃摘出術・アデノイド切除術は治療の第一選択である
4. 高リスク患者は、手術後に入院して経過観察する
5. 追加治療が必要とされるかどうか決定するために、手術後に再評価すべきである。高リスク患者またはOSAの症状が持続する症例では客観的検査を行うべきである
6. 口蓋扁桃摘出術・アデノイド切除術が施行できない、または術後もOSAが持続する場合は持続陽圧呼吸が推奨される
7. 過体重または肥満の症例では他の治療に加えて減量が推奨される
8. 鼻噴霧用ステロイド薬は口蓋扁桃摘出術・アデノイド切除術が禁忌または術後の軽症OSA症例の治療選択肢となる

(Marcus CL, et al. Pediatrics 2012[3]より)

在しない場合（既手術例）、相対的禁忌として口蓋扁桃・咽頭扁桃が小さい場合、口蓋扁桃肥大・アデノイド増殖症のない病的肥満、難治性出血傾向、粘膜下口蓋裂などがあげられている。肥満のある症例では効果が不十分な場合もあり、疼痛、術後の嘔気・嘔吐や経口摂取不良に伴う脱水症、全身麻酔の合併症、急性上気道閉塞、呼吸困難、出血、軟口蓋機能不全、上咽頭狭窄、死亡などの術後合併症と長期持続陽圧呼吸（CPAP）の利害を検討して適応を決める必要があるとしている。

なお、❷の4、5の高リスク患者は、3歳以下、PSGで重症OSA、OSAによる心臓合併症、成長障害、肥満、頭蓋顔面奇形、神経筋疾患、呼吸器感染症のある症例である。

■ **Cochrane review**

小児OSAに対するadenotonsillectomyと保存的治療を比較した3論文についてのreviewがみられる[4]。

ほかに合併症のない、PSGでOSAと診断された5〜9歳の小児では、adenotonsillectomyがQOL、症状、行動に関して有効であるという中レベルのエビデンスとPSGの結果に関して有効であるという高レベルのエビデンスがある。同時に注意や神経認知機能に関しては有効でなかったという高レベルのエビデンスもある。また、保存的治療を行った症例のほぼ半数は7か月後にPSGの結果が正常化していたため、手術の危険性と保存的治療の利害をよく検討して手術適応を決めるべきとしている。PSGを施行せずに診断した症例については、きわめて低レベルのエビデンスしかないため、adenotonsillectomyの有効性について結論は出せなかった。Down症候群やムコ多糖症を合併したPSGでOSAと診断された軽症〜中等症OSAでは低レベルのエビデンスであるが、adenotonsillectomyとCPAPが同等に有効であることが示唆された。5歳未満の小児についてはデータが得られなかったということである。

抗炎症薬による治療

有効性が期待されているが、わが国では保険適用はない。

■ **アメリカ小児科学会診療ガイドライン**[3]

adenotonsillectomyが禁忌または術後の軽症OSA症例の治療選択肢として鼻噴霧用ステロイド薬があげられている（❷）。軽症OSAは無呼吸低呼吸指数（AHI）が5未満の症例としている。長期間の治療成績が不明であるため、再発やステロイドの副作用も含めて検討する必要性を指摘している。

■ **Cochrane review**[5]

小児OSAに対する抗炎症薬物治療の小児OSAに対する有効性について、軽症〜中等症の症例ではフルチカゾン点鼻にAHI短期改善効果がある可能性を指摘しているが、対象となった論文数が少ないこととステロイドの長期安全性の問題から、さらに無作為化比較試験が必要であるとしている。また、ロイコトリエン受容体拮抗薬には十分なエビデンスがないとしている。

（鈴木正志、渡辺哲生）

引用文献

1) American Academy of Sleep Medicine. Obstructive sleep apnea, pediatrics. International Classification of Sleep Disorders. 3rd ed. 2014. p.63-8.
2) Baugh RF, et al. Clinical practice guideline : Tonsillectomy in children. Otolaryngol Head Neck Surg 2011 ; 144 : S1-S30.
3) Marcus CL, et al. Diagnosis and management of childhood obstructive sleep apnea syndrome. Pediatrics 2012 ; 130 : 576-84.
4) Venekamp RP, et al. Tonsillectomy or adenotonsillectomy versus non-surgical management for obstructive sleep-disordered breathing in children. Cochrane Database Syst Rev 2015 ; (10) : CD011165.
5) Kuhle S, Urschitz MS. Anti-inflammatory medications for obstructive sleep apnea in children. Cochrane Database Syst Rev 2011 ; (1) : CD007074.

シリーズ関連項目

- 『子どもを診る 高齢者を診る』「アデノイド増殖症・口蓋扁桃肥大・慢性扁桃炎」p.164（高野賢一, 氷見徹夫）

慢性扁桃炎と IgA 腎症

IgA 腎症の疾患概念と扁桃

　IgA 腎症の定義は糸球体メサンギウム細胞，基質の増殖性変化とメサンギウム領域への IgA，補体 C3 の顆粒状沈着を認めるもので，腎生検で確定診断される．臨床的には血尿が必発で，腎炎の進行とともに蛋白尿がみられ，多様な経過をとるが，大半は徐々に進行する．10～30％の自然寛解がある一方，10 年で 15～25％，20 年前後で 30～40％の患者が末期腎不全に至るとされる．

　本症は現在世界でも頻度の高い慢性糸球体腎炎で，本邦では糖尿病性腎症に次いで透析導入の原因疾患となっている．全国疫学調査では 1994 年の IgA 腎症受療患者数は 21,000～27,000 人と推計され，1995～2005 年の前向きコホート調査における 10 年腎生存率は 85％で，発見の契機は健診時の尿検査が 71.2％と最も多く，肉眼的血尿は 11.5％であったと報告されている[1]．欧米では約 50％が肉眼的血尿で発見されるが，本邦では学校や職場の健診で尿検査が普及しており，早期・軽症のうちに発見される例が多い．

　腎炎と扁桃のかかわりについては古くから指摘されていたが，IgA 腎症でも上気道炎，扁桃炎罹患時に尿所見が悪化することが知られており，病巣感染症の一つとして 1980 年代に口蓋扁桃摘出術（扁摘）の有効性について多くの報告がなされるようになった．治療は生活規制，食事療法，血圧のコントロールを基本とし，ステロイドパルス療法が血清クレアチニン 1.5 mg/dL 以下および尿蛋白 1.0～3.5 g/日を呈する症例において腎機能の長期予後を改善させたというエビデンスが示され，行われてきた．しかし，30～50％の再燃があり，長期にわたりステロイドの使用を繰り返す副作用などが問題になっていた．

　2001 年に Hotta らがステロイドパルス療法に扁摘を併用する扁摘パルス療法により臨床的寛解導入が期待できると報告し[2]，以来，本邦ではこれが広く行われるようになった．しかし，「KDIGO Clinical Practice Guideline for Glomerulonephritis」ではエビデンスレベルが低いとして扁摘パルス療法は推奨されておらず，扁摘の有効性を論議するうえでエビデンス不足が指摘されていた．

IgA 腎症をめぐる新しい潮流

　「IgA 腎症診療指針―第 3 版」[3] が報告され，組織学的重症度に臨床的重症度を加味した透析導入リスクの層別化を行い，リスク群別の治療指針が提言された．扁摘パルス療法の有効性に関しては無作為化比較試験（RTC）が行われていると記載されたが，2011 年日本腎臓学会学術総会において前向き RTC を血清クレアチニン 1.5 mg/dL 以下かつ尿蛋白 1.0～3.5 g/日の症例について多施設共同研究にて行った結果，扁摘パルス療法はステロイド単独療法より尿蛋白減少効果に優位性を認めたと報告された．以後，腎機能保持についてはさらなる長期の検討を要すること，血清クレアチニン 1.5 mg/dL 以上の例にも扁摘の効果があるかなど，課題はあるものの，扁摘パルス療法は主流の治療法になった．

　近年，扁桃と IgA 腎症とのかかわりについての基礎研究が増えつつあり，IgA 腎症に特異的な扁桃病変，扁桃と腎症の病理変化との相関やステロイドパルス療法による影響などの知見から扁摘パルス療法の有効性の根拠を示唆する報告がなされている[4,5]．小児においても免疫能の獲得という観点から扁桃の発達時期には扁摘を避けるという小児科からの意見があったが，扁摘による免疫能の低下による臨床上の問題がないこと，難治例では長期にステロイド内服が必要になるデメリットも指摘され，小児 IgA 腎症でも扁摘の依頼が増えつつある．

　また，IgA 腎症を原疾患とする腎移植は非 IgA 腎症に比し 12～15 年以上の長期予後が悪く，IgA 腎症再発による腎喪失が問題となっている．

移植腎における IgA 腎症再発と扁摘の効果についてはまだ結論は出ていないが，他のワルダイエル輪の関与も含め興味ある問題を提起している．

IgA 腎症の治療における扁摘

■ 適応

扁摘のみで寛解にまで至る例は半数以下であり，一部の例を除き，現在では扁摘パルス療法の一環として手術が行われる．

IgA 腎症に対する扁摘の適応基準案の必須項目は，①IgA 腎症の確定診断：腎生検による糸球体の観察，②腎生検時に重症度分類Ⅰ～Ⅲ群，および血清クレアチニン 2.0 mg/dL 以下．ただし，重症度Ⅳ（予後不良）群または血清クレアチニン 2.0 mg/dL を超えても，同意が得られれば，著しい腎機能低下などの禁忌と考えられる状態でない限り手術を考慮する．参考項目では，③病歴：扁桃炎または急性上気道炎に尿所見の増悪を認める，④扁桃局所所見：埋没型で陰窩内に膿栓付着を認める，⑤扁桃誘発試験：特に尿所見（尿潜血）陽性があげられている．③～⑤に当てはまる場合は扁摘を勧めやすいが，当てはまらない場合でも効果に有意差がないことから，あくまで参考項目とされる[6]．

一方，②の血清クレアチニン 2.0 mg/dL 以上の例，重症度Ⅳ（予後不良）群では手術のリスクも高くなり，治療の目標も異なってくる．重症例では将来腎移植の適応になる可能性があり，移植腎における IgA 腎症再発リスクを避ける目的で移植前の扁摘を考慮することがある．堀田は，IgA 腎症は進行性で，扁摘パルス療法を行っても"point of no remission"を越えてしまうと血尿は消失するが寛解にまでは至らず，"point of slowing"を越えると進行を抑えることも困難になると指摘している[7]．扁摘の効果は腎病理の不可逆的状態により規定されるため，患者の透析導入リスクの段階を把握し，何を治療目標とするかを担当の腎臓内科医に確認し，術前に説明する．巣状の腎病変を示す場合には腎生検が必ずしも腎全体を反映しない場合がある旨も患者・家族に説明する．高齢者については腎症の予後，全身状態などで慎重な対応が必要だが 70 歳代前半までは必ずしも年齢による制限は行っていない．

■ 扁摘パルス療法の手術時期と周術期管理

IgA 腎症でも発症から 3 年で寛解率が下がることから，早期に扁摘パルス療法が薦められる．

パルス療法と扁摘の間隔はそれぞれ少なくとも 1～2 週間はあけるのが望ましい．堀田は，どちらが先でも効果に差はないが，扁摘が先なら寛解率が低下することから扁摘後 1 年以内のパルス療法を，扁摘が後ならパルス療法によりアポトーシスでいったん消失したリンパ濾胞は 6 か月程度で元に戻るため，パルス療法後 6 か月以内の扁摘を勧めている[7]．ステロイドが投与されていない場合，術後の肉眼的血尿など尿所見悪化の頻度が高く，腎病変の活動性が高い場合にはパルス療法後の手術が安全である．

パルス療法には隔月で 3 クール行う Pozzi 方法と，1 か月で 3 クール行う仙台方式があり，代表的な仙台方式は，1 クール＝プレドニゾロン 500 mg（＋ヘパリン 2,000 単位）点滴 3 日間＋プレドニゾロン 30 mg 内服 4 日間，×3 クール後にプレドニゾロン 30 mg 隔日経口投与とし，約 2 か月おきに 5 mg ずつ減量し 1 年で終了する．

周術期の管理では尿所見の悪化を避けるため，ステロイド隔日投与例では術当日にもステロイドを使用し，術前から抗生物質の投与を行う．また抗血小板薬が蛋白尿減少効果を期待され使用されている場合やワルファリンカリウム内服が処方されている場合があるので術前に確認し，周術期は休薬する．出血のコントロールに苦慮するので十分な高血圧管理がなされていることを確認する．術後の疼痛には，全身の浮腫をきたすことがあるので，プロスタグランジン合成酵素阻害作用を示さない解熱鎮痛薬スリンダクなどを使用する．

■ 小児 IgA 腎症における扁摘

IgA 腎症はすべての年齢に発症するが，高齢者には少なく，約 1/3 の症例が 10 歳代に発症している．「小児 IgA 腎症治療ガイドライン 1.0 版」[8]では扁摘についての有効性は一定していないと記

❶ 扁摘パルス療法における扁摘のポイント

術前	1. 患者の透析導入リスクの段階を把握し，治療の目標を確認したうえでインフォームド・コンセントをとる 2. 扁摘はパルス療法前1年以内，もしくはパルス療法終了後6か月以内に行うのが望ましい 　・パルス療法と扁摘の間隔は1～2週間以上あける 　・腎病変の活動性が高い場合はパルス療法終了後に手術をするほうが術後の尿所見の悪化が少ない 3. 血圧のコントロールが良好なことを確認する 4. 抗血小板薬，抗凝固薬の使用をチェックし，必要な期間休薬を指示する
周術期	1. 扁摘後，約7割で尿所見の一過性増悪がみられる．悪化のピークは術後2～3日目で，約2週間で改善 2. 小児では術後にHenoch-Schönlein紫斑病と同様な腹痛や発疹を起こす例がある 3. ステロイド隔日投与例では術当日にもステロイドを使用し，術前より抗生物質の投与を行う 4. 術後，消炎鎮痛薬で全身の浮腫をきたすことがあるので，術後の疼痛にはプロスタグランジン合成酵素阻害作用を示さない解熱鎮痛薬スリンダクなどを使用する
術後	1. 扁摘後もワルダイエル輪の他の扁桃・リンパ組織は残るので，うがいの励行や禁煙を勧める 2. 副鼻腔炎，齲歯・歯周病など持続感染を起こしうる周辺病変も治療する

載されているが，扁摘パルス療法とステロイドパルス療法の比較では蛋白尿消失と尿所見寛解率が扁摘群で有意に高いとの報告もなされ，小児でも扁摘パルス療法が行われる．小児ではアデノイド増殖症があればアデノイド切除術を追加する．また，本邦の小児では乳歯の齲歯や根尖性歯周炎を高率に合併していることから，鼻・副鼻腔炎や歯科領域疾患の治療も加える必要がある[9]．紫斑病性腎炎はIgA腎症と同様の腎病理を示すが，小児では術後にHenoch-Schönlein紫斑病と同様な腹痛や発疹を起こす例があるので小児科医との連携が大切である．

■ 術後

扁摘パルス療法開始後，血尿消失までは平均約1年かかる．扁摘パルス療法でも糸球体毛細血管炎の指標である血尿が約20％で消失しない．寛解しても約5％で再燃する．再燃例や幼少時の扁摘例では扁桃下極に遺残を認めることがあり，遺残扁桃の摘出手術が必要となる場合がある．扁摘後もワルダイエル輪の他の扁桃・リンパ組織は残るので，うがいの励行や禁煙を勧める．血尿が持続する例や再発例は再来してもらい，上咽頭，遺残扁桃など病巣の有無をチェックし，副鼻腔炎，齲歯・歯周病など持続感染を起こしうる周辺病変を治療する．

（松谷幸子）

引用文献

1) 後藤雅史ほか．IgA腎症の疫学．医学のあゆみ 2010；22：1101-6.
2) Hotta O, et al. Tonsillectomy and steroid pulse therapy significantly impact on clinical remission in patients with IgA nephropathy. Am J Kidney Dis 2001；38：736-43.
3) 厚生労働科学研究費補助金難治性疾患克服研究事業進行性腎障害に関する調査研究班報告　IgA腎症分科会．IgA腎症診療指針—第3版．日腎会誌 2011；53：123-35.
4) 高橋和夫，湯澤由紀夫．IgA腎症の治療・病因のトピックス：扁桃摘出術とステロイドパルス併用療法．口咽科 2014；27：17-24.
5) 城　謙輔ほか．IgA腎症扁桃炎の病理学的特性とその糸球体腎炎との関連．口咽科 2014；27：109-14.
6) 赤木博文．IgA腎症に対する扁桃摘出術の適応をどう考えるか？—耳鼻咽喉科の立場から．JOHNS 2008；24：1547-50.
7) 堀田　修．IgA腎症の病態と扁摘パルス療法．メディカル・サイエンス・インターナショナル；2008．p. 48，53.
8) 日本小児腎臓病学会学術委員会小委員「小児IgA腎症治療ガイドライン作成委員会」．小児IgA腎症治療ガイドライン1.0版．日腎会誌 2008；50：31-41.
9) Inoue CN, et al. Impact of periodontal treatment in combination with tonsillectomy plus methylprednisolone pulse therapy and angiotensin blockade for pediatric IgA nephropathy. Clin Nephrol 2012；77：137-45.

シリーズ関連項目

- 『のどの異常とプライマリケア』「扁桃摘出術の適応は変わったか？」p.62（高原　幹）
- 『口腔・咽頭疾患，歯牙関連疾患を診る』「扁桃病巣感染症の診断と手術適応」p.148（高原　幹）

メトトレキサート（MTX）関連リンパ増殖性疾患

　メトトレキナート関連リンパ増殖性疾患（methotrexate-asscciated lymphoproliferative disorders：MTX-LPD）は，メトトレキサート（MTX）投与口の患者に発生するリンパ増殖性疾患（悪性リンパ腫）で，頸部腫瘤を主訴に耳鼻咽喉科を受診する可能性のある疾患である．

関節リウマチ治療における MTX の位置づけ

　関節リウマチ（rheumatoid arthritis：RA）の患者数は国内に 70〜80 万人といわれている．MTX は，約 60 年前に抗悪性腫瘍薬として開発された薬剤だが，近年，疾患修飾性抗リウマチ薬（disease mcdified anti-rheumatic drugs：DMARDs）の一種として，高い有効性と安全性から RA 治療の標準的治療薬として用いられている．現在日本ではリウマトレックス®，メトレート®，メストレキセート®，トレキサメット®の商品名で市販されている．

　MTX の副作用としては，骨髄抑制，間質性肺炎，感染症，肝障害，リンパ増殖性疾患などがある．

リンパ増殖性疾患とは

　リンパ増殖性疾患（LPD）とは，リンパ組織の増殖全般をさし，腫瘍性疾患（悪性リンパ腫），非腫瘍性疾患（反応性過形成），境界領域病変に分類されるが，臨床的に問題となるのは悪性リンパ腫である．MTX-LPD の病理組織型は多彩であるが，びまん性大細胞型 B 細胞性リンパ腫（DLBCL）が最も多く，Hodgkin リンパ腫（HL）が次に多い．

　MTX-LPD は 1991 年に初めて報告され，RA 治療に MTX が使用されるにつれて報告が増加した．MTX-LPD は，2008 年の WHO によるリンパ系腫瘍の組織分類第 4 版では「他の医原性免疫不全症関連増殖性疾患」の一つに分類されており[1]，「関節リウマチ治療におけるメトトレキサート（MTX）診療ガイドライン」においては，MTX の重篤な副作用の一つとしてあげられている[2]．

MTX-LPD の臨床像

　実際の臨床現場では，RA 治療にて MTX 投与中にリンパ節腫大を認め，生検にて悪性リンパ腫の組織型が明らかになり MTX-LPD と診断される．リンパ節腫大は，通常の悪性リンパ腫と違いはない．

　MTX-LPD で特徴的なのは，MTX の投与中止により腫瘍の退縮が起こり，寛解を得られる症例が約 30％ に存在することである．特に Epstein-Barr ウイルス（EBV）陽性の非 Hodgkin リンパ腫に寛解が認められるが，一度寛解を得られてもその後約半数は再燃するといわれ，慎重な経過観察が必要である．

　MTX-LPD におけるリンパ腫の発生部位は，リンパ節と節外病変が半数ずつと節外病変が多い傾向がある．耳鼻咽喉科領域では頸部リンパ節・扁桃組織のほか，節外病変として唾液腺・甲状腺・鼻腔などに発生した報告がある[3]．

　本邦での MTX-LPD 48 例の報告では，LPD 診断時年齢は中央値 67 歳，性別は男女比約 1：2，RA 発症から LPD 発症までの期間は平均 11 年，MTX 投与期間は約 5 年であった[4]．

　MTX-LPD の長期予後についての報告は少ないが，DLBCL での 5 年生存率は 58〜74％ との報告がある．

　リンパ腫の発症における MTX の関与については明確ではないが，MTX 投与にて Hodgkin リンパ腫の発症率が増加するという報告があり，その大部分で EBV の活性化が示されている．

関節リウマチ患者における LPD

　RA 患者では MTX 使用の有無にかかわらず一般人口に比して約 2〜4 倍程度リンパ腫の合併が

多い．LPDの成因については，RAに伴う免疫異常，Sjögren症候群の合併，EBV感染，MTXなどの治療薬による免疫低下の影響などが指摘されているが，明確な原因は不明である．RA患者に発生するLPD症例は，通常のLPD症例と比べて，高齢者に多い・女性に多い・DLBCLが多い・EBV陽性が多い・予後不良という特徴がある．

一方でRA患者に発生したLPDのなかでは，MTX投与の有無によりその臨床的・組織学的特徴に差はなく，予後にも差はない．MTX投与により異なるのは，RAを発症してからLPD発症までの期間がMTX投与群では短い（MTX投与群では中央値11年，非投与群では20年）点である．MTX投与にてLPD発症の頻度が高くなるとする報告はなく，エビデンスの明らかなMTX-LPDの危険因子は知られていない．MTX投与期間，総投与量，RAの重症度，Sjögren症候群の合併の有無も危険因子ではない．最近では新しいRA治療薬であるTNF阻害薬の投与においても同様のLPD発症が指摘されており，その発症頻度もMTXとほぼ同等とされている．

MTX-LPDの診断と対応

外来診察時に頸部リンパ節腫脹を認める症例では，RA合併の有無やRA治療薬であるMTXやTNF阻害薬の内服歴を確認する．これらを内服しているようであれば，MTX-LPDの可能性を考え，RAの主治医に情報提供を行い，治療方針を検討する．

組織生検で診断を確定した後，MTXを投与中止し2週間の経過観察を行うことが治療の第一選択である．腫瘍の退縮を認める場合は追加治療を行わずに慎重に経過観察を行う．中止のみで寛解に至らなければ，組織型に応じた化学療法を行う（❶）．

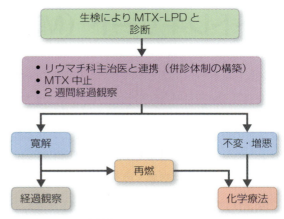

❶ MTX-LPD診断後の対応

早期の生検が難しい場合には，内科主治医と相談のうえ，休薬にて2週間経過観察する場合もあるが，寛解しない場合にはすみやかな生検による診断確定が必要である．

MTX使用中にLPDが認められた場合は，その後MTXは使用しないのが原則である．また予防対策としてLPDの既往や骨髄異形成症候群を有する患者にはMTXを投与しないことが推奨されている．

（角　卓郎）

引用文献

1) Gaulard P, et al. Other iatrogenic immunodeficiency-associated lymphoproliferative disorders. Swerdlow SH, et al. eds. WHO Classification of Tumours of Haematopoietic and Lymphoid Tissues. IARC Press；2008. p.350-1.
2) 日本リウマチ学会MTX診療ガイドライン策定小委員会編．関節リウマチ治療におけるメトトレキサート（MTX）診療ガイドライン．羊土社；2011.
3) 西尾綾子ほか．メトトレキサート関連リンパ増殖性疾患の4例．耳鼻臨床 2011；104：143-50.
4) Hoshida Y, et al. Lymphoproliferative disorders in rheumatoid arthritis：Clinicopathological analysis of 76 cases in relation to methotrexate medication. J Rheumatol 2007；34：322-31.

NBIとmodified Killian's methodを用いた内視鏡診断

　現在の耳鼻咽喉科領域，とくに頭頸部癌領域における内視鏡診断では狭帯域光観察（narrow band imaging：NBI）による内視鏡診断はほぼ必須のものとなりつつある．2007年にオリンパスがNBIを耳鼻咽喉科内視鏡に搭載して約8年，解像度の向上とともに，今まで見えなかったものが見える時代になってきた．しかしNBI内視鏡で見れば誰でも微小病変を発見できるわけではない．むしろNBIは補助的診断であって，通常光で病変をしっかり確認することのほうが重要である．本項では日常診療における内視鏡診断で，筆者らが行っている診察方法・工夫について解説したい．

NBIとは

　NBIとは，血液中のヘモグロビンに吸収されやすい狭帯域化された2つの波長（青色光：415 nm，緑色光：540 nm）の光を用いた観察手法のことである．NBIでは血管が濃い茶褐色に表示され，粘膜表層の毛細血管と粘膜微細模様が強調される．腫瘍部では非腫瘍部に比べ，微小毛細血管が増生するため，NBIでは茶褐色調の領域 "brownish area" として観察される（❶）．NBIを用いてこのbrownish areaを探すことにより，表在性の病変を診断することが可能となる[1]．上部消化管内視鏡では拡大観察によるIPCL（上皮乳頭内毛細血管ループ）の形態変化をとらえることでさらなる質的診断も可能であるが，耳鼻咽喉科内視鏡ではその機能はまだ搭載されてない．

診察方法の工夫

　画像診断技術によって耳鼻咽喉科領域の表在癌が診断可能となってきた．しかし新しい技術だけで多くの癌が診断できるのではなく，解剖学的に複雑な耳鼻咽喉科領域では，見えにくい部分をいかに見えるようにするかということも重要である．見えているつもりであった中咽頭と，見えなかった下咽頭の診察の工夫について，以下に紹介する．

NBI内視鏡による経口的観察

　従来，扁桃を含む中咽頭の診察は通常の視診のみを行っていた．しかし反射が強い，舌が大きいなど，患者側の要因で診察が困難なことも少なくなかった．近年ヒトパピローマウイルス（HPV）陽性の中咽頭癌の増加に伴い，微小な扁桃病変を

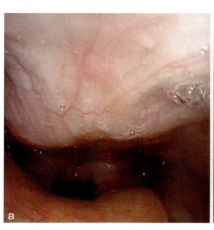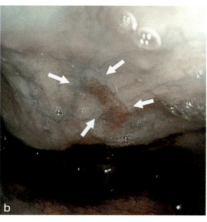

❶ brownish area
通常光（a）では視認困難な病変がNBI内視鏡観察（b）により茶褐色調の領域 "brownish area" として観察される（矢印）．

❷ 原発不明で紹介された患者の原発巣検出率

	検出率	内訳（例）	
従来法（視診のみ） （2006〜2009年）	71%(15/21)	中咽頭 下咽頭 食道	2 12 1
NBI内視鏡による観察 （2010〜2015年）	71%(20/28)	中咽頭 下咽頭 上咽頭 食道	8 9 2 1

従来法と比較して中咽頭の検出数が増加した（2例→8例）．

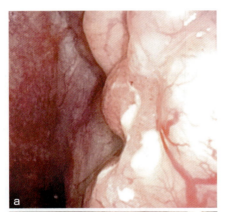
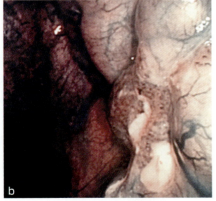

❸ 内視鏡所見（中咽頭癌T1症例）
a：前方から内視鏡で診察することにより肉眼では確認困難な病変が検出できる．
b：NBIでは異常血管がより明瞭に描出される．

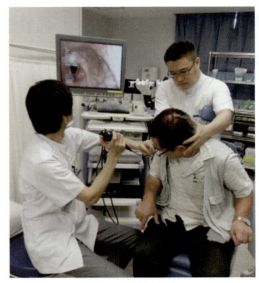

❹ modified Killian's method
顎を引き前屈し頸部回旋を行った状態でValsalva法を用いて観察する．患者が頭位を維持するのが難しい場合は，助手が補助するとよい．

検索することが不可欠となってきている．そのため筆者らは2010年から原発不明癌の検索に経口的なNBI内視鏡観察を取り入れた．その結果，従来に比べ多くの微小扁桃病変を診断することが可能であった（❷）．

ポイントは，患者，または助手に舌を牽引させて発声させながら観察することである．これにより，中咽頭が一つの腔として観察でき，喉頭蓋谷，咽頭後壁，口蓋弓，扁桃，舌扁桃溝などが従来では見えなかったような視野で観察できる．この視野で高解像度の内視鏡やNBIによる観察を行えば，通常の視診では視認できないような病変が診断可能となる（❸）．この方法は原発不明の頸部リンパ節転移の原発巣検索に非常に有用，かつ不可欠な方法であると考えている．

頭位の工夫による下咽頭観察

下咽頭の診察は非常に難しく，Valsalva法などによる従来の診察方法では下咽頭を全周性に観察することはなかなか困難であった．筆者らは以前から頭位の工夫により下咽頭を開くことができるのではないかと考えていた[2]．その結果，従来法よりも優れた視野を得ることができる下咽頭観察方法を見いだし，modified Killian's method（MK法）と命名し報告した[3]．通常Valsalva法はsniffing positionで診察されるが，この方法はまったく逆で，患者は顎を引いて前屈し頸部を回旋しValsalva法を行う（❹）．この方法は従来の方

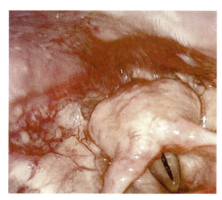

❺ modified Killian's method による内視鏡所見
下咽頭が大きく開くことにより下咽頭の全周が観察できる．

❻ 従来法と MK 法による下咽頭視野の Grading

方法	Grading			
	1	2	3	4
頭部回旋	1	18	0	1
Killian の頭位	0	20	0	0
Valsalva 法	0	10	6	4
MK 法	0	0	6	14

Grade
1　視野は改善するが輪状披裂関節は観察できない
2　輪状披裂関節が観察できる
3　輪状披裂関節をこえて観察できるが上部食道括約筋は観察できない
4　上部食道括約筋が観察できる

Valsalva 法よりも MK 法のほうが Grade が高いケースが多かった．

法と比較し，容易かつ高頻度に下咽頭を全周性に観察することを可能とする（❺）．

　健康成人における MK 法の視野に関する検討では，Valsalva 法と比較して視野を改善させることが可能であった（❻）．また本検討では Valsalva 法でうまく視野が得られなかった被検者においても MK 法を行うことで視野が改善した．つまり，Valsalva 法は検者側も患者側もうまく行わないと十分な視野を得ることができない難しい方法であるが，その状態でも MK 法では視野を得ることができる簡単な方法といえる．また Murono らによる検討では，放射線療法後，化学放射線療法後の患者においても MK 法は十分な視野を得ることができたと報告された[4]．今後の内視鏡診察において MK 法は非常に有用であり，ぜひ多くの耳鼻咽喉科医に実践していただきたい．

おわりに

　筆者らが内視鏡診断を行うときの診察方法・工夫について簡単に述べた．咽喉頭は解剖学的に複雑な構造のためどうしても見えない部分が存在する．今まで光が当たらなかったところに光を当てて観察すること，それが内視鏡診断において最も重要なことと考える．

（酒井昭博）

引用文献

1) 大上研二．耳鼻咽喉科内視鏡の歴史．JOHNS 2014；30：137-41．
2) Sakai A, et al. New techniques to detect unknown primaries in cervical lymph node metastasis. Laryngoscope 2010；120：1779-83．
3) Sakai A, et al. A new technique to expose the hypopharyngeal space：The modified Killian's method. Auris Nasus Larynx 2014；41：207-10．
4) Murono S, et al. Evaluation of modified Killian's method：A technique to expose the hypopharyngeal space. Laryngoscope 2014；124：2526-30．

シリーズ関連項目

- 『実戦的耳鼻咽喉科検査法』「NBI による癌の診断」p.38（松浦一登）
- 『がんを見逃さない』「ここまで進歩した内視鏡―ファイバースコープから最新の NBI 内視鏡まで」p.134（杉本太郎，岸本誠司，清川佑介，川田研郎）
- 『がんを見逃さない』「中・下咽頭表在癌」p.142（鵜久森 徹）

10 喉頭乳頭腫の診断と治療

　喉頭乳頭腫は，主に低リスク型のヒトパピローマウイルス（human papillomavirus：HPV）であるHPV6やHPV11が発症に関与する，気道粘膜へのHPV感染による粘膜上皮の疾患である．とくに再発・多発の傾向が強く再発性呼吸器乳頭腫症（recurrent respiratory papillomatosis：RRP）と呼ばれるものは治療に難渋することが多く，繰り返し必要とされる手術は患者・家族に大きな負担となる[1]．

診断のポイント

■ 症状
　声帯が好発部位であるため嗄声をきたすことが多いが，喉頭乳頭腫に特徴的なものではない．また，小児は症状を適切に訴えることができないことも多く，嗄声が見過ごされ喘鳴により初めて気づかれることもある．診察医はその存在を常に念頭におかねばならない．

■ 検査
　喉頭内視鏡によるカリフラワー様の所見は特徴的であり，個々の隆起に毛細血管が目立つ（❶）．近年普及している狭帯域光観察（narrow band imaging：NBI）では，鮮明な個々の乳頭腫の中に点状あるいは線状に毛細血管が強調され，診断に有用である[2]（❷）．

　喉頭内視鏡による観察では，腫瘍の好発部位が軟口蓋鼻腔面，喉頭蓋喉頭面正中付近，喉頭室の上・下縁，声帯下唇などであることを意識しておくことが重要である．また，前連合では両側声帯にまたがる病変の有無を慎重に観察する．

■ 評価
　重症度を客観的に評価する指標として，Derkayらが提案した，症状スコア[★1]と病変スコア[★2]を合計するスケールが汎用される[3]．

■ ウイルスの面から
　HPV11が検出される例ではHPV6が検出される例よりも病勢が強いと認識されている．そのため，欧米では早期にHPVジェノタイプ判定[★3]

[★1] 音声（0〜2），喘鳴（0〜2），緊急性（0〜3），呼吸困難（0〜4）の各スコアの合計．

[★2] 喉頭13亜部位（喉頭蓋舌面および喉頭面，左右披裂喉頭蓋襞，左右仮声帯，左右声帯，左右披裂部，前連合，後連合，声門下），気管6亜部位（上部気管，中部気管，下部気管，左右気管支，気管切開孔），その他6亜部位（鼻腔，口蓋，咽頭，食道，肺，その他）における病変を0〜3の4段階にスコア化し合計したもの．

[★3] HPV核酸検出やHPVジェノタイプ判定は，喉頭乳頭腫では保険適用外であるが，外部の検査機関へ依頼することができる．ホルマリン固定パラフィン包埋標本からも可能である．

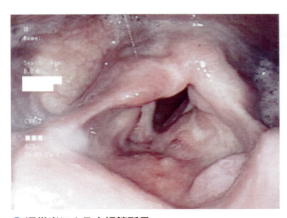

❶ 通常光による内視鏡所見
病変は十分に認識できるが，色調は周辺粘膜に類似している．

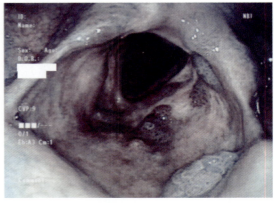

❷ NBIによる内視鏡所見
病変は周囲粘膜と異なる色調を呈し，毛細血管が点状に強調されてみえる．

を行うことが多い[1]．近年，高リスク型HPV，とくにHPV16との関連が注目されている中咽頭癌では，免疫染色によるp16蛋白の検出がHPV感染のサロゲートマーカーとなっている．しかし，喉頭乳頭腫ではその有用性は乏しいとされる[4]．

治療のポイント

喉頭乳頭腫に対する決定的な治療法は存在しないが，治療の中心は手術であり，再発・多発症例では補助療法の併用を考慮する．

■ 手術

粘膜上皮の疾患であることを考慮し，腫瘍を「正確に無理なく」取り除き，正常組織の過度の瘢痕化を予防することが重要である．欧米では術後に再発するものとの認識のうえ，腫瘍の減量，病変の縮小，気道確保，音声改善，手術間隔の延長を目的とすることも多い[1]．

手術ではCO_2レーザーとマイクロデブリッダーが欧米の双璧であるが，本邦ではマイクロフラップを含めたメスや鉗子による手技も行われている[1,5]．腫瘍血管を凝固するKTPレーザーを用いると全身麻酔下手術のみならず局所麻酔下の軟性内視鏡経由の処置も可能となる（❸）．

喉頭直達鏡を用いて手術を行う場合でも，NBIを併用することにより，観察・処置の精度を上げることができる．また，前連合をまたぐ病変では，横隔膜症による音声の悪化を防止するため，二期的手術を行う．

■ 補助療法

一般に補助療法の適応は，年間4回以上の手術，気道閉塞を引き起こす急速な増大，遠位に播種，とされるが，喉頭乳頭腫を適応疾患とする薬剤はなく適応外使用とせざるをえない[1]．

古典的にインターフェロンが使用されてきたが，感冒様症状などの副作用や長期間の治療が必要なことなどから，施行頻度は減少している．胃酸逆流による扁平上皮化生は腫瘍の好発部位となるため，H_2受容体拮抗薬やプロトンポンプ阻害薬の効果もある．アブラナ科植物に由来するインドール-3-カルビノールも有効とされる．本邦で

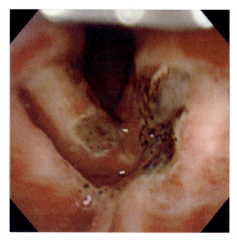

❸ KTPレーザー蒸散手術（全身麻酔下）翌日の喉頭内視鏡所見（❶，❷とは別の症例）
腫瘍の蒸散とともに，腫瘍毛細血管が凝固されている（黒色点状箇所）．

は，補中益気湯やヨクイニンなどの漢方薬を使用することも多い[1,5]．

シトシンヌクレオチド類似体であるcidofovirの局所注入は欧米で最も頻用されている補助療法であるが，適応外の使用は推奨されておらず，本邦では薬事未承認である．アメリカのタスクフォースによる18の声明を参照すべきである[6]．

ピットフォール

悪性転化の可能性があるため，初回手術時には病理組織学的検査により癌の合併を否定しておく．また，長期にフォローアップすることが重要で，必要に応じて組織検査も行う．

気管切開は，確証はないものの下気道への腫瘍播種との関連が指摘されており，極力避けることが望ましい．

レーザー治療の際に発生する煙にHPVが存在することが指摘され，術者への感染も否定できない．したがって，吸引管を焼灼部位に可能な限り近づけて排煙を行うとともに，外科用マスクを顔面にフィットするように着用し，マスクの縁からの煙の流入を防ぐことが重要である．

（室野重之，吉崎智一）

引用文献

1) 齋藤康一郎. ヒト乳頭腫ウイルス感染の現状と新しい展開—喉頭乳頭腫を巡る現状と現実的なアプローチ 2013. 日耳鼻 2014；117：624-30.
2) Piazza C, et al. Narrow band imaging in endoscopic evaluation of the larynx. Curr Opin Otolaryngol Head Neck Surg 2012；20：472-6.
3) Derkay CS, et al. A staging system for assessing severity of disease and response to therapy in recurrent respiratory papillomatosis. Laryngoscope 1998；108：935-7.
4) Mooren JJ, et al. P16^{INK4A} immunostaining is a strong indicator for high-risk-HPV-associated oropharyngeal carcinomas and dysplasia, but is inreliable to predict low-risk-HPV-infection in head and neck papillomas and laryngeal dysplasias. Int J Cancer 2014；134：2108-17.
5) Murono S, et al. Trends in the management of recurrent respiratory papillomatosis in Japan. Auris Nasus Larynx 2015；42：218-20.
6) Derkay CS, et al. Current use of intralesional cidofovir for recurrent respiratory papillmatosis. Laryngoscope 2013；123：705-12.

シリーズ関連項目

- 『のどの異常とプライマリケア』「喉頭乳頭腫はどのようにすれば完治するのか？」p.132（齋藤康一郎）

声門後部癒着症と輪状披裂関節強直症

　声帯運動障害の原因は，反回神経麻痺や喉頭癌・下咽頭癌であることが一般的である．その他の原因として声門後部癒着症や輪状披裂関節強直症がある．その他の原因の多くは気管挿管の合併症であり，声門が狭窄するため，気管切開が行われる場合が多い．

　海外では声門後部癒着症や輪状披裂関節強直症との診断名はなく，すべて posterior glottic stenosis（PGS；後部声門狭窄症）と呼称され，4つのタイプに分類されている．本項では本邦で呼称されている声門後部癒着症と輪状披裂関節強直症および海外で呼称される PGS の臨床分類との関連と原因，診断，治療について解説する．

原因

　PGS の最も多い原因は気管挿管であり，10〜24 日間の長期気管挿管で 14％ の患者に PGS が生じたとの報告がある．挿管に関しては，乱暴な気管挿管や複数回に及ぶ挿管チューブの抜管と再挿管，大きなサイズの気管チューブ挿管，挿管されたチューブの気管内移動，挿管チューブの過剰なカフ圧，挿管チューブによる声門後部の外傷後の感染などが PGS の原因になる．また，喉頭の鈍的損傷や化学薬品の吸入や誤飲による化学熱傷などの喉頭外傷，再発性喉頭乳頭腫による複数回の CO_2 レーザー蒸散術，第 6 鰓弓発達異常による先天性異常，喉頭への放射線照射，ジフテリア・結核・梅毒などの感染症，リウマチ，全身性エリテマトーデスなどの膠原病も PGS の原因としてあげられる．

診断方法

　反回神経麻痺との鑑別が重要であり，喉頭内視鏡検査，直達喉頭鏡検査，喉頭筋電図検査で鑑別診断を行う．Bogdasarian ら[1]は，Hawkins の分類[2]に輪状披裂関節の瘢痕形成・線維性強直症の概念を取り入れた新たな 2 つの分類を加えて PGS を 4 つのタイプに分類した．Bogdasarian らの分類[1]を❶に示し，解説する．

- Type Ⅰ：披裂間が癒着し声帯外転を妨げているが，声門後壁は正常である．
- Type Ⅱ：声門後部と披裂間部の瘢痕が声帯移転を制限している．
- Type Ⅲ：後部声門から一側の輪状披裂関節に瘢痕が及ぶ．
- Type Ⅳ：両側輪状披裂関節の線維性強直症を伴う後部声門瘢痕．

　したがって，本邦での声門後部癒着症は Bogdasarian らの分類[1]上，Type Ⅰ と Type Ⅱ に相当し，輪状披裂関節強直症は Type Ⅲ と Type Ⅳ に相当すると考えてよい．

　実際の輪状披裂関節強直症の診断には，喉頭筋電図検査で正常な筋放電を確認し，反回神経による声帯麻痺ではないとしたうえで，喉頭電子内視鏡検査，および直達喉頭鏡検査を行う必要がある．輪状披裂関節の機械的固着の有無については直達喉頭鏡下に声帯突起部を触診して可動性をみる，いわゆる passive mobility test[3]によって検査するのが麻痺との鑑別上有効である．Cummings ら[4]も声門後部癒着症では，直達喉頭鏡下に一側声帯を外側に牽引すると対側声帯が同じ方向に牽引されることで確定診断がつくと報告している．

治療方法

　声門後部癒着症である Type Ⅰ（❷）[5]の病態のみであれば，単に癒着した瘢痕組織の切除のみで声帯運動が改善する．しかし，披裂間部および後部声門の癒着を伴う Type Ⅱ，Ⅲ，Ⅳ の病態では披裂筋を含めて後部声門の瘢痕を広く切除し，創部を粘膜弁で被覆する必要がある[6]．

　Type Ⅳ 症例に対して手術を施行した 7 歳女児の自験例を❸に示す[7]．この症例は術前に気管切開が行われていた．まずは癒着した披裂間に横切開を加え，声門後部の瘢痕を切除するため披裂

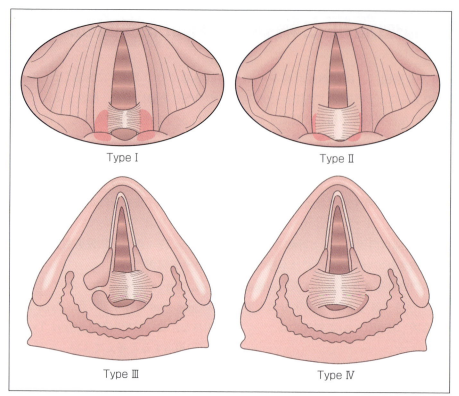

❶ Bogdasarian らの分類
Type Ⅰ：披裂間が癒着し声帯外転を妨げているが，声門後壁は正常．
Type Ⅱ：声門後部と披裂間部の瘢痕が声帯移転を制限．
Type Ⅲ：後部声門から一側の輪状披裂関節に及ぶ瘢痕．
Type Ⅳ：両側輪状披裂関節の線維性強直症を伴う後部声門瘢痕．
(Bogdasarian RS, et al. Otolaryngol Head Neck Surg 1980[1])を参考に作成)

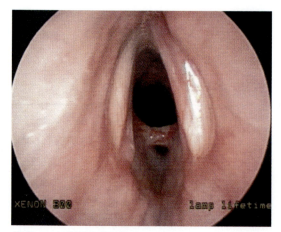

❷ Type Ⅰ症例の喉頭像
(Shikani AH, et al. Otolaryngol Head Neck Surg 2010[5]より)

間切痕に縦切開を行った（❸-a）．披裂筋を含めて後部声門の瘢痕を広く切除した（❸-b）後に創部を下咽頭輪状後部の粘膜弁で被覆した（❸-c）．術後は声帯外転運動が改善し（❸-d），気管孔を閉鎖することができた．しかし，これらPGS症例に対する手術の正式な保険収載はない．

また，輪状披裂関節強直症が高度な場合，十分な声帯外転効果が得られるとは限らない．その際にはEjnell法で声帯をナイロン糸で外側に牽引して声門間隙を拡大するか，披裂軟骨摘出術を行って声門後部に気道としての間隙を設ける必要がある．あるいは，両術式を同時に施行し，十分な声門開大が必要な場合もある．

（梅野博仁）

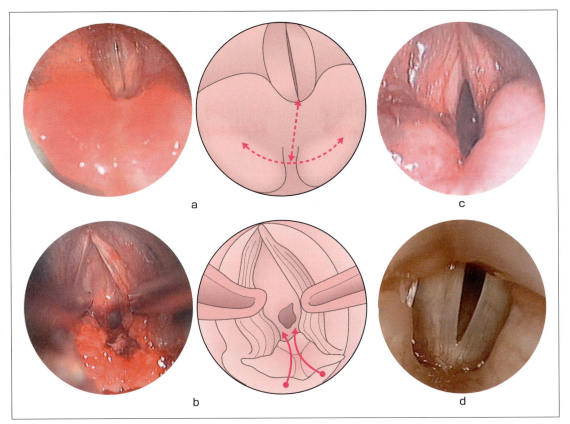

❸ Type IV 症例に対して手術を施行した 7 歳女児例
a：瘢痕は後部声門と披裂間部に及んでいたため，両側披裂部に横切開をメスで加え，披裂間切痕から披裂部中央に縦切開を加えた．
b：披裂間部の瘢痕と線維性強直部を披裂間筋も含めて切除した．
c：創部は下咽頭輪状後部粘膜弁を伸展させて被覆した．
d：術後は声帯外転運動が認められた．

引用文献

1) Bogdasarian RS, Olson NR. Posterior glottic laryngeal stenosis. Otolaryngol Head Neck Surg 1980；88：765-72.
2) Hawkins DB. Glottic and subglottic stenosis from endotracheal intubation. Laryngoscope 1977；87：339-46.
3) 広瀬 肇. 反回神経麻痺. 日気食 1985；36：415-23.
4) Cummings WC. Bilateral vocal cord paralysis/ankyloses. Otolaryngol Head Neck Surg 1986；94：2181-9.
5) Shikani AH, et al. An unusual presentation of posterior glottic stenosis. Otolaryngol Head Neck Surg 2010；143：597-8.
6) Montgomery WW. Posterior and complete laryngeal stenosis. Arch Otolaryngol 1973；98：170-5.
7) Chitose S, et al. Endoscopic surgical treatment of posterior glottic stenosis. J Laryngol Otol Suppl 2009；31：68-71.

シリーズ関連項目

・『のどの異常とプライマリケア』「両側声帯麻痺にどのように対応すればよいか？」p.202（廣田隆一）

12 遺伝性血管性浮腫

遺伝性血管性浮腫（hereditary angioedema：HAE）は，C1インヒビター（C1 esterase inhibitor：C1-INH）遺伝子の変異が原因で，全身のさまざまな部位で限局性に浮腫をきたす疾患である．耳鼻咽喉科領域では，口腔，咽頭，喉頭，顔面に起こりうるが，とくに咽喉頭浮腫をきたした場合は致命的になる．

HAEとは

HAEは皮膚，粘膜の反復性の限局性浮腫を主徴とする疾患で，1888年にOslerがQuincke浮腫とは独立した疾患単位として記載した，まれな血管性浮腫である．HAEは常染色体優性遺伝の疾患であり，有病率は5万人に1人といわれ，血管性浮腫全体のうち1〜5％にあたるとされる．

HAEの本態は，C1-INH遺伝子の変異によるC1-INHの欠損もしくは機能低下とされている．C1-INHはC1の唯一の阻害因子であり，これが欠損，または機能低下することで生じた補体分解産物が血管透過性を亢進させ浮腫が生じるとされている．また，C1-INHは血液凝固・線溶系の第XIIa因子，XIa因子，プラスミンおよびカリクレインの活性化の一部を阻害する働きがあるため，これが欠損すると血液凝固系，キニン系，線溶系が活性化され，その結果生成されたブラジキニンなどのケミカルメディエーターが浮腫の形成に関与するといわれている．

HAEはC1-INHの産生量が少ないType I（約85％を占める）と，生化学的活性のないC1-INHが産生されるType II（約15％），さらに，C1-INHの量的減少も活性低下もないType III（本邦での報告はなし）に分類されている[1]．

誘因，症状

HAEの浮腫の誘因は外傷や感染，外科（歯科）手術，精神的・身体的ストレスで，臨床症状としては，非対称性の限局性浮腫が全身のさまざまな部位で起こる．症状を大きく分けると以下の3つがある．

①皮下，粘膜下浮腫：あらゆる部位に起こりうるが，とくに眼瞼，口唇，四肢に生じやすい．かゆみや痛みはないが，発症初期に罹患部皮膚の違和感が出現することがある．

②消化器症状：腹痛，嘔気，嘔吐，下痢などを生じる．腹痛は激烈であるが，炎症性疾患と異なり筋性防御はない．腹部エコーや腹部CTで腸管の浮腫を認めることが診断に役立つ．急性腹症として救急外来を受診することも多く，HAEの1/3はなんらかの腹部手術を受けているともいわれている（❶）．

③喉頭浮腫：嚥下困難，のどの締めつけられる感じ，のどが詰まる，窒息感，嗄声，声が出ないなどの症状があり，進行すると呼吸困難になる．喉頭浮腫を生じているにもかかわらず適切に治療されなかった場合の致死率は30％とされる[2]（❷）．

これらの症状は24時間で最大となり72時間で消失するとされるが，治癒にはそれ以上かかることもある．発作の頻度はさまざまであり，6回以

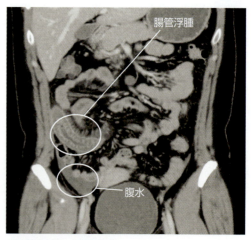

❶ 腸管浮腫・腹水貯留
腹痛発作時の造影CTにて腸管粘膜の浮腫性肥厚と腹水貯留を認める．

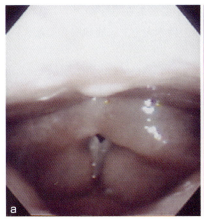 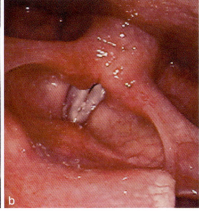

❷ 咽喉頭浮腫
a：咽喉頭浮腫により披裂部〜仮声帯の浮腫性腫脹を認め，下咽頭梨状陥凹の観察が困難となっている．
b：平常時．

上/年の症例や，1年以上発作が出現しない症例もある．1969年から2010年までの132件の報告の解析では，皮膚症状は91％，消化器症状は45％で，喉頭浮腫は47％に認め，15％に気管挿管か気管切開が行われていた．

診断

診断には，現病歴と既往歴，家族歴の聴取から，本疾患を疑うことが重要である．薬物，食物アレルギーなどがなく，皮疹を認めず，通常の血液検査で異常がない場合は本疾患が疑われる．

血液検査では，C4の低値，C1-INH活性の低下，C1q（保険適用外）が正常範囲内であることを確認する．C1-INH定量（保険適用外）によりHAEの型を分類することも可能である（❸）．アレルギーによる浮腫，ACE阻害薬内服による浮腫，原因不明の特発性浮腫ではC4の低下は認めず，C4測定はスクリーニングに有用である．

HAEが臨床的に疑われるが家族歴のない孤発例では，確定診断のためには遺伝子解析が必要となる．欧米では家族歴のない孤発例が25％との報告がある[3]．

治療

治療方法は，急性発作の治療と長期予防の2つに大きく分けられる．発作時の特異的な治療薬は世界的にはC1-INH製剤，ブラジキニンB_2受容体拮抗薬（icatibant），カリクレイン阻害薬（ecallantide）の3系統が存在する．国際的なガイドライン[4]においては遺伝子組換えC1-INH（ruconest）や予防的C1-INH投与も記載されている．しかし，本邦でHAEに保険適用があるのは乾燥濃縮ヒトC1-INH製剤（ベリナート®P，500国際単位/バイアル）だけである．本項では，2014年に日本補体学会より改訂された「遺伝性血管性浮腫（HAE）ガイドライン」[5]をもとに，現時点での望ましい治療法を提示する．

C1-INH製剤は急性浮腫発作に対して速効性があり，急性期の上気道閉塞には第一選択として20単位/kgを点滴静注または静注する．本疾患はアナフィラキシーとは病態が異なるので，ステロイド，抗ヒスタミン薬，アドレナリンは無効とされる．エストロゲンがC1-INH活性を低下させることから，男性ホルモンであるダナゾール（ボンゾール®）2.5 mg/kg（最大200 mg）を発作予防に投与する療法があるが，副作用の面から長期使用は好ましくない．抗プラスミン作用を期待し

❸ HAEの病型分類

病型	C4	C1-INH活性	C1-INH定量	C1q
Type I	低値	低下	低値	正常 (or 低値)
Type II	低値	低下	正常 or 低値	正常
Type III	正常	正常	正常	正常

Type I, Type IIはC4低値，C1-INH活性低下を認め，C1-INH定量により分類される．Type IIIはC1-INH活性は正常であり本邦での症例報告は認められていない．

てトラネキサム酸（トランサミン®）30～50 mg/kg が予防的に投与されることもある．しかしながら上記はいずれも根本的な治療や予防方法ではないので，発作に対応できるように，確定診断のうえ，C1-INH 製剤を準備することが重要である．

HAE の発作時に対する C1-INH 製剤の投与や外科的な気道確保などの治療は，高額な負担が生じるため，HAE は原発性免疫不全症候群として国の指定する特定疾患治療研究事業対象（公費対象）の「原発性免疫不全症候群：先天性補体欠損症」に含まれ，治療費の助成を受けることが可能である．

HAE の浮腫症状は多彩であり，咽喉頭浮腫による咽頭違和感，呼吸苦を主訴として耳鼻咽喉科を受診する機会も十分にある．ステロイド，抗ヒスタミン薬，アドレナリンが無効で，C1-INH 製剤が奏効する点から，日常診療において血管性浮腫の診察をする際には本疾患を想起し迅速かつ適切な対応をする必要がある．

〔鈴木大士，三浦智広，大森孝一〕

引用文献

1) 渋谷倫子，今井教雄．血管性浮腫—遺伝性の C1 インヒビター低下によるもの．Visual Dermatology 2005；4：710-1.
2) Donaldson VH, Rosen FS. Hereditary angioneurotic edema：A clinical survey. Pediatrics 1966；37：1017-27.
3) 堀内孝彦．突発性浮腫への対応—遺伝性血管性浮腫（HAE）の鑑別診断と治療．日本医事新報 2011；4545：73-9.
4) Craig T, et al. WAO guideline for the management of hereditary angioedema. World Allergy Organ J 2012；5：182-99.
5) 日本補体学会 HAE ガイドライン作成委員会；堀内孝彦ほか．遺伝性血管性浮腫（HAE）ガイドライン改訂 2014 年版．http://square.umin.ac.jp/compl/common/images/disease-information/hae/HAEGuideline2014.pdf

# 第4章 頭頸部・腫瘍

頭頸部癌化学療法の選択に関する考え方

頭頸部癌化学療法を取り巻く状況は、分子標的薬であるセツキシマブの登場、ヒトパピローマウイルス（HPV）関連中咽頭癌の急増、放射線治療および手術機器の進歩により大きく変化しつつある。本項では頭頸部癌化学療法の選択について目的別に述べるが、以下の点に留意しながら適切な治療を選択する。

① 適応：現在、推奨されている化学療法の使い方は多くの臨床試験の結果に裏づけられたものであるが、試験と異なる対象で同じ結果が得られるとは限らない。たとえば、喉頭癌に対して有用な方法が必ずしも口腔癌で有用とはいえない。

② 投与スケジュール：標準とされる投与量やスケジュールをそのまま行うのが原則である。ただ、その治療を行える全身状態であるかどうかの検討は必要である。

③ 新しい薬剤・治療法が必ずしも良いとは限らない：学会や講演会では最新の薬剤、新しい治療法が報告され、すぐに取り入れたくなるが、まだ十分評価されていないことが多い。現在確立されている治療はすでに新しい治療とはいえないため、新規の薬剤・治療法への期待は大きいが、導入には慎重でありたい。

④ 治療方法を適切に選択する：治療法を決めることはその後の転帰に直結するので非常に重要である。患者も担当医も後で後悔することがないよう化学療法の目的、今までのデータから期待される効果、副作用を説明し、患者・家族と十分に時間をかけて話し合って決める。

化学放射線療法（CRT）

化学放射性療法（chemoradiotherapy：CRT）は進行癌に対する非手術治療の第一選択と考えてよい。根治切除不能な場合は、照射単独よりも完全奏効割合、全生存期間とも有意に良好であり、生存期間の延長を目的として行われる。進行癌切除可能例に対しては、生存期間を延長させたエビデンスはなく、機能温存（≒喉頭温存）目的に行われる。

使用する薬剤としては、CDDP（シスプラチン）、CDDP＋5-FU（フルオロウラシル）などがあるが、5-FU を上乗せするメリットは乏しく、CDDP 単剤が標準と考えてよい。$100\,mg/m^2$ を3週ごとに3回投与するスケジュールが標準であるが完遂率が低く、総投与量が $200\,mg/m^2$ 以上になることが重要である[1]との考えから、日本では1回投与量を $80\,mg/m^2$ にして行われることが多い。

セツキシマブ併用放射線治療については別項を参照されたい。また、HPV 関連中咽頭癌では治療強度を下げるかどうかについては現在臨床試験で検討されているが、現段階では治療強度を下げてもよいというエビデンスはなく、日常臨床において HPV が陽性か陰性かで治療を変えるべきではない。

導入化学療法（NAC）

導入化学療法（neoadjuvant chemotherapy：NAC）は局所制御の向上や遠隔転移の抑制、そして予後の改善を目指して行われてきた。しかし、遠隔転移を減少させるも予後の改善を明確に示した試験はなく、1980年代から行われているが、いまだに試験的治療という位置づけである。

最近になり放射線治療に高用量の CDDP を併用した強力な CRT の晩期毒性が多いことが明らかになり、有名な RTOG91-11 試験で、CRT が照射単独、CDDP＋5-FU（PF）による NAC →照射単独よりも10年生存率が低いことが報告された[2]ことから、NAC を行い、CRT の晩期障害予防のために照射と併用する化学療法の部分を弱くする、具体的にはセツキシマブあるいは照射単独にする方法も行われている。

NAC として PF と TPF（CDDP $75\,mg/m^2$ ＋ 5-FU $750\,mg/m^2$ ×5日＋DOC〈ドセタキセル〉$75\,mg/m^2$）を比較すると TPF が良いという結果

は得られているが，NAC後に行う治療が照射単独あるいはCBDCA（カルボプラチン）と照射の併用であった．TPFは非常に奏効率の高いレジメンであるが毒性も強いため，行うとしても全身状態・臓器機能がきわめて良好で，遠隔転移をきたしやすい症例（N2c，N3，レベルIVに転移）に限って，TPFを実施できる体制が整っている施設で試みられてもよいという位置づけである．

維持化学療法（アジュバント化学療法）

術後CRT

2つの大規模な臨床試験より術後照射は，切除断端陽性あるいはリンパ節の被膜外浸潤があれば化学療法（CDDP 100 mg/m^2，3週ごと，3回）を併用したほうが生命予後が良好であることが明らかになっている．それ以外の場合には，術後照射に化学療法を加えることを支持するエビデンスはない．術後照射と併用するCDDP 100 mg/m^2（3週ごと，3回）はコンプライアンスの面で問題点があり，現在，CDDP 40 mg/m^2（毎週，7回）との比較試験（JCOG1008試験）が行われている[3]．

化学療法

本邦で進行癌の一次治療後の患者を対象にS-1（テガフール・ギメラシル・オテラシルカリウム）とUFT（テガフール・ウラシル）の比較試験が行われ，二次エンドポイントである粗生存率で，S-1群がUFT群を上回った[4]．S-1は一次治療で疲弊した患者に行うと有害事象が強く出る場合があり，投与に注意は必要であるが，全身状態が良好で治療意欲がある患者には行ってよい治療と思われる．

再発・転移症例への化学療法

再発・転移症例で手術や照射が適応とならない場合，残った選択肢は化学療法になる．ここで治療のゴールは，延命，QOLの維持である．新鮮例とは異なり再発・転移例では化学療法は副作用が強く出やすく，期待した効果が得られないことが多い．全身状態が良ければPF＋セツキシマブが最もエビデンスがあり効果が期待できる治療である．TPFは再発・転移症例には毒性が強く，継続するのが難しく不適と考えてよい．PF＋セツキシマブが行えない場合には，単剤の化学療法も良い選択肢である．

（本間明宏）

引用文献

1) Ang KK. Concurrent radiation chemotherapy for locally advanced head and neck carcinoma: Are we addressing burning subjects? J Clin Oncol 2004; 22: 4657-9.
2) Forastiere AA, et al. Long-term results of RTOG 91-11: A comparison of three nonsurgical treatment strategies to preserve the larynx in patients with locally advanced larynx cancer. J Clin Oncol 2013; 3: 845-52.
3) Kunieda F, et al; Head and Neck Cancer Study Group of the Japan Clinical Oncology Group. Randomized phase II/III trial of post-operative chemoradiotherapy comparing 3-weekly cisplatin with weekly cisplatin in high-risk patients with squamous cell carcinoma of head and neck: Japan Clinical Oncology Group Study (JCOG1008). Jpn J Clin Oncol 2014; 44: 770-4.
4) Tsukahara K, et al. Randomized phase III trial of adjuvant chemotherapy with S-1 after curative treatment in patients with squamous-cell carcinoma of the head and neck (ACTS-HNC). PLoS One 2015; 10: e0116965.

シリーズ関連項目

- 『がんを見逃さない』「超選択的動注療法」p.180（本間明宏）
- 『がんを見逃さない』「分子標的薬」p.187（藤井正人）

頭頸部癌に対する分子標的治療

　1990年代後半から，さまざまな癌腫に対して従来の細胞傷害性抗癌剤とは異なる，いわゆる分子標的薬が登場し，癌に対する薬物治療が大きく変わってきている．分子標的薬は，癌細胞の増殖・浸潤・転移などに関与する分子を標的とした薬剤であり，その作用機序によって抗体医薬品と低分子医薬品の2種類に分けられる．分子標的薬は癌細胞への特異性が高く正常細胞への影響は少ないとされているが，従来の抗癌剤とは異なる分子標的薬特有の副作用が出現することに留意しなければならない．本項では，現在頭頸部癌に対して保険適用薬として承認されている分子標的薬についてセツキシマブ（アービタックス®）を中心に述べる．

■ セツキシマブ

　上皮成長因子受容体（epidermal growth factor recepotor：EGFR）は，膜型チロシンキナーゼ受容体であるErbB受容体ファミリーメンバーの一つであり，癌細胞の増殖と深くかかわっている．epidermal growth factor（EGF）やtransforming growth factor α（TGF-α）が結合することにより受容体が活性化し，細胞増殖，アポトーシス耐性，血管新生，浸潤，転移などが起こる．頭頸部扁平上皮癌においては80〜90％に過剰発現が認められており，進行度，治療抵抗性，予後などに関与している．

　セツキシマブは，このEGFRに特異的に結合するヒト/マウスキメラ型モノクローナル抗体である．その作用機序として，①EGFRの細胞外領域に特異的に結合することによりリガンドの受容体への結合を阻害し，EGFR下流のシグナル伝達を抑制する効果，②抗体依存性細胞傷害活性（antibody dependent cellular cytotoxicity：ADCC）による抗腫瘍効果があげられる．

■ 治療エビデンスと治療の実際

　国内では2012年12月より頭頸部癌に対する適応が承認されたが，国内で行われた第Ⅱ相臨床試験とともに海外で行われた2つの第Ⅲ相臨床試験による結果の意義が大きい．一つは，局所進行頭頸部扁平上皮癌を対象に放射線治療（RT）＋セツキシマブ併用群とRT単独群の比較にて，併用群は局所制御期間の中央値が9.5か月，全生存期間の中央値が約20か月延長したことが示され，セツキシマブ併用による上乗せ効果が示された臨床試験（Bonner試験）である[1]．もう一つは，再発・遠隔転移頭頸部扁平上皮癌に対して，CDDP（シスプラチン）と5-FU（フルオロウラシル）の併用療法（PF）群とPF＋セツキシマブ併用群の比較にて，PF＋セツキシマブ併用群は，全生存期間中央値で約3か月の延長が示され，こちらもセツキシマブによる上乗せ効果が示された臨床試験（EXTREME試験）である[2]．

　このようにセツキシマブの有用性が示され，頭頸部癌，とくに局所進行あるいは再発・転移癌の治療において重要な役割を担いつつある．現在CDDP＋RTとセツキシマブ＋RTとの比較や導入化学療法後の治療選択などについての臨床試験が進んでおり，これらの結果を通して今後セツキシマブのより効果的な使用法が確立されていくと思われる．

■ 副作用対策

　上述したように，分子標的薬の副作用として従来の細胞傷害性抗癌剤とは異なるものが出現する．セツキシマブの投与に伴う重大な合併症として，以下のものが添付文書に記載されている．

①重度のinfusion reaction
②重度の皮膚症状：主に痤瘡様皮疹（❶）
③間質性肺疾患（❷）
④心不全
⑤重度の下痢
⑥血栓塞栓症
⑦感染症

　副作用によっては致命的となるものもあるた

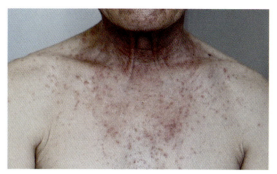

❶ セツキシマブによる痤瘡様皮疹

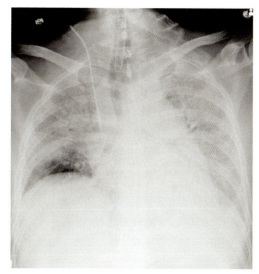

❷ セツキシマブによる間質性肺炎

め，薬剤特有の副作用について理解するとともに，その対策には万全を期する必要がある．RTとの併用では，放射線性皮膚炎にも注意が必要である．皮膚管理については次項で詳細が述べられているが，いずれも多職種の医療者と協力して支持療法にあたるべきである．

その他の分子標的薬

現在までにセツキシマブのほかにも頭頸部領域の癌に対して新しい分子標的薬が登場している．

■ ソラフェニブ，レンバチニブ

甲状腺癌の多くは乳頭癌と濾胞癌のいわゆる分化型であり，比較的予後良好な癌腫として知られている．分化型甲状腺癌の治療としては，手術療法を中心に放射性ヨウ素（radioactive iodine：RAI）療法が行われてきたが，甲状腺癌に対して2つの分子標的薬ソラフェニブ（ネクサバール®）とレンバチニブ（レンビマ®）が承認された．両者とも低分子化合物であるマルチキナーゼ阻害薬である．

ソラフェニブは，Rafやvascular endothelial growth factor receptor（VEGFR）などに作用し腫瘍細胞の増殖や血管新生にかかわるシグナル伝達を阻害することによって抗腫瘍効果を発揮する．RAI療法抵抗性の局所進行または転移性分化型甲状腺癌を対象にした第Ⅲ相臨床試験（DECISION試験）では，無増悪生存期間（PFS）がプラセボ群に比べて有意に延長した[3]．注意すべき副作用として手足症候群，皮疹，高血圧などがある．

一方，レンバチニブも作用機序としてはVEGFR，fibroblast growth factor receptor（FGFR），rearranged during transfection（RET）などの阻害により抗腫瘍効果を発揮するが，分化型甲状腺癌に加え未分化癌，髄様癌に対しても適応をもつ．レンバチニブもRAI療法抵抗性・難治性分化型甲状腺癌を対象にした第Ⅲ相臨床試験（SELECT試験）において，PFSがプラセボと比べて有意な延長を示した[4]．高頻度に認められる副作用として高血圧，下痢，疲労・倦怠感などがある．

これらの薬剤に対しても長期継続投与のために副作用対策は重要である．

■ イピリムマブ，ニボルマブ

頭頸部，すなわち上気道消化管の粘膜悪性黒色腫は時に経験する，予後がきわめて不良な癌腫の一つである．これまでは外科的切除が中心であり，放射線治療，化学療法が施行されても効果は期待できなかったが，新しい抗体薬として免疫チェックポイント阻害薬が登場した．免疫システムにおいてT細胞の抗原特異的反応の制御にはさまざまな免疫チェックポイントがあり，cytotoxic T-lymphocyte antigen 4（CTLA-4）やprogrammed cell death 1（PD-1）といった負の共刺激分子は免疫寛容の維持や免疫応答の終息に重要な役割を

果たしている．癌細胞は免疫逃避機構の一つとして，この免疫チェックポイントの機能をうまく利用しており，このメカニズムを標的にした薬剤が免疫チェックポイント阻害薬である．

抗CTLA-4抗体イピリムマブ（ヤーボイ®），抗PD-1抗体ニボルマブ（オプジーボ®）が，ともに進行悪性黒色腫に対して奏効率や生存率の改善を示した[5,6]ことから，悪性黒色腫に対する治療薬として承認されている．他の分子標的薬とは異なる免疫関連有害事象として肺臓炎，肝炎，大腸炎，甲状腺炎，下垂体炎などが生じうるため，十分な副作用対策が必要であることも認識すべきである．

まとめ

頭頸部癌に対しても他の癌腫と同様にさまざまな分子標的薬が登場し，治療成績の向上が期待されるが，それらの使用にあたっては対象症例の選択，適正使用，副作用管理など課題が多いことも事実であり，多職種協働によるチーム医療体制で行うことが重要である．

（近松一朗）

引用文献

1) Bonner JA, et al. Radiotherapy plus cetuximab for squamous-cell carcinoma of the head and neck. N Engl J Med 2006；354：567-78.
2) Vermorken JB, et al. Platinum-based chemotherapy plus cetuximab in head and neck cancer. N Engl J Med 2008；359：1116-27.
3) Brose MS, et al. Sorafenib in radioactive iodine-refractory, locally advanced or metastatic diferentiated thyroid cancer：A randomized, double-blind, phase 3 trial. Lancet 2014；384：319-28.
4) Schlumberger M, et al. Lenvatinib versus placebo in radioiodine-refractory thyroid cancer. N Engl J Med 2015；372：621-30.
5) Hodi FS, et al. Improved survival with ipilimumab in patients with metastatic melanoma. N Engl J Med 2010；363：711-23.
6) Topalian SL, et al. Safety, activity, and immune correlates of anti-PD-1 antibody in cancer. N Engl J Med 2012；366：2443-53.

シリーズ関連項目

- 『がんを見逃さない』「分子標的薬」p.187（藤井正人）

3 セツキシマブ投与時の皮膚管理

上皮成長因子受容体（EGFR）阻害薬として分類される薬剤には，チロシンキナーゼ阻害薬であるゲフィチニブ（イレッサ®），エルロチニブ（タルセバ®），アファチニブ（ジオトリフ®）と，モノクローナル抗体製剤であるセツキシマブ（アービタックス®），パニツムマブ（ベクティビックス®）がある．発現頻度や症状に若干の相違はあるものの，これらの薬剤は同様の皮膚障害を高率に発現する．肺癌，大腸癌においてEGFR阻害薬による皮膚障害のグレードと原病の予後は相関することが示されており，頭頸部癌におけるセツキシマブも例外ではない[1]．そのため，一般薬における薬疹発現＝投与中止という対応とは異なり，対症的に皮膚症状を制御しながら癌治療を続けられるようにサポートすることが求められる．

セツキシマブによる皮膚障害

代表的な症状は痤瘡様皮膚炎（❶），乾皮症（❷），爪囲炎（❸）の3つであり，これらはそれぞれに発現時期および持続期間が異なる（❹）．適切な皮膚障害の治療およびスキンケア指導を行うにあたっては，そういった特徴を踏まえておく必要がある[2]．

痤瘡様皮膚炎はEGFR阻害薬に最も高頻度にみられる皮膚障害であり，セツキシマブ投与患者の8割以上において発現する．投与開始後1～2週で出現し，頭部，顔面，頸部，胸部，上背部に毛孔一致性の紅色丘疹〜膿疱を呈する（❶）．脂漏性皮膚炎様の紅斑と落屑を伴い，瘙痒やひりつき感を訴える．症状の程度は用量依存性であり，減量および中止によって比較的すみやかに改善する．

乾皮症は痤瘡様皮膚炎よりも数週遅れて発現する．体幹，四肢の広範囲に皮膚乾燥と落屑を認め，瘙痒を伴う（❷）．

爪囲炎は乾皮症よりもさらに遅れて生じる．とくに外傷の既往もなく手足の側爪郭の炎症として

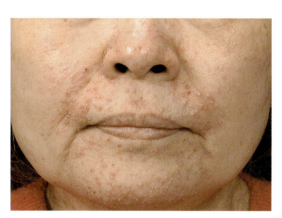

❶ セツキシマブによる痤瘡様皮膚炎

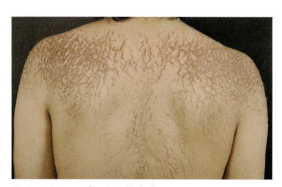

❷ セツキシマブによる乾皮症

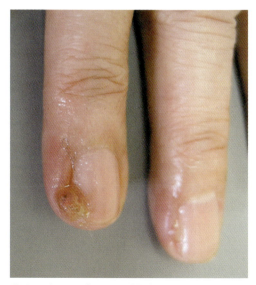

❸ セツキシマブによる爪囲炎

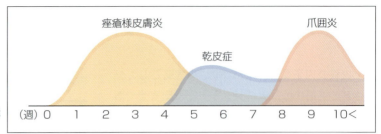

❹ セツキシマブによる皮膚障害の発現期間

❺ 当科で用いているスキンケア指導のリーフレット

始まり，遷延すると炎症性肉芽を形成して強い疼痛を伴う（❸）．感染を併発するとさらに難治性となる．通常の巻き爪，陥入爪による爪囲炎はほぼ足趾に発生するのに対して，EGFR阻害薬による爪囲炎は手指にも多くみられ，患者のQOLを著しく損なう．

その他，脱毛，縮毛など毛髪の異常，睫毛の異常伸長や縮れ，皮膚血管炎様皮疹，膿疱型薬疹などがみられる．

治療の実際とスキンケア指導

ミノサイクリン（ミノマイシン®）は抗菌のみならず抗炎症作用を有するため，痤瘡様皮膚炎に対して有効である．一般の痤瘡とは異なりステロ

イド外用剤が用いられ，顔面であっても比較的強いランクのステロイドを使うことが推奨されている．その場合は漫然と使用しないように注意し，症状の改善をみながら弱いランクのステロイドに変更していく．二次感染を伴っている際には抗菌外用剤も併用する．瘙痒が強ければ抗アレルギー薬も投与する．

乾皮症に対しては保湿外用剤（ヒルドイド®ソフト，パスタロン®）が必須であり，湿疹化の程度に応じて適切な強さのステロイド外用を併用する．

爪囲炎は軽症であれば洗浄による清潔保持，ガーゼ保護，冷却，テーピング指導で改善する．炎症が強ければステロイド外用，肉芽形成に対しては凍結療法などを，感染合併例には抗生物質の内服，外用も行う．それでも難治の場合は部分抜爪，フェノール法，樹脂を用いた人工爪などの外科的処置を施す．

スキンケア指導の骨子は，①低刺激性の固形石鹸，洗浄剤を使用する，②ナイロンタオル，ボディブラシで強く擦らない，③熱いシャワー，入浴を避ける，④入浴後に肌に残った水分が蒸散しないうちに保湿剤を外用する，⑤直射日光を避け，外出時はサンスクリーン剤を使用する，⑥爪を長めに維持するようにする（スクエアカット）など

であり，これらは治療開始前から指導することが重要である（❺）．

皮膚障害の予防

当科では頭頸部外科および消化器内科・外科との連携により，EGFR抗体製剤の開始時点から皮膚科医による予防的介入を全例で行っている．ミノサイクリンの内服，ステロイド・保湿剤の外用に加えて，スキンケア指導を皮膚科外来で行い，その後の経過もフォローしている．これらの予防的介入による皮膚障害の軽減効果が確認された[3]．

（竹之内辰也）

引用文献

1) Bonner JA, et al. Radiotherapy plus cetuximab for locoregionally advanced head and neck cancer：5-year survival data from a phase 3 randomised trial, and relation between cetuximab-induced rash and survival. Lancet Oncol 2010；11：21-8.
2) 竹之内辰也，高塚純子．分子標的治療薬による皮膚障害とその対策．新潟がんセンター病医誌 2011；50：50-4.
3) 藤川大基ほか．抗EGFR抗体による皮膚障害に対する予防的介入の効果についての検討．日皮会誌 2015；125：427-34.

シリーズ関連項目

- 『がんを見逃さない』「分子標的薬」p.187（藤井正人）

悪性黒色腫の新治療

　皮膚悪性腫瘍のなかでも悪性黒色腫はまれな疾患であるが，粘膜発生の悪性黒色腫はさらにまれな疾患である．本邦では欧米と比較し，悪性黒色腫全体のうち粘膜発生の悪性黒色腫は多いとされているが，それでも悪性黒色腫全体の8.5％と報告されている．外科的切除と術後放射線治療，あるいは重粒子線治療などにより局所制御ができたとしても，高率に遠隔転移をきたし，5年生存率は著しく不良である．

　進行期悪性黒色腫に対する化学療法としてはダカルバジン（DTIC）をベースとして，DTIC単独，DAV療法（ダカルバジン＋ニムスチン＋ビンクリスチン），DAV-feron療法（DAV＋インターフェロン），あるいはDAC-Tam療法（ダカルバジン＋ニムスチン＋シスプラチン＋タモキシフェン）が行われているが，いまだにDTICベースであり，1970年代から40年近く経てもなんら変化がなく，DTIC単独療法でもその奏効率は20％台である．この現状を打破すべく，2014年から2015年にかけて，根治切除不能な悪性黒色腫に対する新たな化学療法が立て続けに登場したので，その有用性について紹介する．

免疫チェックポイント阻害薬

　癌細胞や癌の微小環境には，癌に対する免疫応答を妨げる種々の免疫抑制因子が存在している．免疫応答の進行過程には数々の免疫チェックポイントがあり，とくにCTLA-4（cytotoxic T lymphocyte antigen 4）やPD-1（programmed cell death 1）などの負の共刺激分子機能は自己応答の制御のための重要なチェックポイントとなっている[1]（❶）．これらの免疫チェックポイントを阻害する薬剤として，抗CTLA-4抗体薬であるイピリムマブ（ヤーボイ®）と，抗PD-1抗体薬で

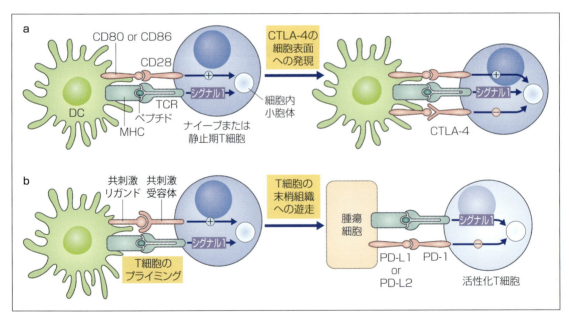

❶ 免疫チェックポイント
a：抗原提示細胞である樹状細胞（DC）によって活性化されたT細胞は，抑制分子であるCTLA-4を発現し，抗原提示細胞上のB7.1（CD80）およびB7.2（CD86）分子と結合することにより，活性化T細胞は逆に抑制的調節を受ける．
b：腫瘍細胞は抑制性分子であるPD-L1およびPD-L2を発現し，T細胞上の受容体であるPD-1を介して，T細胞へ抑制シグナルを伝える．

（Pardoll DM. Nat Rev Cancer 2012[1]より）

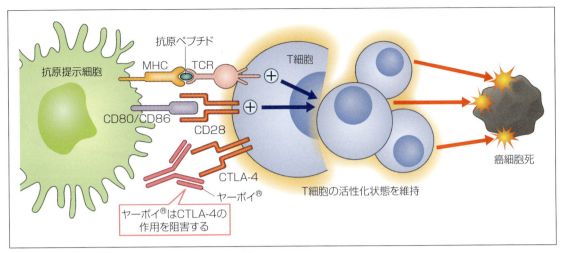

❷ イピリムマブの作用機序：T細胞の活性化持続
イピリムマブ（ヤーボイ®）はCTLA-4に対する抗体であり，活性化T細胞における抑制的調節を遮断し，腫瘍抗原特異的なT細胞を増殖および活性化させ，腫瘍増殖を抑制する．
MHC：主要組織適合遺伝子複合体，TCR：T細胞受容体．
（ヤーボイ®点滴静注液　適正使用ガイド．ブリストル・マイヤーズ株式会社；2015．p.2をもとに作成）

あるニボルマブ（オプジーボ®）が使用可能となった．

抗原提示細胞である樹状細胞によって活性化されたT細胞は抑制分子であるCTLA-4を発現し，抗原提示細胞上のB7.1（CD80）およびB7.2（CD86）分子と結合することにより，活性化T細胞は逆に抑制的調節を受ける．イピリムマブはCTLA-4に対する抗体であり，活性化T細胞における抑制的調節を遮断し，腫瘍抗原特異的なT細胞を増殖および活性化させ，腫瘍増殖を抑制すると考えられる（❷）．

また，腫瘍細胞は抑制性分子であるPD-L1（programmed cell death-ligand 1）およびPD-L2（programmed cell death-ligand 2）を発現し，T細胞上の受容体であるPD-1を介して，T細胞へ抑制シグナルを伝える．ニボルマブはPD-1に対する抗体であり，腫瘍抗原特異的なT細胞の増殖，活性化および細胞障害活性の増強などにより，腫瘍増殖を抑制すると考えられる（❸）．

これらの免疫チェックポイント阻害薬は，その作用機序から腫瘍抗原特異的な活性化T細胞を活性化した状態で維持する薬剤であるが，一方でT細胞がずっと活性化した状態になるというこ

とを意味しており，副作用として重篤な免疫関連有害事象をきたす可能性があることに留意しなければならない．

イピリムマブ

根治切除不能な悪性黒色腫に対し，1回3 mg/kgを3週間間隔で，4回点滴静注する．その有効性に関しては，前治療ありの切除不能悪性黒色腫患者において，ペプチドワクチン（gp100）を対照に，有意に全生存期間を延長させたことが報告されている[2]．また前治療なしの切除不能悪性黒色腫患者において，DTIC単独と比較し，DTIC＋イピリムマブ（10 mg/kg）が有意に全生存期間を延長させ，生存率が上回ったことが報告されている[3]．

重大な副作用として，重度の下痢，消化管穿孔，肝障害，重度の皮膚障害，下垂体炎・下垂体機能低下症・甲状腺機能低下症・副腎機能不全，末梢神経障害，腎不全，間質性肺疾患，infusion reaction，眼障害（ブドウ膜炎，虹彩毛様体炎）などがある．患者またはその家族に有効性および危険性を十分に説明し，同意を得たうえで投与する必要があり，副作用について厳重な経過観察を必要とする．重度の下痢が持続し，インフリキシ

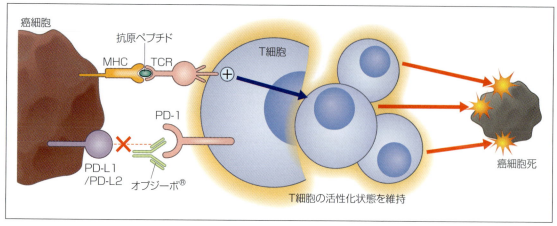

❸ ニボルマブの作用機序：T細胞の免疫応答維持
ニボルマブ（オプジーボ®）は PD-1 に対する抗体であり，腫瘍抗原特異的な T細胞の増殖，活性化および細胞障害活性の増強などにより，腫瘍増殖を抑制する．
MHC：主要組織適合遺伝子複合体，TCR：T細胞受容体．

（オプジーボ®点滴静注液　製品情報概要〈簡易版〉をもとに作成）

マブの投与を必要とする場合もあり，とくに注意が必要である．なお，DTIC を含め，他の抗癌剤との併用は認められていない．

ニボルマブ

発売当初，化学療法既治療の根治切除不能な悪性黒色腫に対し，1回 2 mg/kg を 3 週間間隔で点滴静注が行われていた．2016 年に添付文書の改訂が行われ，投与量，投与間隔が変更になり，さらに化学療法未治療の悪性黒色腫患者でも投与可能となった．化学療法未治療の根治切除不能な悪性黒色腫患者の場合は 1 回 3 mg/kg を 2 週間間隔で点滴静注，化学療法既治療の根治切除不能な悪性黒色腫患者の場合は 1 回 3 mg/kg を 2 週間間隔または 1 回 2 mg/kg を 3 週間間隔で点滴静注する．イピリムマブと異なり，投与回数に制限はない．その有効性に関しては，前治療ありの切除不能悪性黒色腫患者において全生存期間中央値が 16.8 か月，奏効率が 33 ％ と報告されている[4]．また国内第 II 相試験でも，前治療ありの切除不能悪性黒色腫患者において全生存期間中央値が 473.0 日，奏効率が 22.9 ％ と報告されている[5]．腫瘍の反応に特徴があり，一時的に病勢が進行したようにみえてもその後腫瘍が縮小するケースや，新病変が現れても治療を継続すると縮小し

ていくケースが存在する[4,5]．

重大な副作用として，間質性肺炎，肝機能障害・肝炎，甲状腺機能低下症，1 型糖尿病，infusion reaction，皮膚障害，ブドウ膜炎などがある．患者またはその家族に有効性および危険性を十分に説明し，同意を得たうえで投与する必要があり，副作用について厳重な経過観察を必要とする．なお，DTIC を含め，他の抗癌剤との併用は認められていない．

BRAF 阻害薬

悪性黒色腫の 90 ％ に MAPK 経路[6]の活性化（❹）が起きていることが知られており，そのシグナル経路の中で，本邦でも約 30 〜 40 ％ に *BRAF* 遺伝子の変異が報告されている[7,8]．*BRAF* 遺伝子変異を有する悪性黒色腫に対して，ベムラフェニブが DTIC との比較試験において，奏効率 48 ％ 対 5 ％，無増悪生存期間中央値が 5.3 か月対 1.6 か月と，その有用性が報告された[9]．本邦でも 2015 年から *BRAF* 遺伝子変異を有する根治切除不能な悪性黒色腫に対し，ベムラフェニブが投与可能となった．

BRAF 阻害薬の特徴は，経口薬であることと，内服後すみやかに効果が発現することである．一

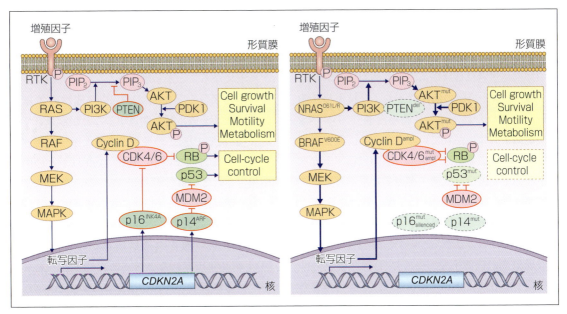

❹ MAPK 経路とその他のシグナル伝達機構
右図では悪性黒色腫での遺伝子変異およびシグナルの亢進を示す．
CDK：cyclin-dependent kinase, MAPK：mitogen-activated protein kinase, MDM2：E3 ubiquitin-protein ligase MDM2, MEK：MAP/ERK kinase, P：phosphate, p14^{ARF}：splice variant encoded by the cyclin-dependent kinase inhibitor 2A (*CDKN2A*) gene, p16^{INK4A}：splice variant encoded by the *CDKN2A* gene, PDK1：3-phosphoinositide-dependent protein kinase 1, PI3K：phosphatidylinositol 3-kinase, PIP$_2$：phosphatidylinositol-(4,5)-bisphosphate (also known as PtdIns (4,5) P$_2$), PIP$_3$：phosphatidylinositol-(3,4,5)-trisphosphate (also known as PtdIns (3,4,5) P$_3$), PTEN：phosphatidylinositol-3,4,5-trisphosphate 3-phosphatase and dual-specificity protein phosphatase, RAF：serine/threonine-protein kinase RAF, RAS：GTPase RAS, RB：retinoblastoma-associated protein, RTK：receptor tyrosine kinase.
(Schadendorf D, et al. Nature Reviews Disease Primers 2015[6]より)

方で単剤では数か月で耐性化が出現する．残念ながら，本邦の報告でも，海外の報告でも，皮膚悪性黒色腫では *BRAF* 遺伝子変異を有する症例が比較的多いが，粘膜悪性黒色腫においては *BRAF* 遺伝子変異がほとんど認められず[6,7,10]，耳鼻咽喉科領域では適応となる症例が相当限られてくることが予想される．

(青井典明，川内秀之)

引用文献

1) Pardoll DM. The blockade of immune checkpoints in cancer immunotherapy. Nat Rev Cancer 2012；12：252-64.
2) Hodi FS, et al. Improved survival with ipilimumab in patients with metastatic melanoma. N Engl J Med 2010；363：711-23.
3) Robert C, et al. Ipilimumab plus dacarbazine for previously untreated metastatic melanoma. N Engl J Med 2011；364：2517-26.
4) Topalian SL. Survival, durable tumor remission, and long-term safety in patients with advanced melanoma receiving nivolumab. J Clin Oncol 2014；32：1020-30.
5) 小野薬品工業．国内第 II 相試験成績（社内資料）．
6) Schadendorf D, et al. Melanoma. Nature Reviews Disease Primers 2015；Article number 15003. doi：10.1038/nrdp. 2015.3.
7) Ashida A, et al. Assessment of BRAF and KIT mutations in Japanese melanoma patients. J Dermatol Sci 2012；66：240-2.
8) Yamazaki N, et al. BRAF V600 mutations and pathological features in Japanese melanoma patients. Melanoma Res 2015；25：9-14.
9) Chapman PB, et al. Improved survival with vemurafenib in melanoma with BRAF V600E mutation. N Engl J Med 2011；364：2507-16.
10) Turri-Zanoni M, et al. Sinonasal mucosal melanoma：Molecular profile and therapeutic implications from a series of 32 cases. Head Neck 2013；35：1066-77.

頭頸部癌に対する癌免疫療法

頭頸部癌患者は健康成人よりも絶対的リンパ球数の減少，NK細胞の活性低下および抗原提示能の低下が認められ，さらに腫瘍浸潤Tリンパ球の機能低下も報告されていることから，頭頸部癌は免疫抑制による疾患である．頭頸部扁平上皮癌の主な発生要因は，飲酒・喫煙とヒトパピローマウイルス（HPV）の感染である．飲酒・喫煙などの有害物質が発癌性遺伝子変異を誘発し，慢性炎症をもたらすことから，いずれの場合も免疫系の構成要素の機能不全，とくにT細胞機能の抑制の関与があげられる．これには，①腫瘍細胞および腫瘍関連の線維芽細胞におけるPD-1発現亢進，②B7-CD28ファミリー共刺激分子の低下，③HLAクラスI遺伝子の欠失およびHLA-A，HLA-B，HLA-C遺伝子座の発現低下による抗原提示能の低下など，複数の機序が介在している．

抑制性の制御性T細胞（Treg）と頭頸部扁平上皮癌における腫瘍増殖との関与も報告されている．Tregは，TGF-βやIL-10などの抑制性サイトカインを分泌してCTLA-4の発現を亢進し，頭頸部癌を増殖させる．

初期HPV感染時に，PD-1とそのリガンドであるPD-L1の相互作用によって「免疫学的特権」部位，すわなち免疫の監視から免れる特異的な部位となり，その後，腫瘍形成時に獲得免疫が耐性となる可能性がある．

頭頸部癌における PD-L1 の発現

頭頸部癌におけるPD-L1の発現は，46〜100%と高発現である．発現の違いは，免疫染色時の抗体の種類，新鮮あるいは保存検体の使用，亜部位の比率，陽性の定義の違い（5%以上の腫瘍発現あるいはstaining intensity distribution〈SID〉score）などが影響しているものと思われる．

中咽頭癌において再発腫瘍（$n=28$），遠隔転移（$n=10$）にてそれぞれ43%，70%と高発現を示したことから，再発・転移に対する治療ターゲットになることが示唆された[1]．一方，HPV陽性の頭頸部扁平上皮癌では，PD-1陽性のT細胞数の増加は予後良好と関連することが示されている[2]．腫瘍のPD-L1の発現と再発と予後に関連するという報告はないが，腫瘍4cm以下との関連が報告されている[3]．

上咽頭癌患者（$n=46$）において腫瘍内のCD8陽性T細胞におけるPD-1の発現を検討した結果，臨床病理的背景とは関連がなかったが，PD-1が高発現であると無局所再発生存，無病生存，生存が有意に不良になることが示された[4]．上咽頭癌に関してはTNMステージと頸部リンパ節転移との関連を報告したものもあるが，関連ないとする報告もある[4,5]．

頭頸部癌に対する臨床試験結果

pembrolizumab（MK3475）は，PD-1とPD-L1およびPD-L2との結合を直接阻害するヒト化モノクローナル抗体である．固形癌を対象としたpembrolizumabの第Ib相試験（KEYNOTE-012）における頭頸部癌のデータ（コホートB）が2014年のアメリカ臨床腫瘍学会（ASCO）で発表された．スクリーニングした104例のうち61例（78%）がPD-L1陽性と判定され，登録された．51%の患者が腫瘍縮小を示し，最良総合効果（best overall response）は19.6%であった．PD-L1の発現が低い場合の奏効率は11.4%，PD-L1の発現が高い場合は45.5%と，PD-L1の発現と奏効率に相関があることが示唆された．その後PD-L1の発現の有無にかかわらず，頭頸部癌の登録が継続され，2015年ASCOにて132例のデータ（コホートB2）が報告された．登録された60%近くが再発・転移に対する前治療レジメン数が2レジメン以上であった（2レジメン21.2%，3レジメン以上37.9%）．55%の患者がターゲットの縮小を認め，奏効率は24.8%であった．HPV陽性（34例）20.6%，HPV陰性（81

❶ 頭頸部癌に対して進行中の臨床試験

試験名 (NCT No.)	Phase	n	Line	治療アーム	結果公表予定
CheckMate 141 (NCT02105636)	III	360	2nd line R/M SCCHN	ニボルマブ 担当医選択（MTX/DTX/Cmab）	2016/10
KEYNOTE-048 (NCT02358031)	III	750	1st line R/M SCCHN	pembrolizumab PF＋pembrolizumab PF＋Cmab	2017/11
KEYNOTE-040 (NCT02252042)	III	600	2nd line R/M SCCHN	pembrolizumab 担当医選択（MTX/DTX/Cmab）	2017/3
(NCT02255097)	II	150	2nd line R/M SCCHN	pembrolizumab	2016/5
(NCT02289209)	II	48	局所切除不能 SCCHN	再照射＋pembrolizumab	2017/12
(NCT02296684)	II	46	局所進行 SCCHN 術前・術後	pembrolizumab 術前1回・術後6回	2019/3
(NCT02369874)	III	720	2nd line R/M SCCHN	MEDI4736 MEDI4736＋tremelimumab 担当医選択	2018/6
(NCT02207530)	II	112	2nd line R/M SCCHN	MEDI4736	2017/5
(NCT02262741)	I	68	R/M SCCHN	MEDI4736＋tremelimumab tremelimumab 単独	2017/1
(NCT02319044)	II	240	R/M SCCHN	MEDI4736 MEDI4736＋tremelimumab tremelimumab 単独	2017/8

R/M SCCHN：再発・転移頭頸部扁平上皮癌，MTX：メトトレキサート，DTX：ドセタキセル，Cmab：セツキシマブ，PF：シスプラチン＋フルオロウラシル．

例）27.2％とHPV陽性の有無によって奏効率に大きな相違がなかった．観察期間中央値5.7か月（0.2～8.7）にて，奏効までの期間中央値9.0週（7.6～18.0），40例が現在も治療中であり，また奏効が得られた患者の86％（25/29）は治療継続中と良好な結果であった．さらに，2015年の欧州癌学会（ECCO）にてコホートBとB2の統合解析（173例）が行われ，奏効率23.7％，無増悪生存期間（PFS）中央値2.2か月，全生存期間（OS）中央値9.6か月と良好な結果が報告された．

MEDI4736は，PD-L1に対するIgG1κの完全ヒトモノクローナル抗体である．固形癌を対象とした第I/II相試験（NCT01693562）において，頭頸部癌コホートの結果が，2015年のASCOにて報告された．62例の頭頸部扁平上皮癌が登録され，PD-L1陽性35.5％，HPV陽性40.3％，前治療2レジメン以上が77％であった．奏効率は，全体で11％（7/62），PD-L1陽性18％（4/22），PD-L1陰性8％（3/37）とPD-L1陰性でも奏効が得られた．

tremelimumabは抗CTLA-4抗体であり，肺癌ではdurvalumabとの併用で奏効率27％とdurvalumab単剤による臨床試験における奏効率16％より高く，さらにPD-L1（＋）で33％，PD-L1（−）で27％とPD-L1（−）でも同等の奏効率をもたらし，注目されている．

今後の展開

現在，頭頸部癌を対象とした臨床試験が数多く進行中である（❶）．再発・転移を有する頭頸部扁平上皮癌に対する一次療法として，標準治療であるPF＋セツキシマブ併用療法をコントロールアームとして，pembrolizumab単剤，PF＋pembrolizumab併用療法との第III相試験

（KEYNOTE-048）が進行中である．ニボルマブ，pembrolizumabともに，再発・転移を有する頭頸部扁平上皮癌に対する二次療法として，担当医選択治療（メトトレキサート，ドセタキセル，セツキシマブのいずれか）を対照として第III相試験（KEYNOTE-040）が進行中である．CheckMate 141に関しては，2016年には結果が公表されることが予想される．また，再発・転移を有する頭頸部扁平上皮癌に対する二次療法として，担当医選択治療（メトトレキサート，ドセタキセル，セツキシマブのいずれか）を対照として，MEDI3475（durvalumab）単剤，MEDI3475（durvalumab）＋tremelimumab併用療法が開始されている．

（田原　信）

引用文献

1) Ukpo OC, et al. B7-H1 expression model for immune evasion in human papillomavirus-related oropharyngeal squamous cell carcinoma. Head Neck Pathol 2013 ; 7 : 113-21.
2) Badoual C, et al. PD-1-expressing tumor-infiltrating T cells are a favorable prognostic biomarker in HPV-associated head and neck cancer. Cancer Res 2013 ; 73 : 128-38.
3) Cho YA, et al. Relationship between the expressions of PD-L1 and tumor-infiltrating lymphocytes in oral squamous cell carcinoma. Oral Oncol 2011 ; 47 : 1148-53.
4) Hsu MC, et al. Increase of programmed death-1-expressing intratumoral CD8 T cells predicts a poor prognosis for nasopharyngeal carcinoma. Mod Pathol 2010 ; 23 : 1393-403.
5) Zhang F, et al. The clinical significance of the expression of costimulatory molecule PD-L1 in nasopharyngeal carcinoma. Lin Chung Er Bi Yan Hou Tou Jing Wai Ke Za Zhi 2008 ; 22 : 408-10.

頭頸部癌に対する粒子線治療

放射線治療および化学放射線療法は機能温存の観点から，頭頸部癌に対する根治的な治療の重要な選択肢として確立している．頭頸部癌では局所制御がその遠隔成績，有害事象，治療後の生活の質（QOL）に大きく影響するため，局所進行癌を含めて有害事象を低減して局所制御率を向上することは重要な課題である．局所制御は放射線治療の線量に依存する側面があるが，頭頸部癌では脊髄，脳幹や視神経などのリスク臓器に近接して腫瘍が発生または進展することが少なくないため，リスク臓器の耐容線量により照射可能な線量に制限または限度が生じる．幸い，放射線治療の照射技術の進歩により，近年高い線量が安全照射可能になりつつある[1]．強度変調放射線治療（IMRT）はその代表的な技術であるが，陽子線治療や重粒子線治療などの粒子線治療も，その物理学的な特性から線量集中性の高い照射技術の一つで，頭頸部癌を対象に積極的に行われてきている．本項では，頭頸部癌に対する粒子線治療について，その特性と臨床的有用性について解説する．

粒子線治療の物理学的な特性

臨床で現在使用されている粒子線治療には，陽子線治療と炭素線を用いた重粒子線治療がある．粒子線治療には，細部では陽子線治療と重粒子線治療とでは若干違いがあるものの，一般的に施行されているX線による放射線治療とは異なる特性がある．

物質へ照射された粒子線は深部へ進むにつれて運動エネルギーを損失するが，物質中で粒子が停止する直前の部位でエネルギー損失はピークに達して，吸収線量がピークになる．これが，ブラッグピーク（Bragg peak）といわれる高い線量領域である．粒子線の照射位置および入射運動エネルギーを調整して腫瘍部分にブラッグピークを合わせることで，腫瘍に対する線量集中性が高い粒子線治療が可能になる．粒子線とX線の深部方向の線量分布の相違を❶に示す．しかし，腫瘍は三次元的にある大きさと広がりを有しているため，ブラッグピークを腫瘍の深部方向の幅に合わせて広げる必要がある．これを拡大ブラッグピーク（spread out Bragg peak：SOBP）というが，SOBPを腫瘍の深さや大きさに調整し，さらにボーラスやコリメータで三次元的な形状に合わせることで，線量集中性の高い線量分布が可能になる．このような粒子線の物理学的な特性を最大限に利用することで，粒子線治療では頭頸部癌，肺癌，食道癌，肝細胞癌，小児がんなどのさまざまな腫瘍に対して腫瘍に近接するリスク臓器への線量を低減して，腫瘍を含む標的領域に高い線量を照射できる．

生物学的な効果については，陽子線治療と炭素線を用いた重粒子線治療には大きな相違がある．炭素線はX線の約3倍の生物学的効果比（relative biological effectiveness：RBE）を示し，陽子線治療はX線とほぼ等価と考えられている．DNA損傷やその修復機構や酸素濃度への依存性が両者で異なり，生物学的効果がより高い炭素線治療は，骨軟部腫瘍などの放射線抵抗性腫瘍に大きな威力を発揮する．しかし，生物学的効果の差が，すべての腫瘍で局所制御や治療成績の相違となって現れるわけではなく，臨床的な適応やその有効性に関しては，これまでの治療成績およびその特性などを勘案して判断する必要がある．たとえば，生物学的効果がX線と大きく変わらない陽子線治療では化学療法による感受性増感作用がより期待できることや，生物学的効果の高い重粒子線治療では正常組織にも同様の強い生物学的効果があるため諸刃の剣ともなりうることなどである．

頭頸部癌に対する粒子線治療の適応と有用性

頭頸部癌に対する粒子線治療は，腫瘍が視神経

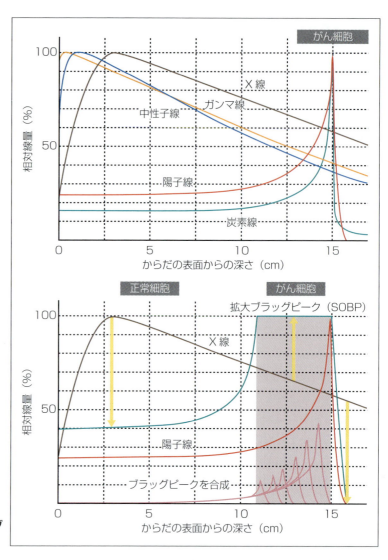

❶ ブラッグピークと拡大ブラッグピーク

や視交叉，脳幹などのリスク臓器が近接して存在または進展するために，X線による放射線治療では高い線量が照射できない場合に，とくにその威力を発揮する（❷，❸）．van de Water らは，頭頸部癌に対する陽子線治療と三次元原体照射および IMRT との線量分布比較を行い，標的腫瘍の線量を維持したまま脳幹や視交叉などのリスク臓器への線量低減が可能としている[2]．

代表的な適応疾患としては，悪性黒色腫や嗅神経芽細胞腫を含む鼻・副鼻腔悪性腫瘍，脊索腫などの頭蓋底腫瘍，根治切除が難しい腺様嚢胞癌，その他の肉腫を含む非上皮性腫瘍などである．これらの疾患の多くは頸部リンパ節転移の頻度が高

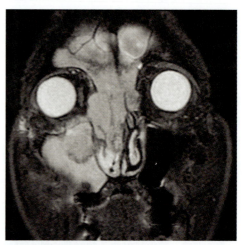

❷ 鼻・副鼻腔腫瘍の MRI 像
鼻腔から上顎洞，篩骨洞に進展する腫瘍．

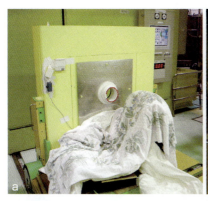
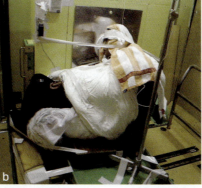

❷ KUR における照射体系
a：コリメータと座椅子．
b：頸部右側照射時の体位．ビーム孔に照射対象部位を近接させた状態で，長時間の体位保持が必要となる．クッション材や弾性テープなどで体位の支持を行う．

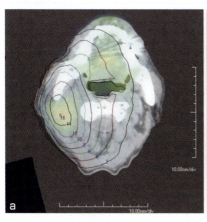
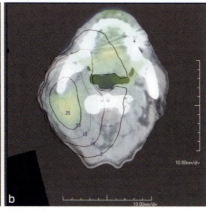

❸ SERA による二次元全線量分布の解析
a：正常組織．
b：腫瘍．
吸収線量（単位は Gy-Eq）が等高線で表されている．

❹ 各種 RBE および CBE

化合物，線質	腫瘍	皮膚	神経	粘膜
BPA	3.8	2.5	1.35	4.9
中性子	3.0	3.0	3.0	3.0
γ線	1.0	1.0	1.0	1.0

tional Doimetry System（JCDS：日本原子力研究開発機構が開発，同施設で使用）で線量分布の予測を行い（❸），熱中性子の照射時間を決定する．各臓器への吸収線量は，❹に示す生物学的効果比 relative biological effectiveness（RBE）と BPA におけるホウ素線量の荷重係数 compound biological effectiveness（CBE）をかけた線量（Gy-Eq）として下記の計算式で算出する．この事前の線量評価においては，皮膚，粘膜および眼球の上限をそれぞれ 18，15 および 10 Gy-Eq と設定し熱中性子の照射時間を決定している．照射終了直後の採血により照射中の血中ホウ素濃度平均値を算定，また照射野に設置した別の金線から照射時間内における熱中性子フルエンスの実測値を求め，SERA あるいは JCDS で吸収線量の事後評価を行っている．

$$E_{Total} = E_{B10} + E_{Thermal} + E_{Fast} + E_\gamma$$
$$E_{B10} = C \times CBE_{BPA} \times 7.43 \times 10^{-14} \times \Phi_{Thermal}$$
$$E_{Thermal} = N \times RBE_{Thermal} \times 6.78 \times 10^{-14} \times \Phi_{Thermal}$$
$$E_{Fast} = RBE_{Fast} \times D_{Fast}$$
$$E_\gamma = RBE_\gamma \times D_\gamma$$

D：物理的吸収線量（Gy）
$\Phi_{Thermal}$：熱中性子フルエンス（cm^{-2}）
N：窒素 14 濃度（2% と設定）
C：ホウ素 10 濃度（μg/mL）

症例

59 歳，男性．X 年 8 月，右耳下部の腫瘤を自覚し近医受診．CT で右頸部多発リンパ節腫大を

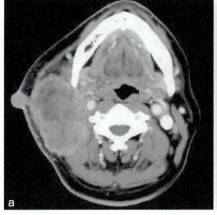
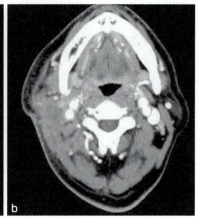

❺ 頸部造影 CT 画像
BNCT 前（a）に比較し，BNCT 後 3 か月で頸部の巨大な腫瘍は著明に縮小，造影効果も減少している（b）．

指摘された．その後紹介先の病院で細胞診が施行され扁平上皮癌の結果であった．全身精査で原発不明頸部転移癌と診断され，画像検査で右頸動脈浸潤が認められたため手術適応なしとされた．本人の希望で民間療法を選択したが，同年 10 月ごろから頸部リンパ節は増大し始め 12 月に再診した．右頸部リンパ節は 6 cm を超え，粒子線治療も適応外とされた．X＋1 年 2 月から化学療法を開始するも CT では縮小傾向なく，同年 4 月 BNCT 目的に当院紹介となった．5 月の全身精査では遠隔転移を認めず，また ^{18}F-BPA-PET で T/N 比 3.1，T/B 比 3.72 であり BNCT の適応と考えられたため，6 月，KUR を用いて BNCT を施行した．

90 分間の熱中性子照射が行われ，照射時間中の平均血中ホウ素濃度は 29 μg/mL であったため，事後評価においては計算上の皮膚線量は 12 Gy-Eq，正常粘膜および神経組織の最大線量はそれぞれ 8 Gy-Eq，12 Gy-Eq と推定され，腫瘍体積の 99 % で 25 Gy-Eq 以上の線量が付与された結果となった．

BNCT 施行後の皮膚炎および咽頭，喉頭粘膜炎は軽微なものしか認められず，その一方で 3 か月経過後には CT 上治療対象の腫瘍は著明に縮小した（❺）．しかし，BNCT 後 5 か月経過して進行する右上肢麻痺が出現，近医整形外科で頸部 MRI を施行したところ頸椎多発転移が認められた．BNCT 後 8 か月経過時には CT にて照射範囲外の対側頸部リンパ節の増大を認め緩和治療に移行した．BNCT の対象病変である巨大な右頸部リンパ節転移病変の再増大は最終的に認めていない．

BNCT の問題点と今後の展望

血中ホウ素濃度の実測値は採血により得ることができ，正常組織ホウ素濃度は個体差もなく血中ホウ素濃度とほぼ同値として把握することができるが，腫瘍ホウ素濃度は腫瘍の組織型などに影響を受けるため，一定の値とは限らない．実測することができないため ^{18}F-BPA-PET で腫瘍のホウ素濃度を推定することになるが，対象病変が小さい場合は検出することができない場合があり，たとえ組織学的に再発が証明されていたとしても適応除外となる．線量計算においては，腫瘍ホウ素濃度が推定値であるため腫瘍自体の吸収線量も推定値となる．したがって治療計画時は，治療後の重篤な有害事象を避けることを第一の目的として，正常組織の設定線量を超過しない熱中性子の照射時間を決定することに主眼がおかれる．この際に BNCT 適応条件の項目④，⑤を満たしていることで，腫瘍根治に必要な最低 1 回線量である 20 Gy-Eq は腫瘍組織に付与される計算となる．ただし，計算上は根治線量が腫瘍に付与されたにもかかわらず，経過観察中に腫瘍の縮小が認められないものや再増大をきたすものもあり，腫瘍ホウ素濃度の実測を可能とする技術の開発，早期の

実用化が待たれる．

BNCTにおける吸収線量は，主に組織内ホウ素濃度と熱中性子量の2つの因子で成り立つという特性があり，照射時の体位によっても変化がみられる．また少ないながらも原子炉から発生する高速中性子や一次γ線，さらには体内で熱中性子が窒素と反応して生じる二次γ線などの物理線量が加わるため，その計算は非常に複雑である．そのため，線量の計算や推定，適切な照射体位，照射時間の設定には高度の専門知識が必要となる．京都大学原子炉実験所ではBNCTの専門技術をもった人材の育成を目的に，定期的に講習会を開催している．BNCTの普及のためには専門的知識をもった臨床物理士と呼ばれる人材の確保が大きな課題であり，現在着実に進行している．

BNCTにおいては腫瘍のホウ素化合物取り込みが十分である場合は，正常組織の傷害を軽減しつつ治療対象病変の制御が可能である．放射線既往のある症例に対しても治療が可能であり，標準的な治療で再発した症例に対しても有効性のある治療法である．正常組織に対する放射線障害が軽いことから，追加治療として手術が必要になった場合，その難易度を下げることに寄与することも期待できる．実際，われわれが経験した耳下腺癌症例において，BNCT後に頸部リンパ節再発に対して頸部郭清術を施行した際に，照射範囲内の耳下腺をはじめとする組織に癒着，線維化，毛細血管増生などの変化が認められず，同意を得て試験採取した耳下腺組織は病理組織学的にもほとんど破壊が認められなかった．

頭頸部癌に対し臨床研究（前臨床試験）を含む治療が開始されて15年が経過した現在もなお，BNCTは一般的な保険医療の対象になっていない．最も大きな要因として，BNCTにおける熱中性子源が医療用研究炉，つまり原子炉であることがあげられる．現在，病院設置を可能にする小型加速器中性子源が開発，実用化され，これを用いて脳腫瘍に対する第II相および頭頸部癌に対する第I相臨床試験が進行中である．またこれと同時にホウ素濃度測定の新技術開発導入，照射体系の改良や新規ホウ素製剤の開発が進んでおり，医学のみならず工学，物理学，化学，薬理学といったさまざまな分野が参加しBNCTの発展に貢献している．

BNCTの適応は今のところ局所再発症例が中心で，これらの多くは化学療法併用での再発であること，また原子炉使用のマシンタイムの制限があることから，基本的にはBNCT単独1回治療を行っている．しかし，多分割照射技術の構築やBPAよりも腫瘍選択性の高い新規ホウ素化合物の開発，導入などによりBNCTはさらなる進化を遂げる可能性を秘めた治療法であり，正常組織の傷害が軽微であるというメリットからも，他の癌治療，とくに化学療法との併用のもと，初発例に対するファーストラインの治療として今後その一角を担うことが期待される．

（森田倫正）

引用文献

1) Locher GL. Biological effects and therapeutic possibilities of neutrons. Am J Roentgenol 1936；36：1-13.
2) Sweet WH. Early history of development of boron neutron capture therapy of tumors. J Neurooncol 1997；33：19-26.
3) Slatkin DN. A history of boron neutron capture therapy of brain tumours：Postulation of a brain radiation dose tolerance limit. Brain 1991；114：1609-29.
4) Mishima Y, et al. Dual control of melanogenesis and melanoma growth：Overview molecular to clinical level and the reverse. Pigment Cell Res 2000；13 Suppl 8：10-22.
5) Kabalka GW, et al. Evaluation of fluorine-18-BPA-fructose for boron neutron capture treatment planning. J Nucl Med 1997；38：1762-7.
6) Kato I, et al. Effectiveness of BNCT for recurrent head and neck malignancies. Appl Radiat Isot 2004；61：1069-73.
7) Suzuki M, et al. Boron neutron capture therapy outcomes for advanced or recurrent head and neck cancer. J Radiat Res 2014；55：146-53.

シリーズ関連項目

- 『がんを見逃さない』「多様化した放射線治療」p.168（三橋紀夫）

頭頸部腫瘍に対するロボット支援手術

手術支援ロボットとは

　代表的手術支援ロボットであるda Vinci®（Intuitive Surgical）は1999年に開発されたが，操作性が悪く頸部手術には不向きであった．2006年da Vinci®の後継機種であるda Vinci® S（da Vinci Surgical System）が開発された．従来のものと比較すると，多くの点で改良が進み，多分野で用いられるようになった．本邦でも2010年秋にようやく認可された．同時に泌尿器科，産婦人科，胸部外科，消化器外科領域での適応症が決定され，本格的に手術支援ロボットの使用が可能となった．また，操作性も改善されたことにより諸外国では頸部手術でも用いられるようになった．頭頸部領域では，中咽頭を中心とする経口的手術，甲状腺手術，頸部手術，頭蓋底手術などに応用されている．最近では画像が格段に改善され，助手機能も追加されたda Vinci® Siが開発された．さらに，本邦ではまだ発売されていないが，単孔式の新機種も開発されている．頭頸部外科領域での応用は，アメリカでも遅れていたが2009年に認可された．本邦では，2016年4月現在まだ認可されていないが，現在先進医療Bとして経口的手術が行われている．

　現在，多くの施設で使用されているda Vinci® Sは外科医が両手の母指・示指・中指で操作するコントローラーハンドル2機と，三次元映像システムと，患者側のアーム4本（手術操作用3本と内視鏡カメラ用1本）をもったカートから成る．da Vinci® Sは遠隔操作も可能である．また，従来の内視鏡外科手術と異なり拡大・立体視ができる．立体視ができることで，平面画像をみながら手術操作を行う内視鏡外科手術とは根本的に異なり，安全かつ微細な操作が可能となった．操作アームも従来のものよりコンパクトになり，内視鏡を除く3本の操作アームのうち，任意の2本を選んで操作でき，残る1本を補助として使用できる．操作アームは，関節をもち全可動域の使用が可能である．また，手ぶれ防止装置があり，血管吻合や尿管吻合，静脈付近の剥離などが安全かつ容易に行える．術中には，第一執刀医がロボット手術器具とカメラを操作し，助手がロボット手術器具の交換と調整を担当する．問題は把持感覚がないことで，視覚で補わなければならない．

　da Vinci® Si（❶）は，da Vinci® Sをさらに進化させたもので，三次元画像処理機能の改良（3D-HD visionおよび10倍ズーム機能）により，細い血管や神経を鮮明にとらえることが可能となり，手術の安全性および確実性が向上した．手ぶれや誤作動防止機能が向上し，剥離や縫合などの繊細な操作が可能となり，操作性および作業精度・安全性が向上した．助手機能が付加されたデュアルコンソールやスキルシミュレーター搭載により教育効果の向上も図られ，より安全で精度の高い手術が可能となった．

頭頸部領域での応用

　経口的ロボット手術（trans oral robotic surgery：TORS）は手術の際に使用している開口器としてはFKリトラクターなどがある．基本手技的には，患者の下顎に合わせた開口器の選択となる．しかし，transoral videolaryngosocpic surgery（TOVS）による経口的咽喉頭部分切除術と比べるとda Vinci® SないしdaVinci® Si（以下，da Vinci® Sに統一）を用いた手術では，患者の下顎が小さすぎる場合は手術適応から外さなければならないことがある点に注意を要する．

　da Vinci® Sを使用する利点としては，操作アームの可動性が360°あり，狭い範囲での切除には大変有効であることや，内視鏡で得られる視野が3D構築され，たいへん視認性が良好であること，そして止血に関しても付属機器が充実しており確実な止血ができ，安全性が増すことなどがある．

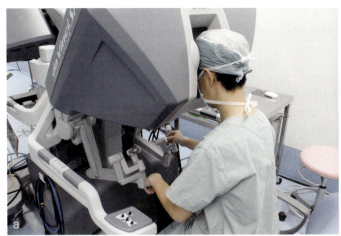
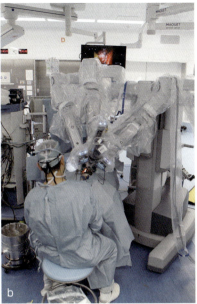

❶ 手術支援ロボット da Vinci® Si
a：コンソールに術者は座り，両側の母指・示指・中指を使い操作する．三次元映像システムがあり立体視が可能である．また，手ぶれ防止装置により微細手術が容易にできる．
b：操作アームに取り付けた内視鏡と3つの鉗子類を術創内に挿入し手術を行う．操作アームは4本ある．内視鏡装着アーム以外の3本の操作アームのうち2本を選び操作する．残りの1本は固定することにより補助鉗子として使用する．助手はモニターをみながら鉗子類の交換などを行う．

甲状腺切除術と頸部郭清

ロボット支援下に行う甲状腺手術が最も進んでいるのは韓国である．よって，韓国で行われている手術方法が主流となっている．具体的には，腋窩から頸部までを特殊な鉤で持ち上げる．その後，胸鎖乳突筋のあいだを分けて，甲状腺外側に至り，甲状腺を摘出する．低侵襲性であるか否かについては異論のあるところではあるが，頸部に傷を残さない．また，悪性の場合でも，十分なリンパ節郭清が可能であるという．難点としては，腋窩からのアプローチであるため操作アーム間に距離が少ないので，操作アーム同士が干渉し合い手術操作が難渋するおそれがあることである．

da Vinci® Sを使用した甲状腺手術は従来の腹腔鏡下に行う完全内視鏡下頸部手術と比べると，以下のような利点がある．

①立体視と拡大視ができるので安全性が増した．
②第4の操作アームが追加されたことにより，助手機能ができた．
③操作アームがコンパクトになったので，頸部のように狭い場所でも手術操作が容易になった．
④手ぶれ防止装置や先端鉗子の可動域が増したことにより反回神経周囲の処理や，血管の結紮がきわめて容易に行えるようになった．

韓国では甲状腺癌手術の際に頸部郭清を行っていたことから，積極的に頸部郭清も行っている．しかし，本手術術式の評価については遠隔成績に対する評価が待たれる．

（北野博也，藤原和典，三宅成智）

> **シリーズ関連項目**
> ・『がんを見逃さない』「ロボット支援手術」p.158（清水　顕，伊藤博之）

9 乳頭腫関連中咽頭癌

ヒトパピローマウイルス（human papillomavirus：HPV）は100種類以上のタイプがある環状二本鎖DNAウイルスであり，皮膚型と粘膜型に分類される．粘膜型はさらに子宮頸癌の原因となる高リスク型（HPV16，HPV18など）と尖圭コンジローマなどの原因となる低リスク型（HPV6，HPV11など）に分類される．近年，高リスク型HPV，とくにHPV16が中咽頭癌，とくに口蓋扁桃・舌根扁桃に発生する癌の原因となることが明らかとなり，中咽頭癌はHPV感染により発生するHPV陽性例と，喫煙・飲酒により発生するHPV陰性例，すなわち古典的な中咽頭癌，に二分されることとなった．

中咽頭癌に占めるHPV陽性例の比率は世界的に増加傾向にあり，アメリカでは約70％，北欧では実に約90％に達している．HPV陽性中咽頭癌の発生数も増加傾向にあり，アメリカでは2020年までに子宮頸癌の発生数を上回ると予想されている[1]．中咽頭癌に占めるHPV陽性例の比率は本邦でも漸増傾向にあり，2010年代では約50％に達している[2]．HPV陽性中咽頭癌は本邦を含め世界的に今後増加すると予想されており，後述するようにその臨床像は古典的なHPV陰性中咽頭癌とは大きく異なることから，日常臨床において注意を要する．子宮頸癌では子宮頸部への高リスク型HPVの反復感染，持続感染から前癌病変を経て，10年以上の長い経過で発癌に至る過程（子宮頸癌の自然史）が明らかとなっているが，HPV陽性中咽頭癌ではそのような自然史はまったく明らかになっていない．

なお，HPV陽性の判定は，検体からHPV DNAをPCR法や in situ hybridization法で証明するか，あるいは免疫組織化学でp16蛋白の強発現（癌組織の70％以上）を証明することで行うのが一般的である．

診断のポイント

HPV陽性中咽頭癌はHPV陰性中咽頭癌と比べて，きわめて異なる臨床像を呈する（❶）．HPV陽性中咽頭癌は比較的若年の非喫煙・非飲酒者に多い．すなわち，古典的な頭頸部癌とは異なり，HPV陽性中咽頭癌は一見健康な成人に多い．ただし，喫煙は咽頭へのHPV感染のリスクを増大するため，HPV陽性中咽頭癌は喫煙者にも発生する．また，80歳を超えるような高齢者にも発生する．重複癌が少ないが，これはHPV陽性中咽頭癌が非喫煙・非飲酒者に多いことを反映している．HPV陽性中咽頭癌では活発な性行動がその発生リスクとなる．性的なパートナーの数が多いほど，特にオーラルセックスのパートナーの数が多いほど発生リスクは増大する[3]．

HPV陽性中咽頭癌では原発巣が小さく転移リンパ節が大きい傾向がある．原発巣が小さい場合は表層に出現しないため，原発不明癌の像を呈する（❷）．これはHPVが扁桃陰窩の奥にある基底細胞に感染し，発癌もその部位から生じるためである．原発巣が大きくなっても腫瘍が粘膜下にとどまっていることがあり，視診ではなく触診でのみ局在診断が可能なこともある．また，転移リ

❶ HPV感染の有無による中咽頭癌の特徴

		HPV陽性	HPV陰性
臨床像	亜部位	口蓋扁桃，舌根	すべて
	年齢	若年者	老年者
	性差	3：1 男性	3：1 男性
	T stage	早期	さまざま
	N stage	進行	さまざま
	危険因子	性習慣	喫煙，飲酒
	頻度	↑	→〜↘
	重複癌	少ない	多い
	予後	良好	不良
病理像	起源	陰窩上皮	表層上皮
	表層上皮	時に進展あり	進展あり
	分化度	非角化/basaloid	角化

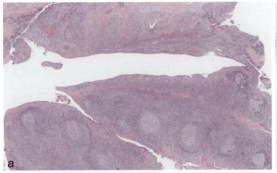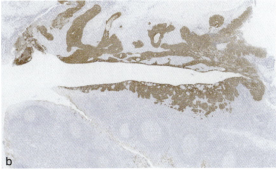

❷ HPV 陽性中咽頭癌の病理組織像
a：HE 染色．角化傾向に乏しい扁平上皮癌が扁桃陰窩に認められる．
b：p16 免疫組織化学．癌巣で p16 がびまん性に発現している．本症例は原発不明癌であり，摘出した扁桃を連続切片で検索して初めて微小癌が証明された．

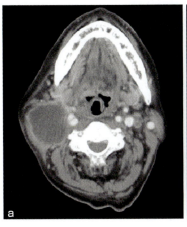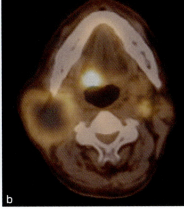

❸ HPV 陽性中咽頭癌嚢胞性頸部リンパ節転移
a：頸部造影 CT．
b：FDG-PET/CT．
頸部造影 CT では側頸嚢胞との鑑別は困難であるが，FDG-PET/CT では嚢胞壁に FDG の取り込みがみられ，舌根（原発巣）にも取り込みがみられる．ただし，側頸嚢胞の診断では FDG-PET/CT は保険上認められない．

ンパ節が嚢胞変性を呈する（❸）ことが少なくないことを忘れてはならない[4]．こうした特徴から，嚢胞性頸部リンパ節転移を伴う HPV 陽性中咽頭癌では，原発巣を視診で容易に同定することができない場合，側頸嚢胞としばしば誤診されている．嚢胞性リンパ節転移では穿刺吸引細胞診で扁平上皮癌細胞が証明されないことが多いことも，こうした誤診の誘因となっている．側頸嚢胞の診断で摘出した永久標本に扁平上皮癌を認めると鰓性癌と診断されてきたが，これは実際には HPV 陽性中咽頭癌である．

日常臨床における診断のポイントは，一見健康な若年成人の側頸部に嚢胞を認めた際は，安易に良性と考えるのではなく，HPV 陽性中咽頭癌をまず疑うことである．こうした患者の診察においては，視診に加えて口蓋扁桃や舌根を触診することを怠ってはならない．また，口蓋扁桃の観察も口蓋弓鉤を用いて前口蓋弓で隠れた部分も含めて行うべきである．なお，甲状腺乳頭癌も嚢胞性リンパ節転移を認め，それが良性の嚢胞として経過観察されていることを経験する．こうした場合，穿刺吸引液中のサイログロブリンを測定し高値を認めれば診断の補助となる．

治療と予後

HPV 陽性中咽頭癌は HPV 陰性中咽頭癌に比べ有意に予後が良好である[5]．これは手術療法，放射線単独療法，化学放射線療法など治療の種類にかかわらないが，十分なエビデンスが構築されているのは化学放射線療法で加療する中咽頭進行

癌においてである．これを受けてHPV陽性中咽頭進行癌では，標準治療である化学放射線療法に替えて治療強度を下げた低侵襲治療を行うことにより，予後を低下することなく合併症を低減しQOLの向上が図れるとの仮説が立てられた．

現在この仮説を検証するべく，臨床試験が行われているが，その代表的なものはシスプラチン併用放射線療法（標準治療）とセツキシマブ併用放射線療法（試験治療）を比較し，後者で前者と同等の治療成績（非劣性）が得られることを証明しようとするものである．ただし，こうした低侵襲治療は現状では臨床試験として行うべきものであり，日常臨床として行うことは慎まなくてはならない．

（猪原秀典）

引用文献

1) Chaturvedi AK, et al. Human papillomavirus and rising oropharyngeal cancer incidence in the United States. J Clin Oncol 2011；29：4294-301.
2) Maruyama H, et al. Human papillomavirus and p53 mutations in head and neck squamous cell carcinoma among Japanese population. Cancer Sci 2014；105：409-17.
3) D'Souza G, et al. Oral sexual behaviors associated with prevalent oral human papillomavirus infection. J Infect Dis 2009；199：1263-9.
4) Yasui T, et al. Human papillomavirus and cystic node metastasis in oropharyngeal cancer and cancer of unknown primary origin. PLoS One 2014；9：e95364.
5) Ang KK, et al. Human papillomavirus and survival of patients with oropharyngeal cancer. N Engl J Med 2010；363：24-35.

シリーズ関連項目

- 『がんを見逃さない』「HPVと中咽頭癌」p.212（猪原秀典）

咽喉頭表在癌の取り扱い

頭頸部表在癌とは

　頭頸部表在癌という概念は本邦から初めて提唱されたものであり，「頭頸部癌取り扱い規約　第5版」の中に，「咽頭・喉頭では癌細胞の浸潤が上皮下層にとどまり固有筋層に及んでいないものを表在癌と定義する．ただし，リンパ節転移の有無は問わない」との記述が盛り込まれている[1]．このような頭頸部表在癌をこれまでの進行癌と区別して取り扱うのは次のような理由からである．表在性の癌を診断することにより良好な予後が期待されること．良好な予後の疾患では，より低侵襲な治療を行うことが望ましいこと．さらには食道領域，頭頸部領域にこれまで以上の頻度で多発性の病変が診断されること．そして最も特徴的であることは，広がりについて定義されていないことである．たとえば最大径が6cmを超えても上皮下層にとどまっている腫瘍も表在癌として取り扱うという考え方である．今後，頭頸部表在癌のデータが蓄積され，その病態がより明瞭になり本邦から世界に向けて発信されることが期待される．

表在癌の診断方法

　表在癌は浸潤癌と異なり，自覚症状を有することが少ない．そのため，これまでの報告では食道癌などによる上部消化管内視鏡検査の際に咽頭・喉頭部の表在癌を指摘されることが多かった．とくに，特殊光が使用できる内視鏡の普及によりその頻度が高まってきた．耳鼻咽喉科診察による表在癌診断も同様に特殊光ビデオスコープの普及により表在癌を見つけ診断できるようになった[2]．当院においては狭帯域光観察（narrow band imaging：NBI）用の光を使用できるビデオスコープを用いて，食道癌患者などの頭頸部癌ハイリスク症例をスクリーニングすることで咽頭・喉頭表在癌の診断を行っている[3]．
　NBIビデオスコープによる検査では緑色調の正常粘膜に対して茶褐色の領域をもち，その内部に茶褐色の点状の異常血管を確認することで表在癌を強く疑うことができる（❶，❷）．また，表在癌の内視鏡所見により，表在隆起型（0-Ⅰ；有茎性：0-Ip，無茎性：0-Is），表面型（0-Ⅱ；表面

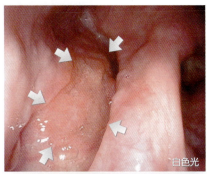

❶ 右梨状陥凹表在癌
矢印で示す範囲に表在癌を認める．

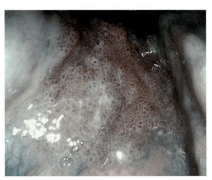

❷ NBI近接写真（❶と同じ病変）
近接画像では，茶褐色の領域内に異常血管が点状に確認される．周囲の粘膜より軽度の隆起が認められ，肉眼分類は 0-Ⅱa と診断した．

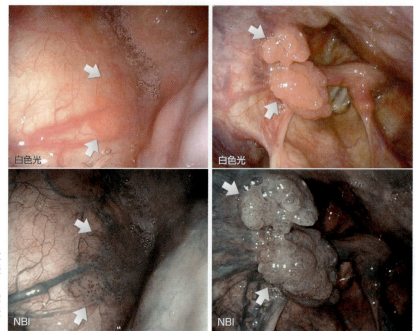

❸ 右梨状陥凹表在癌
左側の写真の症例では右梨状陥凹に平坦な O-IIb 病変（矢印）を認める．
右側の写真の症例では右梨状陥凹に隆起した O-Is 病変（矢印）を認める．

隆起型：0-IIa，表面平坦型：0-IIb，表面陥凹型：0-IIc），表在陥凹型（0-III）の肉眼分類を行う[4,5]．頻度の多い 0-IIa，0-IIb，0-Is の典型的な表在癌内視鏡写真を❶〜❸に示した．表在癌の肉眼分類はリンパ節転移率などの予後を反映することが食道領域で証明されており，頭頸部表在癌においても同様な傾向が認められ，治療方法の選択に大きな参考になると考えられている．

表在癌の治療方法

表在癌は周囲臓器の合併切除をすることなく，切除断端陰性で完全切除することで良好な予後が期待される病変と考えられている．そこで用いられる手技は低侵襲の経口的な切除術が多い．

当院で用いている方法は彎曲喉頭鏡にて咽頭を広く展開し，上部消化管内視鏡で良好な視野をみながら表在癌を切除する内視鏡的咽喉頭手術（endoscopic laryngo-pharyngeal surgery：ELPS）である．そのほかにもビデオスコープ，喉頭直達鏡，開口器，舌圧子などを組み合わせた経口手術が行われている．

当院で行っている手術手技を❹〜❻に示した．

彎曲喉頭鏡で喉頭を持ち上げることで下咽頭梨状陥凹のみならず，輪状後部，さらには頸部食道まで広く展開されている（❹）．切除範囲を決めるためにヨード染色を行う．表在癌は不染帯として認められ，切除ラインを想定しマーキングを行う（❺）．次に，エピネフリン加生理食塩水の粘膜下注入を行い，全周切開を行う．全周切開後に粘膜下注入と切除を繰り返し行い切除するようにしている（❻）．ここで，粘膜が挙上されることは腫瘍が深部浸潤していないことを意味し，大切な情報となる．腫瘍占拠部位による多少の工夫は必要であるが，中咽頭から下咽頭の表在癌はこれらの手技で切除可能となってきた．ただし，咽頭の全周性に切除が及ぶ場合には術後の狭窄症状が懸念され，経口切除が回避されることになる．このような場合には個々の症例と病態で適切な治療方法（その他の手術，放射線，抗癌剤治療など）を選択することになる．

切除標本の取り扱い（❼）

頭頸部表在癌の切除後の標本は，ゴムボードの上で虫ピンを用いて粘膜を伸展させ固定する．こ

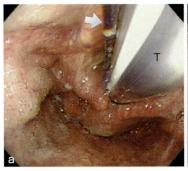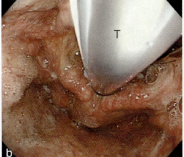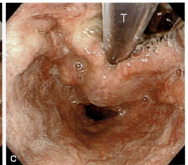

❹ 彎曲喉頭鏡による咽頭展開
T：挿管チューブ，矢印：彎曲喉頭鏡．
a：喉頭鏡を喉頭内にセット後．
b：喉頭を持ち上げる途中．
c：咽頭展開完了後．

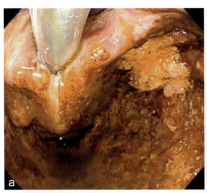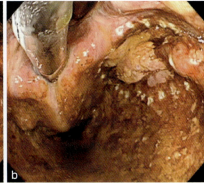

❺ ヨード染色
a：ヨード染色後，右梨状陥凹の表在癌は不染帯として認められている．
b：安全域をもった切除のためのマーキング後．

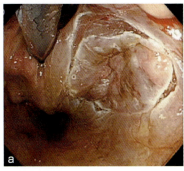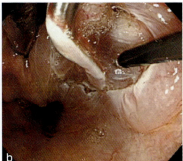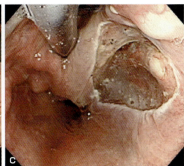

❻ 表在癌切除
a：全周切開後．
b：粘膜下層に生理食塩水を注入し切除を進める．
c：完全切除後．

の状態で写真を撮り，その後にヨード染色を行う．表在癌が不染帯として認識されることで，腫瘍の大きさ，切除断端からの距離を測定して記載する．切除標本の適切な処理と，内視鏡情報を含め多くの情報を病理依頼伝票に記載することで，正確な病理学的情報を得られるようにする．頭頸部表在癌切除では腫瘍からの安全域が，水平断端が1～2mm程度，垂直断端が1mm以下になることは

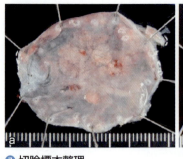 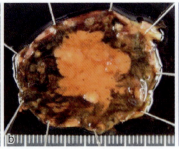 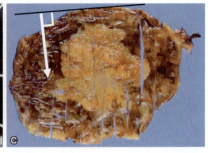

❼ 切除標本整理
a：切除した標本はゴムボードの上に伸展させ固定する．
b：ヨード染色を行い，不染帯を確認する．
c：病理標本は，切除断端に近いほうがみえるように 2 mm 間隔で切断し作製する．

少なくなく，標本整理によっては断端が不明と判断されかねない．このような場合に追加治療が必要かどうかが問題となってくる．小さく平坦な病変を切除する際には是非とも心がけたいことである．手術手技と同等に大切であることを強調したい．

表在癌手術後

頭頸部表在癌が適切に切除され，切除断端が陰性の場合には，術後追加治療することなく経過観察を行う．病理学的に腫瘍の厚みが 1 mm を超え上皮下浸潤が認められている場合，脈管侵襲を認めている場合などには頸部リンパ節転移のリスクが高くなるため，局所の観察のみならず頸部エコー検査を含め頸部リンパ節転移の有無を定期的に経過観察する必要がある[5]．

頭頸部表在癌治療患者は食道頭頸部領域に癌が多発することが少なくなく，頭頸部外科医と内視鏡医が連携して経過観察を行うことが望ましいことは頭頸部進行癌と同様である．

（渡邉昭仁）

引用文献

1) 日本頭頸部癌学会編．頭頸部癌取り扱い規約．第 5 版．金原出版；2012．
2) Watanabe A, et al. Laryngoscopic detection of pharyngeal carcinoma in situ with narrowband imaging. Laryngoscope 2006；116：650-4.
3) Watanabe A, et al. Periodic pharyngolaryngoscopy detects early head and neck cancer and improves survival in esophageal cancer. Ann Thorac Surg 2003；76：1699-705.
4) 武藤　学，渡邉昭仁．一目でわかる咽頭表在癌アトラス．中外医学社；2013．
5) Taniguchi M, et al. Predictors of cervical lymph node involvement in patients with pharyngeal carcinoma undergoing endoscopic mucosal resection. Auris Nasus Larynx 2011；38：710-7.

シリーズ関連項目

- 『がんを見逃さない』「ここまで進歩した内視鏡―ファイバースコープから最新の NBI 内視鏡まで」p.134（杉本太郎，岸本誠司，清川佑介，川田研郎）
- 『がんを見逃さない』「中・下咽頭表在癌」p.142（鵜久森 徹）

11 経鼻内視鏡下頭蓋底手術

慢性副鼻腔炎に対する内視鏡下鼻内副鼻腔手術（endoscopic endonasal sinus surgery：ESS）は，従来の鼻外手術に比べて，低侵襲性と機能温存，機能再生という面からも優れており，世界的にも標準的な術式となり，わが国の保険診療上も標準化され，ESS I〜V型に分類されている．手術支援機器の発達や手術手技の改良により，ESSの適応は炎症性疾患から腫瘍性疾患へと拡大し，鼻副鼻腔良性腫瘍に対しては第一選択となっている．さらに適応範囲は鼻副鼻腔外へも拡がり，頭蓋底や眼窩，翼口蓋窩といった解剖学的に到達困難な部位へのアプローチ方法として経鼻内視鏡手術が行われるようになってきた．脳神経外科領域では神経内視鏡手術とも呼ばれ，下垂体腫瘍に対する経鼻内視鏡手術は従来からの顕微鏡下手術（Hardy手術）と並んで保険適用もあり，国内でも多くの施設で施行されている標準化された術式である．頭蓋底を含めた鼻副鼻腔腫瘍治療の世界的なエビデンスの構築により，内視鏡下鼻副鼻腔頭蓋底手術のガイドライン（European position paper）が2010年にヨーロッパで出版され[1]，わが国においても経鼻内視鏡下頭蓋底手術が耳鼻咽喉科・頭頸部外科臨床でも普及してきている（❶）[2,3]．

適応とセットアップ，手術の実際

経鼻内視鏡下頭蓋底手術の適応は頭蓋底病変のなかでも腫瘍性病変が主となることが多い．適応疾患を2つに大別すると，病変の首座が鼻副鼻腔にあり，頭蓋底や頭蓋内に進展したもの（❷，❸）と，病変の首座が頭蓋内（硬膜内）にあり，副鼻腔に接しているもの（❹）に分けることができる．前者は悪性腫瘍も含め頭頸部腫瘍が多く，ESSの延長・拡大として耳鼻咽喉科医が主たる術者になるものと思われるが，後者は下垂体腺腫や髄膜腫などの脳神経外科疾患が多く含まれ，脳神経外科医が主たる術者になるものと思われる．副鼻腔から頭蓋底に進展した腫瘍を切除する場合は，ESSと同様に1人の術者（2ハンド）によってなされることが多いが，硬膜内での腫瘍の摘出操作を行う場合は，術者（主に脳神経外科医）は両手操作を行うため，内視鏡を保持するために固定用のアームを用いたり，内視鏡操作に熟練した耳鼻咽喉科医がscopistとして内視鏡を保持し，3ハンドもしくは4ハンドで手術を行っている（❺）．診療科の枠を超え，コメディカルも含めたいわゆる頭蓋底チームで治療を行うことが理想的であるが，施設によって対応は異なっている．

経鼻内視鏡下頭蓋底手術の適応範囲は広く，病変の部位と周辺解剖により，起こりうる重篤な合併症のリスクに基づいて，手術手技の複雑性のレベルが分類されている（❶）[3]．単に経鼻内視鏡下でどこまで届くか，どこまで到達できるかではなく，危険臓器をまたぐことなく，目的とする病変に最も到達しやすいと考えられる場合は経鼻内視鏡下手術の適応と考えてよい．経鼻内視鏡下手術の限界としては，前頭蓋底では上限は前頭洞後壁であり（❷），眼窩内では眼球正中が外側限界と思われる．中頭蓋底では錐体部も含め内頸動脈よりも内側が適応であり，内頸動脈外側への進展例は切除困難と考えられる．後頭蓋底，斜台部で

❶ 経鼻内視鏡下頭蓋底手術の手術手技と複雑性のレベル

レベル	病変・手技
I	ESS（副鼻腔）
II	髄液漏閉鎖，下垂体（鞍内） 蝶形骨洞側窩
III	硬膜外病変（篩板，蝶形骨洞天蓋，斜台） 下垂体（鞍外），視神経管
IV	硬膜内（頭蓋内）病変 （経篩板，経蝶形骨洞天蓋，経斜台）
V	脳血管病変，動脈瘤，動静脈奇形

(Kassam AB, et al. J Neurosurg 2011[3]より)

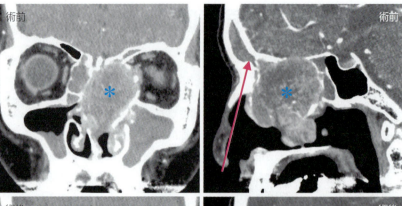

❷ **前頭蓋底嗅神経芽細胞腫（＊）**

悪性腫瘍であるが，頭蓋内浸潤はない．レベルⅢ～Ⅳ相当．outside-in approach による両側前頭洞単洞化後，medial maxillectomy を行い，鼻腔側の腫瘍を一塊切除した．さらに硬膜を切除し，頭蓋底は大腿筋膜と鼻中隔粘膜弁にて再建した．矢印は経鼻内視鏡下切除の前方（上方）限界を示す．

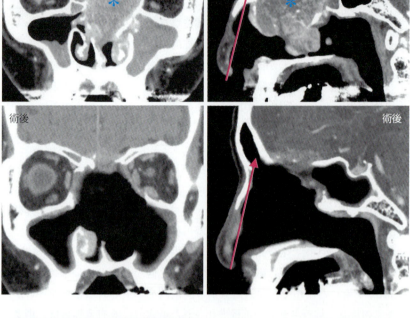

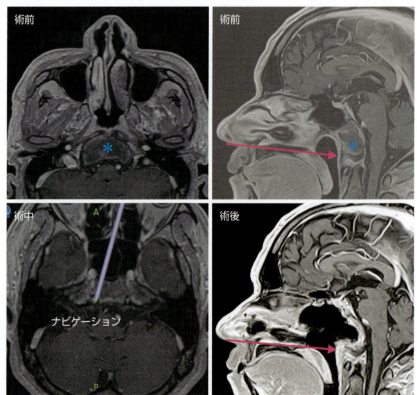

❸ **斜台部脊索腫（＊）**

硬膜外病変．レベルⅢ．術中，ナビゲーションにて腫瘍外側後端まで到達できていること（全摘）を確認した．矢印は経鼻内視鏡下切除の下方限界を示す．

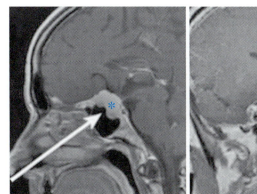
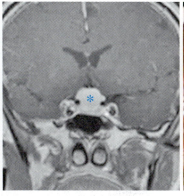
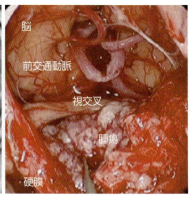

❹ 鞍結節髄膜腫（＊）
硬膜内病変．レベルⅣ．矢印は transplanum approach を示す．硬膜切開後に脳・血管に注意しながら，腫瘍を視交叉や下垂体柄より剥離摘出した．頭蓋底は大腿筋膜と鼻中隔粘膜弁にて再建した．

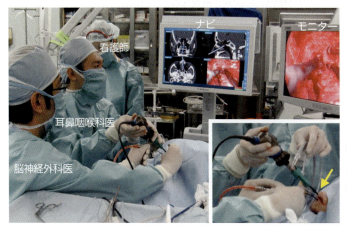

❺ 耳鼻咽喉科医と脳神経外科医による 3-4 ハンドサージャリー
scopist は，内視鏡と手術機器が干渉せず，術者がスムーズに操作できるように内視鏡下にスペースを作り（矢印），内視鏡下の術野を展開していくことが大切である．

の下限は硬膜外では第2頸椎まで到達可能であるが（❸），後方の硬膜内での限界は術者や施設，チームの技量により異なっており，適応拡大のためにはトレーニングが不可欠である．

　経鼻内視鏡下頭蓋底手術において，病変や病理型に応じて適切な切除を完遂した後，最も重要になるのは確実な髄液漏閉鎖と頭蓋底再建である．近年では安定した再建手技が確立され，術後合併症が減少したことが，経鼻内視鏡下頭蓋底手術の普及においては大きい．現在，鼻腔側からの頭蓋底再建には蝶口蓋動脈を栄養血管とする有茎鼻中隔粘膜弁による再建が一般的となっており，大きな硬膜欠損の再建には大腿筋膜が用いられることが多い．

内視鏡手術の利点と今後の課題

　内視鏡手術の利点としては，頭蓋顔面骨切除術や開頭手術に比べると低侵襲であり，顔面副鼻腔深部においても良好な視野が得られ，斜視鏡の併用によりさらに死角は少なくなるため，病変全体の把握や明視下での切除ライン設定の助けとなる．広範な頭蓋内進展例においても経鼻内視鏡下手術を併用することで開頭手術の成績も向上している．しかし副鼻腔頭蓋底は解剖が複雑であり，腫瘍の一塊切除が困難なことが少なくない．副鼻腔頭蓋底悪性腫瘍に対して，一塊切除か分割切除かの議論は続いており，oncological な要素を失うことなく，内視鏡下切除を達成するためには，さらなる術式の工夫と手術機器の改良が必要であ

るが，このような工夫や改良がなされれば，今後も経鼻内視鏡下頭蓋底手術は発展していくだろう．

　経鼻内視鏡下頭蓋底手術は革新的なアプローチ方法である．しかし，これまで頭頸部頭蓋底外科の中で培われてきた集学的治療の中の一つの選択肢として考え，症例ごとに最良の方法を選択すべきであり，低侵襲性を追求して患者や疾患を治すチャンスを逸してはならない．また疾患の種類や手術の目的にもよるが，頭蓋底手術といえども，術後の鼻腔の生理機能への配慮を忘れないことも耳鼻咽喉科医としては大切である．

（児玉　悟）

引用文献

1) Lund VJ, et al. European position paper on endoscopic management of tumors of the nose, paranasal sinuses and skull base. Rhinol Suppl 2010；22：1-143.
2) 中川隆之．前頭蓋底へのアプローチ．中川隆之編．内視鏡下鼻副鼻腔頭蓋底手術—CT読影と基本手技．医学書院；2014．p.192-200.
3) Kassam AB, et al. Endoscopic endonasal skull base surgery：Analysis of complications in the authors' initial 800 patients. J Neurosurg 2011；114：1544-68.

経口的咽喉頭部分切除術（TOVS）

　咽喉頭癌に対する喉頭機能温存療法は，手術および（化学）放射線治療に大別されるが，化学放射線治療の有用性が多く報告され，治療の柱となっているのが現状といえる．しかし，治療後の組織の線維化などにより，必ずしも満足な機能が温存されるとは限らず，さらに創傷治癒力低下による，救済手術の困難化も大きな問題となっている．一方，喉頭機能温存手術は，気管切開および頸部外切開のうえ，内腔に入って部分切除を行い，場合により再建手術を伴うものが一般的で，侵襲が大きく術後機能も満足するものとはいえない．
　そこで筆者らは，拡張型直達咽喉頭鏡，硬性内視鏡，腹腔鏡手術鉗子などを組み合わせた手術法として，独自に経口的咽喉頭部分切除術（trans-oral videolaryngoscopic surgery：TOVS）を開発し，気管切開および頸部外切開を行うことなく，経口的に咽喉頭癌の切除を行ってきた[1-5]．経口的手術は，内腔からのアプローチのみで病変を切除することが可能で，また後遺症も軽微なので，従来の喉頭機能温存手術はもちろんのこと，化学放射線治療と比較しても，より低侵襲な治療選択肢となりうるので，今後の発展が大いに期待されている．本項ではTOVSについて概説する．

手術環境

　経口挿管のまま，FKリトラクター（Olympus）（❶-a）やWeerda型喉頭鏡（Karl Storz）（❶-c）を用いて術野展開を行う．その後に先端弯曲型ビデオスコープ（Olympus）（❶-b）やHigh Definitionカメラシステムに接続した喉頭内視鏡（Karl Storz）（❶-c）で咽喉頭の全体の視野を得る．切開，凝固止血には径3mmの細径腹腔鏡手術鉗子（❶-d, e）や電気メス（❶-f, g）（Karl Storz）を使用している．出血のコントロールには，吸引しながら凝固止血ができるサクションコアギュレーター（❶-h）が有効であるが，それでも止血困難なときは止血用クリップ（❶-i）を用い

る．また持針器（❶-j）とノットプッシャー（❶-k）を用いれば，縫合手技を行うことも可能である．
　これらの器具は喉頭直達鏡下の手術に慣れた耳鼻咽喉科医にとっても習熟しやすいもので，両手で鉗子を操作することにより，適切なカウンタートラクションをかけて筋層，軟骨膜などのレイヤーに沿った切開，剥離が可能である．手術中はモニターの映像をみながら両手操作を行い（❷），腫瘍を一塊に切除する．術後は即時抜管を行い，気管切開は原則として行っていない．

適応

　TOVSの適応は中下咽頭癌，声門上癌でTis，T1，T2，一部のT3病変および（化学）放射線治療後のrT1，一部のrT2病変が含まれる．扁平上皮癌以外の癌腫や肉腫にも応用可能である．リンパ節転移陽性症例については，切除可能であればN3病変までを適応としている．適応外とする基準は，①舌骨，甲状軟骨，輪状軟骨の浸潤があるもの，②食道入口部1/2周以上の病変，③開口制限など視野展開不良例である．
　頸部郭清術はTOVSと同日または2～3週間後に行う．術後（化学）放射線治療は，未照射例で断端陽性で再切除不能な例，節外浸潤，N2b以上の場合に全頸部に対し施行している．

症例

　78歳男性．下咽頭癌T3N0．
　術前所見：右梨状陥凹を占拠する比較的外向性の腫瘍を認め，右声帯可動制限を伴っていた（❸-a）．頸部造影CT所見（❸-b）でも同部位を占拠する腫瘍を認めた．
　術中所見：右梨状陥凹を充満する腫瘍を認めた（❸-c，星印）．1.5％ヨード液を散布すると腫瘍部位が不染帯として明瞭になるので，ヨード不染帯より5～10mmのマージンをつけて電気メスで

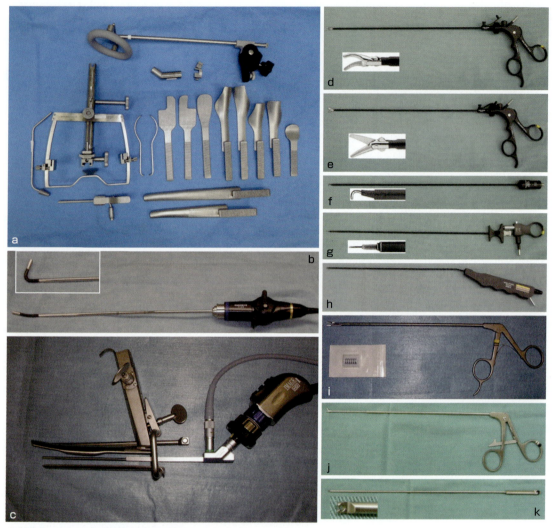

❶ TOVSに用いる手術器具や内視鏡
a：FKリトラクター.
b：先端弯曲型ビデオスコープ.
c：Weerda型喉頭鏡，High Definitionカメラシステムに接続した喉頭内視鏡.
d, e：細径腹腔鏡手術鉗子.
f, g：電気メス.
h：サクションコアギュレーター.
i：止血用クリップ.
j：持針器.
k：ノットプッシャー.

マーキングをしてから切除を開始した．一方の鉗子で粘膜などを把持してカウンタートラクションをかけながら電気メスを用いて，粘膜，粘膜下層，筋層や軟骨膜といったレイヤーに沿った切開を行いながら，右梨状陥凹の粘膜を甲状軟骨膜から剥離し，後壁の部分は咽頭収縮筋の一部を付けて腫瘍を一塊に摘出した．摘出後の状態では，甲状軟骨側板上縁（❸-d，矢印），露出した下咽頭収縮筋（❸-d，星印）が確認できた．摘出標本の切除断端は陰性であった．

術後所見：術後2か月後の所見（❸-e）では，切除された右梨状陥凹は狭小化しているが，嚥下

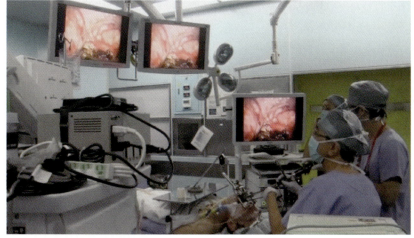

❷ TOVSの外景

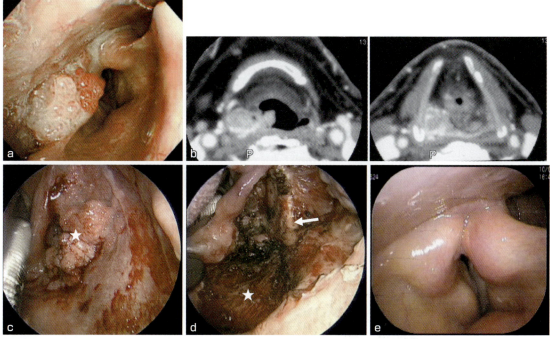

❸ 症例：下咽頭癌
a, b：術前所見．
c：術中所見．右梨状陥凹を充満する腫瘍を認めた（星印）．
d：術中所見．摘出後の状態では，甲状軟骨側板上縁（矢印），露出した下咽頭収縮筋（星印）が確認できた．
e：術後2か月の所見．

機能は良好である．放射線照射は施行せず術後6年経過した現在まで無再発生存中である．

成績

2004年9月から現在までに下咽頭・声門上癌，中咽頭癌に対しTOVSを計112例に施行しているが，1年以上経過観察例において，下咽頭・声門上癌，中咽頭癌の治療成績はそれぞれ5年粗生存率は79％および84％，5年疾患特異的生存率は92％および94％，喉頭温存率は91％および100％であった．術後嚥下機能はFunctional Outcome Swallowing Scale（FOSS）を用いて，摂

食が安定した時点で評価を行った．FOSS は嚥下障害の状態を6段階に分けたものであり，0〜2は臨床上ほぼ問題ないとされる．嚥下障害があると判断される FOSS 3 以上は7例（6.7％）のみであり，満足できる治療成績および術後機能と考えられる．

（塩谷彰浩）

引用文献

1) 塩谷彰浩．経口的喉頭・下咽頭部分切除術．耳鼻臨床 2008；101：68-9.
2) Shiotani A, et al. Videolaryngoscopic transoral en bloc resection of supraglottic and hypopharyngeal cancers using laparoscopic surgical instruments. Ann Otol Rhinol Laryngol 2010；119：225-32.
3) Shiotani A, et al. Transoral videolaryngoscopic surgery for en bloc resection of supraglottic and hypopharyngeal cancers. Otolaryngol Head Neck Surg 2011；144：288-9.
4) Yamashita T, et al. Endoscopic transoral oropharyngectomy using laparoscopic surgical instruments. Head Neck 2011；33：1315-21.
5) Tomifuji M, et al. Transoral videolaryngoscopic surgery for oropharyngeal, hypopharyngeal, and supraglottic cancer. Eur Arch Otorhinolaryngol 2014；271：589-97.

13 喉頭全摘後の発声方法（食道発声，シャント発声など）

　世界で初めて喉頭癌に喉頭全摘を行ったのは1873年のBillrothであり，本邦では1888年の猪子（京都），佐藤（東京）とされる．当時は周術期死亡が約50％という危険な手術であったが，抗生物質の発見などにより現代では根治性に安全性を担保した優れた手術と認識される[1]．しかし，癌根治のためとはいえ人にとって大事なコミュニケーションツールである声を犠牲にすることは実に冷酷な治療法である．ゆえに，喉頭進行癌などの治療で機能を犠牲にする場合は，術後の発声方法にまで心を砕いて初めて治療が完結すると筆者は考えている．

代表的な喉頭全摘後の発声方法

　当科では，食道発声，電気喉頭，シャント発声などすべての方法を公平に説明して，患者が自分の意思で選んだ治療法を提供するように心がけている．

　喉頭全摘後の発声方法の原理は，なんらかの動力源で咽頭粘膜を振動させ音源となる新声門を形成することである．

■ 食道発声（❶）

　胃に呑気してゲップの要領で吐き出した気流が動力源である．自然な音声で機械や追加手術は必要としない．ただし，発声できる音節は短く，加齢による音量の低下は避けられない．また，習得率は高いとはいえず，長期間のトレーニングを必要とする．

　本邦における伝統的な音声リハビリである．勤勉で努力家が多い日本人の気質も相まって，喉摘

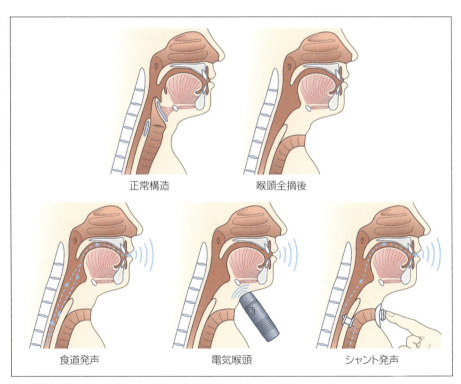

❶ 喉頭全摘後発声スキーム

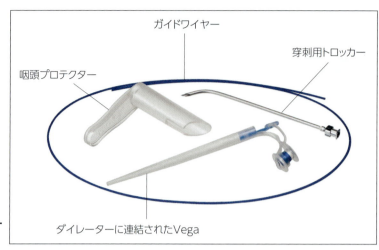

❷ Provox® Vega パンクチャーセット

者の社会復帰や QOL の向上に一定の役割を果たしている．

■ 電気喉頭（❶）

電気喉頭と呼ばれる振動子が動力源である．習得は容易だが，音声は無機的で一般的に受け入れにくい．面倒な発声訓練や追加手術を好まない症例，他の方法を習得するまでの一時的な利用，習得者でも発声困難時のバックアップなど応用範囲は広い．

■ シャント発声（❶）

動力源は肺からの呼気である．呼気を咽頭腔へ流すためのシャント孔を外科的に形成する必要がある．呼気に合わせて永久気管孔を閉鎖すると，咽頭に空気が流れ込み粘膜振動が起きる．音声は自然で大きく長い音節を話すことが可能である．他の方法よりも，経済的な負担が課題とされている．

当科における喉頭全摘後の発声方法 ——シャント発声について

■ シャント発声の歴史

1874 年に Gussenbauer[2] は，Billroth による世界最初の喉頭全摘を報告するとともに，同じ症例に金属製の人工喉頭を用いた音声獲得を試みた．わずかに発声は可能であったが実用性には乏しかったようである．

黎明期のシャント発声は，1927 年 Beck の穿刺法による気管咽頭瘻孔形成，1958 年 Conley の頸部食道粘膜を用いた気管食道瘻孔形成など，prosthesis を用いない non-prosthetic method から始まっている[3]．本邦からは頸部皮膚を用いた 1960 年の浅井法，そして 1977 年の天津法につながっていく．しかし，シャントの世界は，1980 年 Singer and Blom[4]，1982 年 Nijdam[5] の報告から，気管食道瘻孔に prosthesis を留置する prosthetic method へ大きく舵を切っている．

■ 当科で使用する voice prosthesis

当科では Atos Medical 社（スウェーデン）の Provox® voice prosthesis を用いている．音声再獲得率は約 90％と高く，HME（Heat and Moisture Exchanger）カセットによる呼吸抵抗負荷や下気道保護など，音声以外の daily symptom へのケアも行き届いているためユーザーの支持も篤い[6]．現在われわれは第三世代である Provox® Vega を手にすることができる．

■ 手術の基本は穿刺によるシャント孔形成

手術には Provox® Vega パンクチャーセットを用いる．ダイレーターに連結された Vega，穿刺用トロッカー，ガイドワイヤー，咽頭プロテクターが含まれる（❷）．腫瘍切除と同時に行う一期的形成（適応：喉頭再発進行癌），術後創が安定してから行う二期的形成（適応：下咽頭癌再建症例など）がある．気管膜様部から咽頭腔へトロッカーで穿刺するが，咽頭粘膜保護のために一期的

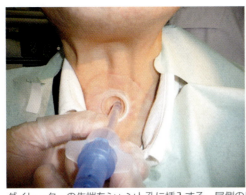
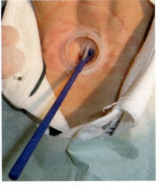

ダイレーターの先端をシャント孔に挿入する．尾側のピンを押し込みダイレーター内部に充填された prosthesis を押し出すと自然にシャント孔に留置される．その後，外筒を抜去し，ピンと prosthesis が連結されたストラップを切断する．

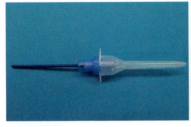
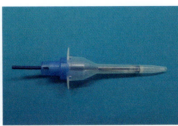
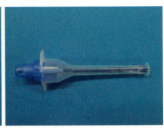

❸ 交換の手順

形成では同梱の咽頭プロテクターを，二期的形成には挿管チューブを使用する．穿刺後のトロッカーにガイドワイヤーを通して，ワイヤーが口側から出てきたところでトロッカーとプロテクターを抜去する．ワイヤーの先端にダイレーターをつなげシャント孔から引き抜くことで prosthesis の留置が完了する．

■ 交換の手技はやさしく発声も楽になっている

定期的な交換は必要だが，本体が内部に充填されたインサーターの尖端をシャント孔に入れて押し出すだけと交換は容易である（❸）．

当科では約3～6か月に1回の交換を行うが，それ以上に長期留置が可能な患者も少なくない．1日2回のクリーニングを励行，ヨーグルトなど乳製品の摂取，抗真菌ゲル剤の塗布などを推奨している．また，呼気流にかかわるバルブデザインの変更で気流抵抗が軽減されたこと，呼気が通過する本体内腔径を1.2倍にしたことで発声が容易となった．

これからの喉頭全摘者の未来のために

喉頭全摘後の発声方法にはそれぞれ一長一短がある．得られる音声が自然で習得率が高く，獲得期間も短いことから，少なくとも早期の社会復帰を望む働き盛りにはシャント発声が適していると思われる．しかし，食道発声のこれまでの社会貢献や non prosthetic なシャント発声の歴史を慮りつつ，人生に対して多彩な価値観を持ち合わせた患者と対峙するとき，このような過渡期に居合わせた難しさを感じている．これからは，喉頭全摘者の最適な発声方法を選択するにあたり，医療従事者の一方的な目線ではなく常に患者の interest に寄り添った判断を続けていく必要があるだろう．

（佐藤雄一郎）

引用文献

1) 佐藤武男. 喉頭癌の歴史. 喉頭癌—その基礎と臨床. 金原出版；1972. p.1-10.
2) Gussenbauer C. Ueber die erste durch Th. Billroth am Menschen ausgeführte Kehlkopf-Exstripation und die Anwendung eines künstlichen Kehlkopfes. Arch Klin Chir 1874；17：343-56.
3) 天津睦郎. シンポジウムⅡ：気管食道科における治療の進歩　2. 喉頭全摘後の音声外科. 日気食 1986；37：133-40.
4) Singer MI, Blom ED. An endoscopic technique for restoration of voice after laryngectomy. Ann Otol Rhinol Laryngol 1980；89：529-33.
5) Nijdam HF, et al. A new prosthesis for voice rehabilitation after laryngectomy. Arch Otorhinolaryngol 1982；237：27-33.
6) Op de Coul BMR, et al. A decade of postlaryngectomy vocal rehabilitation in 318 patients：A single institution's experience with consistent application of indwelling voice prosthesis（Provox）. Arch Otolaryngol Head Neck Surg 2000；126：1320-8.

頭頸部癌の緩和ケアの現状と展望

　日本における2011年の頭頸部癌（口腔・咽頭，喉頭，甲状腺）罹患患者は，33,892人と推定されている．2013年の頭頸部癌の年間死亡者数は9,884人であり，これはがんによる全死亡患者数の2.7%に相当する[1]．

　頭頸部癌終末期患者においては，気道・食道形態の解剖学的特殊性に起因する特有の症状が多岐にわたる．喉頭摘出や気管切開のために発声ができない，口腔・咽頭への治療のために経口摂取が困難になる，自壊した腫瘍が放つ異臭，頸動脈などの破綻による急激な出血など，他科では経験しない症状が多くある．

　頭頸部において病変が進行し，呼吸不全や意識低下を起こしていても，他の重要な臓器の機能は保たれている場合が多い．したがって予後予測が困難である．頭頸部癌の緩和ケア対応は地域によって異なるが，頭頸部癌特有の症状，対応が必要となることがあり，限られた医療機関に偏りがちな現状がある．頭頸部癌という診断名だけで，診療に躊躇してしまう医療機関が多いのが現状である．

頭頸部癌の症状

　国立がん研究センター東病院において緩和医療チームに介入を依頼した頭頸部癌終末期患者40例のうち17例に呼吸苦，17例に咳・痰の症状を認め，他領域と比較して上気道を中心とした症状が多いことが確認された（❶，❷）．国立がん研究センター東病院頭頸部外科病棟で死亡した45例について検討したところ，喀痰分泌量と輸液量の間には相関を認めなかったが，気道の形態と喀痰分泌量の間に相関性を認めた．気管切開があり，気管カニューレが挿入されている症例では喀痰分泌量が多くなる傾向が認められた[2]．

　頭頸部癌終末期の入院患者71例に対して行った多施設前向き研究では❸のごとく，頭頸部終末期の症状の割合が明らかになった．入院期間内のQOL（EORTC PAL-15）に変化はなかった．胃瘻がある患者は経鼻胃管留置患者と比較して在院日数が短かった．

　上記のごとく終末期においては約半数で気管孔呼吸＝喉頭発声不能，1/3で頭頸部の浮腫を認め，頭頸部特有の症状が多いといえる．一方で，頭頸

❶ 頭頸部癌患者の緩和チーム介入時の症状（国立がん研究センター東病院，2007年，n=150+40）

頭頸部以外 (n=150)		頭頸部 (n=40)	
疼痛	129 (86%)	疼痛	36 (90%)
食欲不振	92 (61%)	呼吸苦	17 (43%)
便秘	64 (43%)	咳／痰	17 (43%)
不眠	59 (39%)	不眠	14 (35%)
口渇	57 (38%)	眠気	13 (33%)
倦怠感	56 (37%)	倦怠感	12 (30%)
眠気	51 (34%)	便秘	12 (30%)
嘔気嘔吐	43 (29%)	口渇	11 (28%)

❷ 緩和チーム介入中の頭頸部癌患者イベント（国立がん研究センター東病院，2007年，n=40）

1.	呼吸困難により気管切開	8
2.	経口困難により鼻管挿入／PEG造設	5
3.	顔面／舌浮腫	3
4.	胸腹水貯留により穿刺／癒着術	2
5.	腫瘍自潰	2
6.	出血	2
7.	迷走神経発作による意識消失	2
8.	上肢麻痺	1

経過中気管切開：8/40（20%）

❸ 頭頸部癌患者終末期の症状（多施設研究，2010〜2013年，n=71）

気道形態		頭頸部浮腫	
経鼻経口	35 (49.3%)	なし	45 (63.4%)
気管孔	36 (50.7%)	あり	26 (36.6%)
頸部ガーゼ交換		栄養経路	
不要	49 (69.0%)	経口	17 (23.9%)
必要	22 (31.0%)	経鼻胃管	10 (14.1%)
		胃瘻	16 (22.5%)
制御不能出血		静脈栄養	26 (36.6%)
なし	66 (93.0%)	皮下注射	2 (2.8%)
あり	5 (7.0%)		

部癌終末期での大出血は約7％にとどまる．

症状への対応

投薬・栄養

　病変が頭頸部に存在することが多く，嚥下障害が少なくない．一方で腹部臓器は健常であることが多く，薬剤や栄養が腸管まで到達すれば吸収可能となることがほとんどである．筆者らの研究においても，胃瘻は在宅期間の延長に有用であった．気管切開チューブの存在と経鼻胃管の存在がQOLを低下させるとの報告もあるが[3]，患者の局所・全身状態はもとより，在宅や自宅近くの医療機関での受け入れも考慮し，胃瘻，静脈ポート，経鼻胃管などを検討する必要がある．

　がん患者が経口摂取できなくなるのは，老衰などによる機能障害と異なり，腫瘍による器質的障害である．昨今の報道によって胃瘻に対する否定的なイメージをもつ患者や家族もいるが，丁寧に説明し，より良い方法を選択すべきである．

外科的介入

　気道確保：気管切開や気管孔の処置が必要となることが少なくない．気管内腫瘍浸潤や気管孔の形状などで特殊な処置が必要な場合は，頭頸部癌専門病院で診療を継続したほうがよい場合もある．気管切開チューブについては比較的高額であり，一般病院や在宅診療医が在庫をかかえると負担となることもある．チューブの手配，在庫管理などで頭頸部癌専門病院と症状緩和対応施設で協力する必要がある．

　食道ステント留置：頸部食道へのステント留置は通過障害が改善するとの報告もあるが，ステントの移動や疼痛，腫瘍増大，気管咽頭瘻なども報告されている[4,5]．咽頭から頸部食道にかけてのステントの適応については慎重に検討すべきである．

緩和目的手術

　筆者らは根治切除が得られない2例に対して経口摂取を目的に下咽頭喉頭全摘・遊離空腸再建を行った．半年以上経口摂取が得られた．

　唾液腺癌や甲状腺癌など緩徐な進行が予測される組織型では，肺などへの遠隔転移があっても局所領域の切除治療を行うことによりQOLや生命予後の改善が得られる場合がある．

放射線治療

　病変に照射することにより，痛みや出血の抑制，増大や皮膚浸潤の抑制が得られることがある．また病変の縮小により予後が改善する場合もある．

　一方で放射線照射が無効もしくは効果が限定的であると粘膜炎などの毒性のみで症状が悪化する場合もある．残された時間を浪費することにならないよう適応について十分検討する必要がある．

　頭頸部癌終末期についての研究を重ね，適切な指針が作成され，頭頸部癌専門科を有していない病院での診療の可能性を広げることができれば，患者は終末期の時間を自宅もしくは自宅近くの医療施設で過ごすことが多くなると期待される．

〈篠崎　剛〉

引用文献

1) 国立がん研究センター．がん情報サービス「がん登録・統計」．
http://ganjoho.jp/reg_stat/index.html
2) 篠崎　剛ほか．頭頸部癌終末期における輸液治療の検討．日本癌治療学会誌 2008；43：578．
3) Terrell JE, et al. Clinical predictors of quality of life in patients with head and neck cancer. Arch Otolaryngol Head Neck Surg 2004；130：401-8.
4) Bethge N, et al. A prospective trial of self-expanding metal stents in the palliation of malignant esophageal strictures near the upper esophageal sphincter. Gastrointest Endosc 1997；45：300-3.
5) Xinopoulos D, et al. Self-expanding plastic stents for inoperable malignant strictures of the cervical esophagus. Dis Esophagus 2009；22：354-60.

シリーズ関連項目

- 『がんを見逃さない』「頭頸部癌の緩和ケア・在宅医療」p.254（吉澤明孝，行田泰明，石黒俊彦，吉澤孝之）

索引

和文索引

あ

悪性黒色腫	232, 241
悪性リンパ腫	209
アシテア®ダニ舌下錠	142
アジュバント化学療法	225
アデノイド増殖症	208
アデノシン三リン酸	40
アデホス®顆粒	40
アナフィラキシー	188
アナフィラキシーショック	184
アバスチン®	73
アブミ骨筋性耳鳴	34
アレルギー疾患	
——に対する分子標的治療	151
アレルギー疾患生活管理指導表	188
アレルギー性鼻炎	129, 137, 141, 144, 147
オマリズマブ	151
アレルゲン免疫療法	141, 144
鞍結節髄膜腫	259

い

維持化学療法	225
一酸化窒素	157
一側聾	92
遺伝性血管性浮腫	220
遺伝性出血性毛細血管拡張症	124
遺伝性難聴	61
イピリムマブ	227, 233
胃瘻	270
咽喉頭表在癌	253
咽喉頭浮腫	221
インプラントボディ	75

う

ウイルス性顔面神経麻痺	
——の後遺症	119

え

エストリオール軟膏	124
越婢加朮湯	175

エピネフリン自己注射製剤	191
エピペン®	191
嚥下障害	
——の口腔ケア	194

お

黄耆建中湯	174, 175
オスラー病	124
オマリズマブ	151
音響性アブミ骨筋反射	58
音響療法	36
音源定位	83

か

外耳道閉鎖症	30
外傷	
耳科領域の——	54
外傷性嗅覚障害	180
開放耳管	45
外リンパ特異的蛋白	51, 55
外リンパ瘻	51
外リンパ瘻診断基準（案）	55
下咽頭癌	261
化学放射線療法	224
蝸牛開窓	86
蝸牛神経欠損・低形成症例	89
下前庭神経炎	104
学校生活管理指導表	188
葛根湯加川芎辛夷	175
蝸電図検査	58
下鼻甲介粘膜焼灼術	147
花粉‐食物アレルギー症候群	184
加味帰脾湯	44
加齢性平衡障害	113
感音難聴	20, 58
換気チューブ留置	47
ガンシクロビル	64
関節リウマチ	209
乾燥濃縮ヒトC1-INH製剤	221
乾皮症	229
感冒後嗅覚障害	180
漢方治療	
嗅覚障害に対する——	173
耳管開放症に対する——	43

ガンマナイフ	71
癌免疫療法	236
顔面神経麻痺	117
——の病態	119
顔面表情筋	
——のリハビリテーション	120
顔面マッサージ	120

き

気管狭窄	21
気管挿管	217
帰耆建中湯	44
キチン膜	26
気道炎症	133
——のバイオマーカー	157
木村病	152
嗅覚刺激療法	172, 179
嗅覚障害	179
——治療の展望	170
——に対する漢方治療	173
高齢者の——	170
神経変性疾患と——	171
嗅覚の加齢変化	171
嗅神経芽細胞腫	241
急性感音難聴	67
急性中耳炎	16
狭帯域光観察	211, 214
京都大学原子炉実験所の研究炉	243
筋性耳鳴	34

く

空間認知	95

け

経外耳道的内視鏡下耳科手術	6
荊芥連翹湯	175
経口的咽喉頭部分切除術	261
経鼻内視鏡下頭蓋底手術	257
経鼻内視鏡手術	257
経迷路法	72
ケナコルト-A®水懸注	11
原発性免疫不全症候群	222

こ

抗CTLA-4抗体	228, 232
抗PD-1抗体	228, 232
口腔アレルギー症候群	184
口腔乾燥症	
——の口腔ケア	195
口腔ケア	194
抗好中球細胞質抗体	13
好酸球性多発血管炎性肉芽腫症	152
好酸球性中耳炎	10
——の診断基準	155
——の治療薬	11
オマリズマブ	152
好酸球性副鼻腔炎	154, 160
——の重症度分類アルゴリズム	155
——の診断基準	154
——ポリープ局所でのIgE増多	160
オマリズマブ	152
甲状腺切除術	249
光線療法	147
喉頭癌	265
喉頭全摘	265
喉頭全摘後	
——の発声方法	265
喉頭乳頭腫	214
後部声門狭窄症	217
高齢者の嗅覚障害	170
呼気NO濃度	157
呼吸音聴取	45
呼吸上皮腺腫様過誤腫	168
呼吸性嗅覚障害の漢方治療	175
五臓	174
骨固定形補聴器	29, 30, 92
骨腫	167
骨導インプラント	28, 76
鼓膜換気チューブ留置	49
鼓膜再生療法	27
鼓膜穿孔閉鎖術	25
鼓膜テープ補強法	41
コラーゲンスポンジ	26
五苓散	176

さ

災害時の食物アレルギー対応	192
再発性呼吸乳頭腫症	214
柴苓湯	176
サウンドプロセッサ	75
痤瘡様皮膚炎	229
三次元的内視鏡下鼻内副鼻腔手術	163
残存聴力	86
残存聴力活用型人工内耳	74, 77, 86

し

滋陰降火湯	176
滋陰至宝湯	176
耳音響放射	58
自覚的視性垂直位	104
耳下腺唾石	201
耳科領域の外傷	54
耳管開放症	39, 45
——に対する漢方治療	43
耳管開放症確実例	46
耳管開放症診断基準案	45
耳管内チューブ	47
耳管ピン	47
耳管閉鎖	45
耳管閉鎖障害	39
自己血清点耳療法	25
耳小骨筋の解剖	35
シスプラチン	224
自声強聴	45
耳石器	111
——の機能評価	107
——の配置と構造	107
耳石器障害	107
——によるめまい	109
次世代シーケンサー	62
次世代粒子線治療	243
疾患修飾性抗リウマチ薬	209
室内塵	133
紫斑病性腎炎	208
耳閉感	45
耳鳴	34, 36
ジメンヒドリナート	105
若年性血管線維腫	167
若年発症型両側性感音難聴	61
斜台部脊索腫	258
シャント発声	266
重心動揺検査	95
重粒子線治療	239
手術支援ロボット	248
小青竜湯	175
上前庭神経炎	104
小児IgA腎症	208

小児人工内耳	74
小児人工内耳適応基準（2014）	82
小児滲出性中耳炎	16
——診断の流れ	17
——診療アルゴリズム	18
小児の閉塞性睡眠時無呼吸	203
小児扁桃肥大	203
上半規管裂隙症候群	4, 48
上皮成長因子受容体阻害薬	229
食道発声	265
食物アレルギー	184, 188
成人の——	191
災害時	192
食物依存性運動誘発アナフィラキシー	188
食物経口負荷試験	188
辛夷清肺湯	175
神経内視鏡手術	257
神経変性疾患	
——と嗅覚障害	171
人工前庭	110
人工中耳	28, 76
人工内耳	59, 74, 77, 89, 92, 93
——による音響療法	37
——の両耳装用	82
残存聴力がない例の——	86
人工内耳埋め込み術	
UWEESによる——	4
真珠腫	22
真珠腫性中耳炎	2
滲出性中耳炎	16

す

水腫MRI撮影法	98
水中内視鏡下耳科手術	2
垂直半規管の機能評価	102
睡眠呼吸障害	203
睡眠時無呼吸	20
スギ花粉症	137
ステロイド	11, 14
ステロイド鼓室内投与療法	67
ステロイド全身投与	67

せ

正円窓アプローチによる保存的手術	86
声帯運動障害	217
声門後部癒着症	217

声門上癌 261
舌下免疫療法 137, 141
セツキシマブ 224, 226
　　──投与時の皮膚管理 229
　　──による皮膚障害 230
摂食機能療法 195
線維性骨異形成症 167
喘息 141
前庭眼反射 101
前庭性片頭痛 115
前庭性めまい患者
　　──の体平衡ストラテジー 96
前庭誘発筋電位 104, 107
先天性感音難聴 64
先天性サイトメガロウイルス感染症 64
先天性進行性難聴患者 81
先天性難聴の遺伝子診断 61
先天性補体欠損症 222
前頭蓋底嗅神経芽細胞腫 258

そ
爪囲炎 229
組織工学的手法を用いた鼓膜再生療法 27
ソラフェニブ 227
ゾルミトリプタン 116
ゾレア® 151

た
体平衡ストラテジー 95
唾液腺
　　──の内視鏡下手術 201
唾液腺内視鏡 201
他覚的耳鳴 34
唾石症 201
多中心性 Castleman 病 199
ダニアレルギー 141
ダニアレルゲンエキス 141
ダニ舌下錠 142
ダニ由来プロテアーゼ 133
炭素線 239

ち
中咽頭癌 211, 250
中下咽頭癌 261
中耳炎 20
中耳ミオクローヌス 34
中性子捕捉療法 243
中頭蓋窩法 72
長期持続陽圧呼吸 204
聴神経腫瘍 70
聴性脳幹インプラント 91
聴性脳幹反応 58

つ
通導散 175

て
デキサメタゾン 68
テルダーミス® 26
伝音難聴 20
電気喉頭 266
電気刺激聴性脳幹反応 91
電極アレイ 74

と
頭蓋底腫瘍 242
当帰芍薬散 173, 176
頭頸部悪性黒色腫
　　──に対する放射線治療成績 241
頭頸部癌
　　──に対する癌免疫療法 236
　　──に対する中性子捕捉療法 243
　　──に対する分子標的治療 226
　　──に対する粒子線治療 239
　　──の緩和ケア 269
　　──の臨床試験 237
頭頸部癌化学療法 224
頭頸部癌終末期 269
頭頸部癌治療
　　──の口腔ケア 195
頭頸部腫瘍
　　──に対するロボット支援手術 248
頭頸部表在癌 253
導入化学療法 224
頭部陰影効果 83
突発性難聴 67
突発性難聴診療ガイドライン 67
トラスツズマブ 73
トラフェルミン 26
ドラマミン® 105
トリアムシノロンアセトニド 11

な
内視鏡下手術
　　唾液腺の── 201
内視鏡下鼻内副鼻腔手術 163, 166
内視鏡下咽喉頭手術 254
内耳瘻孔 2
内反性乳頭腫 166
内リンパ水腫 98
軟口蓋ミオクローヌス 34
軟骨伝導 30
軟骨伝導補聴器 30
難治性中耳炎 14
難聴 20

に
ニボルマブ 227, 234
乳頭腫関連中咽頭癌 250
人参養栄湯 173, 176

ね
ネットワーク型神経再建術 117

の
脳幹性前兆を伴う片頭痛 115

は
ハウスダストアレルギー 133
ハウスダスト抗原 141
麦門冬湯 176
鼻すすり型耳管開放症 39
パパイン 133
バルガンシクロビル 64
反回神経麻痺 217
半規管機能検査 101
半規管機能低下 101
半夏白朮天麻湯 44

ひ
鼻アレルギー 147, 157
鼻炎の分類 129
非感染性・非アレルギー性鼻炎 129
鼻腔 NO 濃度 157
鼻出血 124
ヒトパピローマウイルス 214, 250
皮膚悪性腫瘍 232
鼻・副鼻腔悪性腫瘍 241
鼻副鼻腔疾患
　　──におけるバイオマーカー 157

鼻副鼻腔腫瘍	166
鼻噴霧用ステロイド薬	204
肥満細胞	161
表在癌	211

ふ

フィブラスト®スプレー	26
副腎皮質ステロイド	14
ブラッグピーク	240
フルオロウラシル	22, 224
プレドニゾロン	15
プロフィリン	185
分子標的治療	226
アレルギー疾患に対する——	151
分子標的薬	73

へ

平衡訓練	105
閉塞性睡眠時無呼吸	203
ベスキチン®W	26
ベタヒスチン	105
ベバシズマブ	73
ベムラフェニブ	234
ベリナート®P	221
片頭痛	115
扁摘	207
扁摘パルス療法	207
扁平上皮癌	241

ほ

方向感	83
防風通聖散	175
保湿外用剤	231
補中益気湯	43
補聴器開発	32
補聴器による音響療法	37
ボトックス®	121

ま

麻黄附子細辛湯	175
マスト細胞	161
末梢性顔面神経麻痺後後遺症	34
慢性糸球体腎炎	206
慢性副鼻腔炎	157, 160
慢性扁桃炎	206

み

| ミティキュア®ダニ舌下錠 | 142 |

ミノサイクリン	230

む

ムコ多糖症	20
無症状内リンパ水腫	98

め

迷路気腫	51
メトトレキサート関連リンパ増殖性疾患	209
メニエール病	98
めまい	95
——のリハビリテーション	95, 113
メリスロン®	105
免疫チェックポイント阻害薬	232

や

ヤケヒョウヒダニ	133

ゆ

ゆっくり横	113

よ

陽子線治療	239

ら

ライソゾーム病	20
ラバー負荷	95

り

リハビリテーション	
顔面表情筋の——	120
めまいの——	95, 113
粒子線治療	239
苓甘姜味辛夏仁湯	175
両耳加重効果	82
両耳スケルチ	82
良性発作性めまい	115
両側人工内耳	82
——の注意点	84
——の非適応	84
両側性感音難聴	
若年発症型——	61
輪状披裂関節強直症	217
リンデロン-VG®クリーム	22
リンパ節注入	144
リンパ増殖性疾患	209

る

ルゴール付着綿棒挿入	40

れ

レンバチニブ	227

ろ

瘻孔症状	48

欧文索引

数字

3D-FLAIR（3-dimensional fluidattenuated inversion recovery）	98
3D内視鏡	163
5-FU（フルオロウラシル）	22, 224
5m継ぎ足歩行	113
50歩足踏み	113

A

ACTG1	61, 81
adenotonsillectomy	203
all-in-one miniature endoscope	201
Alzheimer型認知症	171
ANCA関連血管炎性中耳炎	13
antineutrophil cytoplasmic antibody（ANCA）	13
ARIA（Allergic Rhinitis and its Impact on Asthma）	131
asymptomatic endolymphatic hydrops	98
ATP（アデノシン三リン酸）	40
auditory brainstem implant（ABI）	91
auditory brainstem response（ABR）	58
auditory neuropathy（AN）	58

B

Baha®システム	29
benign paroxysmal vertigo	115
bFGFによる穿孔閉鎖	26
binaural squelch	82
binaural summation	82
Bogdasarianらの分類	218

bone anchored hearing aid (BAHA)
29, 30, 92
Bonebridge® 29
boron neutron capture therapy
(BNCT) 243
BRAF 阻害薬 234
brownish area 211

C

C1 esterase inhibitor (C1-INH) 220
canal paresis (CP) 101
catch up saccade (CUS) 101
CDDP（シスプラチン） 224
CDH23 61, 81
cervical VEMP (cVEMP) 107
chemoradiotherapy (CRT) 224
Churg-Strauss 症候群 152
CO_2 レーザー 47
cochlin-tomoprotein (CTP) 51, 55
CPAP 204
CROS（contralateral routing of
signals）型補聴器 92
CTLA-4 232

D

da Vinci® 248
da Vinci® S 248
da Vinci® Si 248
disease modified anti-rheumatic
drugs (DMARDs) 209
drop attack 109

E

EGFR 阻害薬 229
electric acoustic stimulation (EAS)
74, 77, 86
electrically evoked auditory brain-
stem response (EABR) 91
endoscopic endonasal sinus surgery
(ESS) 163
endoscopic laryngo-pharyngeal
surgery (ELPS) 254
entopy 130
eosinophilic granulomatosis with
polyangiitis (EGPA) 152
epistaxis severity score (ESS) 124
ERBB2 阻害薬 73
EyeSeeCam® 102

F

FDEIA 188
FLEX24® 75
fraction of exhaled nitric oxide
(FeNO) 157

G

GRXCR1 62

H

head impulse test (HIT) 101, 104
head shadow effect 83
Henoch-Schönlein 紫斑病 208
hereditary angioedema (HAE) 220
hereditary hemorrhagic telangiecta-
sia (HHT) 124
HHIA (Hearing Handicap Inventory
for Adults) 92
HPV16 250
HPV 陽性中咽頭癌 250
human papillomavirus (HPV)
214, 250
HYDROPS 98

I

ICS Impulse® 102
IgA 腎症 206
IgE 160
IgG4 関連疾患
――の包括診断基準 197
International Classification of Sleep
Disorders 203
interpositional-jump graft 117

J

JESREC スコア 154

K

KDIGO Clinical Practice Guideline
for Glomerulonephritis 206
KTP レーザー蒸散手術 215
Küttner 腫瘍 197
Kyoto University Research Reactor
(KUR) 243

L

Lewy 小体型認知症 171
local allergic rhinitis 129

LOXHD1 62
LRTOMT 62

M

MAPK 経路 235
methotrexate-associated lymphopro-
liferative disorders (MTX-LPD)
209
migraine-associated vertigo 115
migraine with brainstem aura 115
migrainous vertigo 115
Mikulicz 病 197
modified Killian's method (MK 法)
212
Morquio 症候群 21
MYO6 62
MYO15A 61

N

narrow band imaging (NBI) 211, 214
NBI ビデオスコープ 253
neoadjuvant chemotherapy (NAC)
224
Neptune™ 75
NIOX MINO® 157
NObreath® 157
Nucleus® Profile™ 75

O

obstructive sleep apnea (OSA) 203
ocular VEMP (oVEMP) 107
olfactory training 179
one airway, one disease 127
OPA1 遺伝子変異 60
oral allergy syndrome (OAS) 184
otitis media with ANCA associated
vasculitis (OMAAV) 13
otoacoustic emission (OAE) 58
OTOF 61
OTOF 遺伝子変異 60

P

P2RX2 62
papain 133
Parkinson 病 171
PD-1 232
PD-L1 236
pembrolizumab 236

perilymphatic fistula	51	
pneumolabyrinth	51	
pollen-food allergy syndrome（PFAS）	184	
posterior glottic stenosis（PGS）	217	
PR-10（PR protein type 10）	184	
profilin	185	
PTC299	73	
PTPRQ	62	

R

recurrent respiratory papillomatosis（RRP）	214
respiratory epithelial adenomatoid hamartoma（REAH）	168
retrosigmoid 法	72
rheumatoid arthritis（RA）	209
Rhinolight®	148
RONDO®	75

S

S-1	225
SCIT	137
sialendoscopy	201
SLC26A4	81
sleep-disordered breathing（SDB）	203
SLIT	137
sound generator（SG）	36
——による音響療法	37
stapedius reflex（SR）	58
subjective visual vertical（SVV）	104
superior canal dehiscence syndrome	48
SYNCHRONY®	75

T

TMPRSS3	61, 81
transcanal endoscopic ear surgery（TEES）	6
transoral videolaryngoscopic surgery（TOVS）	261
Tullio 現象	48
Tumarkin's otolithic crisis	109

U

UFT	225
underwater endoscopic ear surgery（UWEES）	2
united airway	127

V

Valsalva 法	212
VEGF 合成阻害薬	73
VEGF 抑制薬	73
vestibular evoked myogenic potential（VEMP）	104, 107
vestibular migraine	115
vestibulo-ocular reflex（VOR）	101
Vibrant Soundbridge®（VSB）	28
video head impulse test（vHIT）	101
voice prosthesis	266

W

WFS1	61

中山書店の出版物に関する情報は,小社サポートページを御覧ください.
https://www.nakayamashoten.jp/support.html

ENT 臨床フロンティア Next
"Frontier" Clinical Series of the Ear, Nose and Throat

耳鼻咽喉科イノベーション
—最新の治療・診断・疾患概念

2016年5月31日　初版第1刷発行© 〔検印省略〕
2018年9月20日　　　第2刷発行

編集　　　　　小林俊光／髙橋晴雄／浦野正美

発行者　　　　平田　直

発行所　　　　株式会社 中山書店
　　　　　　〒112-0006　東京都文京区小日向4-2-6
　　　　　　TEL 03-3813-1100（代表）　振替 00130-5-196565
　　　　　　https://www.nakayamashoten.jp/

装丁　　　　　花本浩一（麒麟三隻館）
印刷・製本　　三松堂株式会社

ISBN978-4-521-74405-6
Published by Nakayama Shoten Co., Ltd.　　　　Printed in Japan
落丁・乱丁の場合はお取り替えいたします

・本書の複製権・上映権・譲渡権・公衆送信権（送信可能化権を含む）は株式会社中山書店が保有します.

・JCOPY ＜(社)出版者著作権管理機構 委託出版物＞
本書の無断複写は著作権法上での例外を除き禁じられています.複写される場合は,そのつど事前に,(社)出版者著作権管理機構（電話 03-3513-6969, FAX 03-3513-6979, e-mail: info@jcopy.or.jp）の許諾を得てください.

本書をスキャン・デジタルデータ化するなどの複製を無許諾で行う行為は,著作権法上での限られた例外（「私的使用のための複製」など）を除き著作権法違反となります.なお,大学・病院・企業などにおいて,内部的に業務上使用する目的で上記の行為を行うことは,私的使用には該当せず違法です.また私的使用のためであっても,代行業者等の第三者に依頼して使用する本人以外の者が上記の行為を行うことは違法です.

革新的なTEESの手技をステップ・バイ・ステップでビジュアルに指南！

TEES
（経外耳道的内視鏡下耳科手術）
手技アトラス
導入・基本手技からアドバンスまで

Webビデオ付き

ISBN978-4-521-74586-2
A4判／並製／4色刷／160頁／
定価（本体15,000円＋税）

編集●欠畑誠治（山形大学）
イラスト●二井一則（山形大学）

CONTENTS（★はビデオあり）

第1章 TEES総論
- TEESの歴史と概念
- TEESの適応と限界の克服
- 導入，機材，セッティング，手術環境

第2章 TEESのための診断法
- TEESのための中耳解剖
- TEESのための画像診断

第3章 アプローチと処置の基本手技
- 内視鏡と器械の使い方
- ノミ，ツチの使い方
- Tympanomeatal Flapの挙上方法 ★
- 軟骨・軟骨膜の採取の仕方
- 耳小骨連鎖・外耳道側壁再建法 ★
- Endoscopic Retrograde Mastoidectomy on Demand ★

第4章 内視鏡下耳科手術の実際
- 滲出性中耳炎に対する鼓膜換気チューブ挿入術 ★
- 慢性穿孔性中耳炎［接着法］★
- 慢性中耳炎［鼓室形成術Ⅰ型］★
- 鼓室硬化症［鼓室形成術Ⅲ型］★
- 中耳奇形（キヌタ・アブミ関節離断）★
- 中耳奇形（キヌタ・アブミ関節離断とアブミ骨固着の合併）★
- 前ツチ骨靱帯硬化症 ★
- 外リンパ瘻
  - 外傷性外リンパ瘻 ★
  - 特発性外リンパ瘻 ★
- 癒着性中耳炎 ★
- 真珠腫性中耳炎
  - 先天性真珠腫 ★
  - 弛緩部型真珠腫 ★
  - 緊張部型真珠腫 ★
  - Dual Approach ★
  - 二次性真珠腫 ★
  - 遺残性再発 ★
- 耳硬化症 ★
- 外傷性耳小骨連鎖離断 ★
- 浅在化鼓膜
- 錐体尖部コレステリン肉芽腫 ★

第5章 新デバイスによる耳科手術の革新
- Powered Instruments
- Non-Slip Surface Treatment Technology

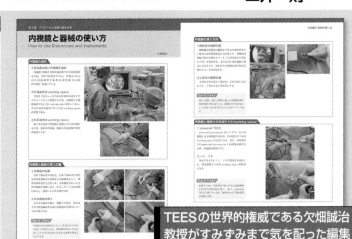

TEESの世界的権威である欠畑誠治教授がすみずみまで気を配った編集

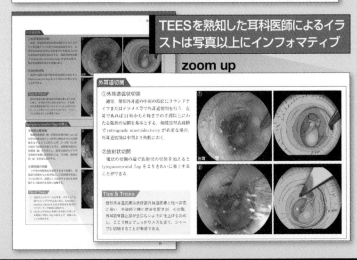

TEESを熟知した耳科医師によるイラストは写真以上にインフォマティブ

中山書店　〒112-0006 東京都文京区小日向4-2-6　TEL 03-3813-1100　FAX 03-3816-1015
https://www.nakayamashoten.jp/

スッキリわかる耳鼻咽喉科医のための漢方薬処方

耳鼻咽喉科 早わかり 漢方薬処方ガイド

編集●市村恵一（自治医科大学名誉教授/石橋総合病院）

B5判／2色刷（一部4色）／244頁
定価（本体5,500円＋税）
ISBN978-4-521-73999-1

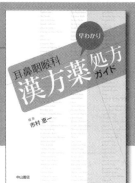

CONTENTS

1章 耳鼻咽喉科で漢方薬を使用するにあたって
1. 耳鼻咽喉科医にとって漢方薬とは
2. 漢方薬の基本から臨床へ
3. 選び方と使い方（副作用，薬物相互作用）
4. 漢方の効きが悪いとき何を考えるか

2章 漢方薬処方の実際
1. 外耳道炎・外耳湿疹
2. 中耳炎
3. 難聴・耳鳴・耳閉塞感
4. 耳管開放症
5. めまい
6. 頭痛
7. アレルギー性鼻炎・花粉症
8. 副鼻腔炎
9. 嗅覚異常
10. 口内炎・舌痛症
11. 味覚障害
12. 口腔咽頭乾燥
13. 咽頭炎・扁桃炎
【Column】小柴胡湯と漢方の副作用
14. かぜ症候群
15. 遷延性・慢性咳嗽
16. 咽喉頭異常感
17. 咽喉頭酸逆流症
18. 誤嚥
19. 癌の緩和
【Lecture】放射線・抗癌薬治療に伴う口腔咽頭粘膜炎への漢方薬処方
20. 子どもへの処方
21. 老化への対応
22. 合併症・併存症のある患者への処方
    循環の障害をもつ患者／呼吸の障害をもつ患者／消化の障害をもつ患者／神経の障害をもつ患者／精神の障害をもつ患者／術後患者への処方／更年期障害をもつ患者

付録 漢方薬資料集
証の簡易チャートとその解説
耳鼻咽喉科汎用漢方薬の保険適応疾患一覧
耳鼻咽喉科汎用漢方薬の主な生薬一覧

- 疾患ごとの処方を解説しているため，漢方薬の初心者にとって理解しやすい．
- 西洋薬を含めた薬物療法のフローチャートを掲載し，実地診療で役立つように工夫．
- 読者が参考にしやすいよう，具体的な処方例を収載．

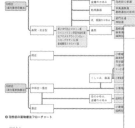

中山書店 〒112-0006 東京都文京区小日向4-2-6 TEL 03-3813-1100 FAX 03-3816-1015
http://www.nakayamashoten.co.jp/

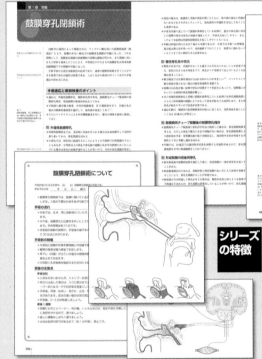